老年心肺系统常见疾病全周期康复专家共识

Expert Consensus on Full-Cycle Rehabilitation of Geriatric Cardiopulmonary Diseases

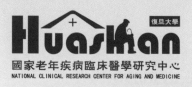 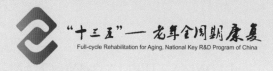

老年常见疾病与功能障碍全周期康复专家共识丛书

老年心肺系统常见疾病全周期康复专家共识

Expert Consensus on Full-Cycle Rehabilitation of Geriatric Cardiopulmonary Diseases

主编 贾杰 陈欣

北京大学医学出版社

LAONIAN XINFEI XITONG CHANGJIAN JIBING
QUANZHOUQI KANGFU ZHUANJIA GONGSHI

图书在版编目（CIP）数据

老年心肺系统常见疾病全周期康复专家共识 / 贾杰，
陈欣主编 . —北京：北京大学医学出版社，2023.8
ISBN 978-7-5659-2847-5

Ⅰ.①老… Ⅱ.①贾…②陈… Ⅲ.①老年人–常见
病–心脏血管疾病–康复②老年人–常见病–肺疾病–康
复 Ⅳ.① R540.9 ② R563.09

中国国家版本馆 CIP 数据核字（2023）第 013404 号

老年心肺系统常见疾病全周期康复专家共识

主　　编：贾　杰　陈　欣
出版发行：北京大学医学出版社
地　　址：（100191）北京市海淀区学院路 38 号　北京大学医学部院内
电　　话：发行部 010-82802230；图书邮购 010-82802495
网　　址：http://www.pumpress.com.cn
E - m a i l：booksale@bjmu.edu.cn
印　　刷：北京金康利印刷有限公司
经　　销：新华书店
责任编辑：陈　然　米存君　　责任校对：靳新强　　责任印制：李　啸
开　　本：787 mm×1092 mm　1/16　　印张：17.25　　字数：409 千字
版　　次：2023 年 8 月第 1 版　2023 年 8 月第 1 次印刷
书　　号：ISBN 978-7-5659-2847-5
定　　价：220.00 元

主编简介

贾杰，主任医师，教授，博士生导师，复旦大学附属华山医院康复医学科副主任，复旦大学附属华山医院福建医院—国家区域医疗中心筹办处副主任。中国康复医学会社区康复工作委员会主任委员，中国康复医学会手功能康复专业委员会首任主任委员，中国康复医学会循证康复医学工作委员会副主任委员。国家重点研发计划项目"老年全周期康复技术体系与信息化管理研究"项目首席科学家及课题第一负责人。曾主持国家自然科学基金重大研究

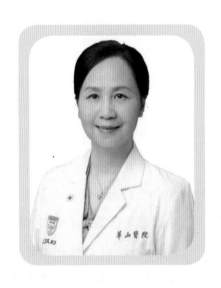

计划集成项目子课题 1 项、国家自然科学基金面上项目 4 项、科技部"十二五"科技支撑计划课题 1 项、上海市科学技术委员会 / 上海市卫生和计划生育委员会课题 6 项。发表中文、英文论文共 389 篇，其中被 SCI 收录 121 篇；参与编写康复医学专著 20 余部，其中主编 11 部；获授权专利 44 项。曾获 2014 年教育部科学技术进步二等奖、2016 年中华医学科技奖二等奖、2016 年国家卫生计生委脑卒中防治工程委员会"突出贡献专家奖"、2018 年复旦大学巾帼创新奖、2020 年中国康复医学会科学技术奖一等奖、2020 年上海康复医学科技奖一等奖等科技奖励与荣誉称号。

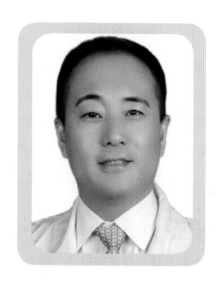

　　陈欣，主任医师，副教授，硕士研究生导师，中日友好医院保健科二部科主任。兼任中国康复医学会老年康复专业委员会全周期老年康复学组副组长、世界中医药学会联合会呼吸病专业委员会常务理事、中国老年保健医学研究会抗衰老研究分会常务委员、中国医疗保健国际交流促进会睡眠医学分会委员。曾任中华医学会呼吸病学分会呼吸睡眠障碍学组委员、中华医学会呼吸病学分会哮喘学组秘书、中国哮喘联盟联络人、全国医师定期考核呼吸内科专业编辑委员会委员、《中华哮喘杂志》（电子版）编辑委员会委员。作为负责人主持 1 项国家科技部重点研发课题，1 项中华医学会临床医学科研专项基金项目，作为骨干参与"九五"国家科技攻关计划项目、"十一五"国家科技支撑计划项目和北京市"首都医学发展科研基金"项目等多项科研课题。发表学术论文 50 余篇，参与编写医学专著 4 部。

编 者 名 单

主 编

贾 杰　复旦大学附属华山医院
陈 欣　中日友好医院

副主编

何 竟　四川大学华西医院
董安琴　郑州大学第五附属医院
谢 甜　海南省人民医院
叶旭军　武汉大学中南医院

编 者（按姓氏汉语拼音排序）

敖纯利　中日友好医院
陈碧云　福建医科大学附属第一医院
陈春兰　海南省人民医院
陈建南　海南省人民医院
陈 静　武汉大学中南医院
陈 玲　武汉大学中南医院
陈梅香　武汉大学中南医院
陈蒙晔　复旦大学附属华山医院
陈 敏　武汉大学中南医院
陈 蕊　郑州大学第五附属医院
陈 欣　中日友好医院
陈 卓　武汉大学中南医院
陈作兵　浙江大学医学院附属第一医院
程 樊　武汉大学中南医院
崔振华　海南省人民医院

丁　宁　郑州大学第五附属医院
丁毅鹏　海南省人民医院
董安琴　郑州大学第五附属医院
董　娟　中日友好医院
董　昱　武汉大学中南医院
杜雪蓓　武汉大学中南医院
段亚景　中日友好医院
范倩倩　海口市人民医院
房　圆　上海市精神卫生中心
费家玥　郑州大学第五附属医院
冯　兵　海南省人民医院
冯志鹤　武汉大学中南医院
符诒慧　海南省人民医院
付丛会　上海市金山区众仁老年护理医院
付江红　复旦大学附属华山医院
付艳华　郑州大学第五附属医院
甘春苗　海南省人民医院
甘旭菲　中日友好医院
龚　瑜　武汉大学中南医院
韩　雪　海南省人民医院
何　竟　四川大学华西医院
何　平　海南省人民医院
何　婷　同济大学附属养志康复医院
黄　娟　武汉大学中南医院
黄琳惠　海南省人民医院
霍彩玲　四川大学华西医院
贾　杰　复旦大学附属华山医院
蒋泽武　复旦大学附属华山医院
康　净　郑州大学第五附属医院
柯　洁　武汉大学中南医院
匡爱霞　武汉大学中南医院
李彬彬　海口市人民医院
李　磊　四川大学华西医院
李　敏　中日友好医院
李全妮　海南省人民医院
梁丽珍　武汉大学中南医院

廖维靖　武汉大学中南医院

林　松　阜外华中心血管病医院

林嬴男　复旦大学附属华山医院

刘丹丽　武汉大学中南医院

刘　璐　中日友好医院

刘小曼　苏州高新区人民医院

刘祎妮　中日友好医院

刘雨薇　武汉大学中南医院

刘玉府　郑州大学第五附属医院

鲁俊英　郑州大学第五附属医院

吕　兰　复旦大学附属华山医院福建医院

马春薇　武汉大学中南医院

潘晶晶　海口市人民医院

彭　利　武汉大学中南医院

曲庆明　南通大学附属医院

任晶晶　新乡医学院第三附属医院

帅　建　武汉大学中南医院

宋振华　海口市人民医院

孙　娟　海南省人民医院

檀春玲　武汉大学中南医院

童　莉　武汉大学中南医院

王　娇　四川大学华西医院

王丽娜　郑州大学第五附属医院

王珊珊　海南省人民医院

王思远　中日友好医院

王　微　海南省人民医院

王心雨　郑州大学第五附属医院

王月佳　中日友好医院

魏行纬　海南省人民医院

吴海洪　海南省人民医院

吴　婧　海南省人民医院

吴淑文　海南省人民医院

吴　迎　武汉大学中南医院

夏　上　武汉大学中南医院

谢屏东　海南省人民医院

谢　甜　海南省人民医院

邢园园　中日友好医院

徐金山　海南省人民医院

许和平　海南省人民医院

杨梦溪　中日友好医院

姚黎清　昆明医科大学第二附属医院

叶旭军　武汉大学中南医院

于　辉　郑州大学第五附属医院

余滨宾　江苏省人民医院

喻鹏铭　四川大学华西医院

袁　胜　武汉大学中南医院

詹荔琼　福建医科大学附属第一医院

张翠翠　郑州大学第五附属医院

张洪春　中日友好医院

张丽琴　福建医科大学附属第一医院

张文礼　郑州大学第五附属医院

张阳现　中日友好医院

张　莹　郑州大学第五附属医院

张　颖　郑州大学第五附属医院

张玉婷　四川大学华西医院

张裕田　海南省人民医院

张中伟　海南省人民医院

章桂芬　武汉大学中南医院

章　鑫　武汉大学中南医院

赵　洁　海南省人民医院

赵　阳　郑州大学第五附属医院

郑洁皎　复旦大学附属华东医院

郑　俊　武汉大学中南医院

郑少颜　海南省人民医院

周小曼　海南省人民医院

周　燕　海南省人民医院

朱聪聪　武汉大学中南医院

朱　杰　复旦大学附属华山医院

朱一平　陕西省康复医院

卓儒红　武汉大学中南医院

前　言

本书由国家重点研发计划"老年全周期康复技术体系与信息化管理研究（2018YFC2002300）"项目组牵头，由国内康复医学、老年医学、心肺相关学科及护理学等领域专家组多次讨论共同撰写完成。在撰写阶段，通过系统检索 PubMed、Medline、Embase、Cochrane Library、Web of Science 等英文数据库，中国知网、中国生物医学文献服务系统、维普网和万方数据知识服务平台等中文数据库，共识撰写小组对国内外心肺疾病康复概述、评估及治疗进行梳理，融合国内外近年来在老年心肺疾病康复领域的临床经验与研究成果，并以经过多次论证的"老年常见心肺系统疾病康复共识草案"为基础，将专家共识内容作全面详细的阐述，旨在从全周期康复和功能障碍的角度提供针对老年常见心肺疾病的诊断、康复评估和康复治疗规范，为不同级别机构的康复人员提供系统、全面的学术性指导和临床实践推荐。

此外，如何实现老年常见心肺系统疾病临床 - 康复 - 护理无缝衔接？如何将不同功能障碍的康复技术方案与疾病临床管理整合？如何实现急救 - 临床治疗 - 早期康复干预 - 机构康复 - 社区家庭康复 - 随访检测的全周期康复服务？这些也将是本书进行讨论的内容。

本书虽然经过多场专家论证会，但编写时间短、任务重，在某种程度上还不够成熟，恳请广大读者予以指正，提出宝贵的建议，以利于本书今后的更新再版。

最后，衷心感谢各位编者在编写中的付出，感谢国家重点研发计划"老年全周期康复技术体系与信息化管理研究（2018YFC2002300）"给予的大力支持。

2023 年 7 月

前 言

目 录

第一章
全周期康复概述——
全周期老年常见心肺系统疾病

老年常见心肺疾病常有急慢交织特点，既存在慢性心、肺功能障碍（如慢性心力衰竭、冠心病造成的慢性心功能不全，慢性阻塞性肺疾病造成的慢性肺功能不全），需要长期的临床和康复评估、干预，又可有急性发作（如急性心肌梗死、慢性阻塞性肺疾病急性发作），需要临床急救和及时康复介入。因此，顺畅的临床-康复衔接就成为保障老年心肺疾病患者安全和维护功能水平的重要基础。本书拟通过全周期、三级医疗机构临床-康复衔接方案的制订和验证，为上述问题提供可行、有效的解决方案。心肺疾病是造成老年人生存质量不佳的重要原因，患有心肺疾病的老年患者常同时伴有其他基础疾病，或由心肺功能不全引发其他健康问题，需要多学科及时干预；同时，传统药物治疗对改善老年心肺疾病所致功能障碍的效果常不理想，而需要康复学科介入。本书拟通过多学科协作和循证医学证据，为该问题的解决提供规范化、可执行的流程和方案。基于项目支持，本书拟通过建立慢性阻塞性肺疾病、肺癌、冠心病、慢性心力衰竭的①全周期综合康复体系、②临床-康复衔接流程、③多学科指导下的康复效果评估体系和评价标准、④基于医联体的老年心肺疾病三级康复服务网络，以实现临床-康复-护理的无缝衔接，提高和维护老年心肺疾病患者的生活质量，形成针对老年心肺疾病患者康复技术的专家共识。

1. 综合分析老年慢性阻塞性肺疾病患者处于不同病程时期的病情，打破单一医疗诊疗模式，康复专科全程介入，多学科参与并制订针对疾病各阶段的个体化康复方案：临床治疗包括戒烟管理和中医药治疗、康复治疗及营养处方等。

2. 研究老年肺癌患者的病理生理学特点，针对肺癌术前、术后的老年患者开展一系列个体化、系统化、安全可行的肺癌康复的评估和治疗方法，旨在基于医院-社区-站点/家庭医疗体系、综合多学科合作下，打破单一综合医院管理模式，提高肺癌术后早期和恢复期的生活自理能力、肢体活动度、呼吸能力，减少手术带来的并发症，提高患者及其家属对肺癌术后康复的意识。

3. 在冠心病的稳定时期，对于不同程度老年冠心病患者的治疗，需要打破心血管内、外科对于冠心病传统的临床诊治模式，根据最新的临床冠心病康复指南、共识等循证依据，制订符合老年人生理病理特点，以及疾病不同发展阶段的康复技术和疗效评估体系，开展针对老年冠心病的基于功能障碍的康复诊疗模式，对于不同严重程度冠心病老年患者制订个体化临床和康复方案，制订临床与康复结合的干预模式，并在住院治疗前和出院后不同时期制订康复疗效评估和风险监测方案。

4. 在慢性心力衰竭的各时期，打破心血管内科单一抗心衰药物的诊疗模式，康复专科全程参与诊疗，根据患者生理病理和功能评估结果，对不同严重程度患者制订个体化康复干预和临床 - 康复衔接方案。

第二章
老年慢性阻塞性肺疾病
全周期康复专家共识

第一节 老年慢性阻塞性肺疾病全周期康复概述

一、定义

慢性阻塞性肺疾病（chronic obstructive pulmonary disease，COPD，简称慢阻肺）是一种常见的、可预防和可治疗的疾病，其特征是持续存在的气流受限和相应的呼吸系统症状。其病理学改变主要是气道和（或）肺泡异常，通常与显著暴露于有害颗粒或气体相关，遗传易感性、异常的炎症反应以及与肺的异常发育等众多的宿主因素参与发病过程。严重的合并症可能影响疾病的表现和病死率[1, 2]。

老年人是慢阻肺的高发人群。慢阻肺急性加重（acute exacerbation of chronic obstructive pulmonary disease，AECOPD）及其合并症影响患者疾病的整体严重程度。老年患者慢阻肺进展可能与合并症增多、免疫系统受损和年龄相关肺功能下降有关[3]。慢阻肺进展导致患者劳动力丧失，生活质量下降，最终出现呼吸衰竭及肺源性心脏病。及早治疗可有效控制病情，减缓疾病进展，改善患者生活质量，延长生存期。2018 年发表的"中国成人肺部健康研究"结果显示，我国慢阻肺的患病率为 8.6%，且随年龄增长显著上升，60 ～ 69 岁患病率为 21.2%，≥ 70 岁的患病率高达 35.5%[4]。

二、疾病发展影响因素

慢阻肺已知的危险因素包括如下几个方面。

1. 年龄及性别 年龄是慢阻肺的危险因素。目前尚不清楚衰老本身是否会导致慢阻肺，或者年龄是否涉及累加效应，但慢阻肺可能会加速肺的老化。慢阻肺患者表现出明显的年龄相关特征，如细胞衰老增加、干细胞衰竭、氧化应激增加、细胞外基质改变、内源性抗衰老分子减少以及自噬等保护途径减少。既往有许多研究报道男性慢阻肺的患病率及死亡率是高于女性的，但据发达国家的最新数据分析，男性和女性的慢阻肺患病率几乎是相等的，这可能反映了吸烟模式的变化。甚至在部分研究中，女性比男性更容易受到烟草烟雾的影响，同等量吸烟条件下产生更为严重的疾病。

2. 吸烟 长期吸烟会逐渐耗尽细胞的抗氧化和自噬防御，减少抗衰老分子，影响 DNA 修复及线粒体功能，从而驱动细胞走向凋亡、衰老或干细胞衰竭。越来越多的证据表明，慢阻肺患者的肺老化加速，是过度氧化应激使得慢阻肺中肺泡巨噬细胞吞噬细菌和胞吞凋亡细胞的功能降低，以及哺乳动物雷帕霉素靶蛋白（mammalian target of rapamycin，mTOR）表达和活性下降从而激活下游的细胞死亡的结果。长期吸烟还会导致慢性炎症，增加癌症、动脉粥样硬化、糖尿病和代谢性疾病等并发症的风险[4，5]。

3. 社会地位　较低的社会经济地位与罹患慢阻肺的风险增加相关。但尚不清楚暴露于室内和室外空气污染物、拥挤、营养不良、感染或其他与低社会经济地位有关的因素是否直接影响慢阻肺的发病[6]。

4. 遗传因素　研究较多的遗传因素是α-1 抗胰蛋白酶（alpha-1 antitrypsin，AAT）严重缺乏导致的肺气肿和支气管扩张[7]。AAT 是丝氨酸蛋白酶的主要循环抑制剂，α-1 抗胰蛋白酶缺乏症（alpha-1 antitrypsin deficiency，AATD）中的肺气肿是由肺内中性粒细胞弹性酶与弹性酶抑制剂 AAT 之间失衡所致。AATD 缺乏症较罕见（美国为1/5000~1/4000，占所有慢阻肺患者 1% ~ 2%，中国数据不详）[8]。重度 AATD 是早发型肺气肿的重大危险因素，但并非每位重度缺乏患者都一定发生肺气肿，同时受其他危险因素如吸烟、粉尘职业暴露、合并哮喘等的影响，这也说明了个体易患慢阻肺的基因与环境暴露之间的相互作用。

5. 其他　一些老年慢阻肺患者可能合并哮喘，气道高反应性对慢阻肺的病程有一定的影响。合并慢性支气管炎，反复发生的呼吸道感染对慢阻肺有着不同程度的影响。慢性全身性炎症是慢阻肺患者骨骼肌功能障碍的主要危险因素[4，5]。有研究对老年慢阻肺患者及健康老年人检测肿瘤坏死因子、表面活性蛋白、C 反应蛋白等指标，结果提示慢阻肺组 8 种检测的细胞因子均升高，其中 4 种细胞因子存在显著性差异（$P < 0.05$）。此外，幼年时期反复下呼吸道感染、肺发育不良、低出生体重等也都是慢阻肺的可能危险因素。

三、临床表现和诊断

老年患者多起病隐匿，活动后呼吸困难症状缺乏特异性，反复急性加重，好发于秋冬寒冷季节。患者常误以为是年老的表现，会自觉减少活动强度和活动时间。气促或呼吸困难是慢阻肺的典型症状，早期仅于剧烈活动后或劳累时出现，后逐渐加重以致日常生活活动甚至休息时也感到气促，随着病情进展，后期出现低氧血症和（或）高碳酸血症，并发肺动脉高压、肺源性心脏病和右心衰竭。晚期患者常伴有体重下降、食欲减退、抑郁和（或）焦虑。老年患者常伴有基础心脏疾病，呼吸困难、活动耐力下降等症状出现重叠时，慢阻肺诊断可能被忽略。充分认识慢阻肺的危险因素非常重要，主诉出现任何呼吸困难，慢性咳嗽、咳痰，反复下呼吸道感染和（或）具有相关危险因素史的患者均应考虑慢阻肺。

慢阻肺的诊断依靠肺功能检查，以明确患者是否存在持续的、不完全可逆的气流受限，同时诊断需要排除哮喘、支气管扩张症、肺结核、慢性心功能不全、闭塞性细支气管炎、弥漫性泛细支气管炎等与慢阻肺症状相似的疾病。在吸入支气管扩张剂后第 1 秒用力呼气容积（forced expiratory volume in one second，FEV_1）/ 用力肺活量（forced vital capacity，FVC）＜ 0.70 证实存在不完全可逆的气流受限，该方法是诊断慢阻肺的金标准。FEV_1 则反映气流受限的严重程度（表 2-1-1）。

表 2-1-1 慢阻肺气流受限严重程度分级（基于吸入支气管扩张药物后的 FEV_1）

$FEV_1/FVC < 0.70$ 的患者：

分级	肺功能结果
1 级（轻度）	$FEV_1 \geqslant 80\%$ 预计值
2 级（中度）	$50\% \leqslant FEV_1 < 80\%$ 预计值
3 级（重度）	$30\% \leqslant FEV_1 < 50\%$ 预计值
4 级（极重度）	$FEV_1 < 30\%$ 预计值

老年患者可能会因为存在身体缺陷和（或）认知能力较差而无法配合肺功能检查，FEV_1/FVC 比值随着年龄的增长而下降，因此对于使用 0.7 的固定 FEV_1/FVC 比值作为确定老年人气道阻塞的阈值目前存在争议。有研究认为此标准可能会有过度诊断的风险，但由于老年慢阻肺过度诊断和治疗的风险有限，因此仍以吸入支气管扩张剂后 $FEV_1/FVC < 0.70$ 作为诊断标准，同时进行长期的监测和随访，定期复查肺功能。在确诊老年慢阻肺后，我们需要对患者进行充分评估，包括症状评估、肺功能评估、急性加重风险评估、稳定期分组、合并症评估等（详见下文老年慢阻肺患者常见合并症）。

四、病理生理改变

衰老影响呼吸系统的结构、功能和呼吸控制（图 2-1-1）。如受衰老影响，胸廓的结构发生改变，导致胸壁顺应性降低，可表现为桶状胸。在脊柱后凸症中，胸椎高度的降低和肋软骨的钙化使胸腔变硬，从而影响胸壁的扩张、膈肌的活动和肺的排空；骨骼肌和胸壁的变化可能影响在气道黏液高分泌状态的下气道清除；包括呼吸肌在内的肺和胸壁都会发生改变，从而影响呼吸功能。肺的弹性反冲是最大呼气流量的主要决定因素，随着年龄的增长而减弱，导致高肺容积时肺顺应性的增加。由于肺基质和肺弹性特性的改变，细支气管直径减小，肺泡管增大。这些变化分别导致呼气流量减少和气体交换表面积减少。随着年龄的增长，肺相关部分的气道会随着体积的增大而关闭，因此在整个或部分呼吸周期中会有更多的气道关闭。肺的下半部在各个年龄阶段的灌注情况都较好，但随着年龄的增长，闭合体积增大，通气灌注失配增加，这是导致氧分压（partial pressure of oxygen，PO_2）随年龄增长而下降的原因[9]。

此外，随着年龄的增长，咳嗽会变得不那么剧烈，并且由于咳嗽的闭合体积更大，咳嗽可能无法充分清理肺的某些部分。此外，黏液纤毛清除变得缓慢和低效。老年患者肺功能储备下降，在不吸烟的男性中，FVC 在（0.15~0.3）L/10 年之间下降，FEV_1 在（0.2~0.3）L/10 年之间下降。这些变化在女性中更小，更缓慢。特别是在 55 岁以上患者中，呼吸肌肉力量和耐力随着年龄的增长而减弱。与年轻人相比，健康老年人的膈肌力量降低了 25%。衰老过程包括肺泡管周围弹性纤维的退化，导致空气滞留和老年性肺泡膨胀。年龄与肢体肌肉力量、呼吸肌力量和肺功能呈负相关。最大吸气压力的下降会导致通气不良，并影响气道分泌物的清除。年龄与总肺活量无相关性，功能残气量和残气

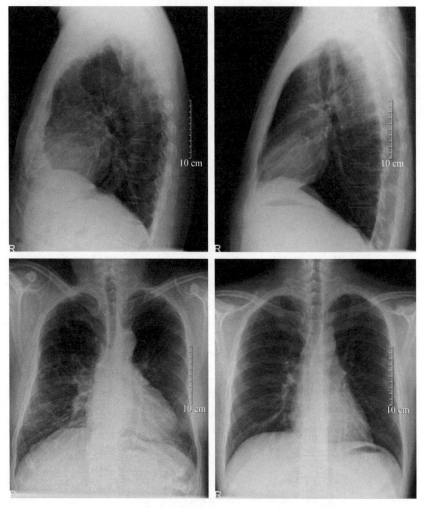

图 2-1-1　老年慢阻肺患者的肺（左）与青年人的肺（右）

量随年龄增加而增加。最后，随着年龄的增长，气道小口径逐渐下降[10]。由于上述原因，慢阻肺在高龄人群中更为普遍，其特征是气流的进行性损害。它在前几年的时间里进展缓慢，症状通常要到患者 55 岁时才会出现，而死亡率明显升高通常要到 65 岁或更老时才会出现。

五、老年慢阻肺常见合并症

老年慢阻肺患者常伴有其他合并症，对预后有着显著影响。有些合并症是直接作为慢阻肺危险因素出现，有些合并症同慢阻肺有着相同的危险因素或者互相促进。总体来说，对于多病共存的老年患者，在进行详细的老年综合评估后，合并症不应改变慢阻肺的治疗方案，同时合并症应按照其相应标准进行治疗。当慢阻肺作为共病治疗计划的一部分时，应尽量简化治疗方案及减少用药。因此，对老年慢阻肺患者进行充分的综合评估，尤其是对患者多药并用的情况进行评估是尤为必要的（表 2-1-1）。

在所有的老年慢阻肺患者中，共病都很常见，这也为鉴别诊断增加了难度。例如，在同时患有慢阻肺和慢性心力衰竭的患者中，慢阻肺急性加重可能伴有心力衰竭的进一步恶化，反之亦然。慢阻肺本身受到多种共病的负面影响，而慢阻肺也是影响其他疾病预后的最重要的共病条件之一。例如，患者因充血性心力衰竭住院或接受心脏手术（如冠状动脉搭桥手术），合并慢阻肺对患者比不合并慢阻肺的发病率和死亡率更高。

以下是关于稳定期老年慢阻肺患者常见共病管理的简要建议，可能不能适用于所有患者，也不能替代指南管理每一种共病。

1. 心力衰竭　心力衰竭的发生率是慢阻肺全因死亡率的一个重要的独立预测因子。慢阻肺患者心力衰竭发生率为 20% ~ 70%，年发病率为 3% ~ 4%[11]。未确诊的心力衰竭可能是慢阻肺急性加重期的合并表现，40% 因Ⅱ型呼吸衰竭需要进行机械通气的慢阻肺患者存在左室功能不全。β受体阻滞剂及血管紧张素转化酶抑制剂（angiotensin converting enzyme inhibitor，ACEI）/ 血管紧张素受体阻断剂（angiotensin receptor blocker，ARB）可以提高心衰患者的生存率，推荐同时患有慢阻肺的心衰患者使用。由于 β_2 受体存在于支气管平滑肌，可激动引起支气管扩张，故非选择性β受体阻滞剂可能引起支气管平滑肌收缩，气流阻塞加重。在老年慢阻肺治疗中应尽量避免非选择性β受体阻滞剂，而应使用高选择性 β_1 受体阻滞剂。慢阻肺合并急性心力衰竭应按照目前施行的心力衰竭指南进行治疗。无创正压通气（non-invasive positive pressure ventilation，NPPV）可减轻慢阻肺患者的呼吸困难症状，改善氧合，缓解呼吸肌疲劳，降低呼吸功耗，降低插管率。在常规治疗的基础上增加无创正压通气，可改善因 AECOPD 出现的Ⅱ型呼吸衰竭以及伴有急性肺水肿的心力衰竭患者的预后[12]。

2. 缺血性心脏病（ischemic heart disease，IHD）　由于缺血性心脏病与慢阻肺有着较多重合的危险因素，在老年慢阻肺患者中，需要重点检查是否合并缺血性心脏病。我们可以根据国家心血管病中心—中国医学科学院阜外医院研发的心血管风险计算器[13]评估患者缺血性心脏病的患病风险，并根据结果进行下一步检查治疗。

在 AECOPD 期间及发病 90 天内，IHD 高危患者发生心血管事件（死亡、心肌梗死、脑卒中、不稳定型心绞痛和短暂性脑缺血发作）的风险更高[14]，出现心脏肌钙蛋白升高的患者短期（30 天）及长期死亡风险增加[15]。缺血性心脏病的治疗应根据指南进行，无论是否存在慢阻肺，反之亦然。

3. 心律失常　心律失常在老年慢阻肺患者中很常见，反之亦然。其中心房颤动（房颤）在 FEV_1 较低的患者中更易出现[16]。慢阻肺是房颤进展和复发的独立危险因素。随着年龄增长，慢阻肺患者房颤发病率增高。老年慢阻肺患者合并房颤的预后较合并窦性心律更差。

合并房颤不应改变慢阻肺的治疗方案，但需要警惕药物相互作用，部分抗心律失常药物（如胺碘酮）可增强茶碱的作用及毒性，合并用药时需检测茶碱血药浓度。短效 β_2 受体激动剂可诱发心律失常如室性心律失常、房颤等，现有循证医学证据证明长效 β_2 受体激动剂及抗胆碱能药物对于伴心律失常的慢阻肺患者总体安全性是可接受的[17]。治疗抗心律失常时宜选用高选择性 β_1 受体阻滞剂。

4. 外周动脉疾病（peripheral arterial disease，PAD）　PAD 是一种影响手臂和腿部动

脉的常见疾病，在老年慢阻肺患者中主要表现为下肢动脉闭塞。肺功能的下降与颈动脉粥样硬化呈正相关。PAD 与冠心病也具有相关性，可能对老年慢阻肺患者的活动功能及生活质量产生重要影响[18]。与不合并 PAD 的慢阻肺患者相比，合并 PAD 的慢阻肺患者的功能和健康状况更差。临床医生应考虑慢阻肺患者的外周动脉疾病并评估血管事件风险。

他汀类降脂药物可以降低合并血脂异常的老年慢阻肺患者的病死率，改善慢阻肺合并心血管疾病及代谢综合征的预后。因此，老年慢阻肺患者应注意监测血脂和外周动脉超声，积极予以防治措施。对于合并 PAD 的老年慢阻肺患者，积极治疗有利于活动能力及生活质量的提高。

5. 高血压　高血压可能是慢阻肺患者最常见的并发症[19]。高血压导致的舒张功能障碍可能表现为运动耐力下降和类似于 AECOPD 的症状，从而导致因慢阻肺住院治疗[11]。合并慢阻肺的高血压患者的治疗方案与其他高血压患者相同，均应按照高血压诊疗指南进行。在最新的高血压指南中，选择性 β 受体阻滞剂的地位有所下降，而且没有证据表明在患有慢阻肺和心血管风险增加的患者中，β 受体阻滞剂会降低长效支气管扩张剂（long acting bronchodilator，LABA）治疗的益处或增加心血管风险[20]。由于 ACEI 类药物可能引起药物性咳嗽及高钾血症，在诊断 AECOPD 时需要注意 ACEI 类药物相关咳嗽，联合应用 ACEI 类药物、β 受体阻滞剂、醛固酮拮抗剂时需警惕高钾血症的发生。

6. 肺癌　全球肺癌的发病率和死亡率均位于恶性肿瘤中的第一位，每年因肺癌死亡的人数比结肠癌、乳腺癌和前列腺癌加起来更多，全世界每年有 160 万人因肺癌死亡[21]。肺癌的预防和早期发现对提高生存率很重要。吸烟是慢阻肺和肺癌的共同危险因素。在慢阻肺患者中，吸烟者与不吸烟者相比，肺癌风险增加[22]。其中在重度阻塞性通气功能障碍和出现至少 1 次急性加重的慢阻肺患者中，肺癌发生风险更高。戒烟是慢阻肺患者预防肺癌的最佳方法。美国预防医学工作组现在建议对 50～80 岁，有 20 年吸烟史且近期仍吸烟，及戒烟 15 年以内的成年人每年进行肺癌的低剂量螺旋 CT 筛查。中国老年医学学会推荐对于吸烟 600 支 / 年以上及未戒烟的老年慢阻肺患者，每年进行低剂量螺旋 CT 检查进行肺癌筛查。

慢阻肺合并肺癌最常见的病理类型为鳞癌，其次为小细胞癌和腺癌。对于合并肺癌的慢阻肺患者，需要进行多学科联合诊疗，根据肺癌和慢阻肺诊治指南制订最优治疗方案[23]。患者肺癌手术围手术期受慢阻肺的影响主要包括手术率降低、手术时间延后、术后肿瘤转移及肿瘤复发增多、术后并发症增多、术后死亡率升高等影响[24,25]。因此建议围手术期的老年慢阻肺患者术前规律吸入支气管舒张剂及糖皮质激素，规范使用抗生素，适当平喘，严格戒烟，以增多手术机会，提高手术成功率，减少术后并发症，从而改善预后[26]。胸腔镜术式创伤较小，术后并发症相对较少，有更大的优势[27]。

7. 支气管扩张　支气管扩张是慢阻肺患者全因病死率升高的独立危险因素[28]。有研究显示，慢阻肺患者中，合并支气管扩张的患病率为 20%～69%，平均患病率为54.3%[29]。对于长期吸烟的男性患者，慢阻肺和支气管扩张常同时存在，患者咳痰量更多，气道阻塞程度更重，急性加重更频繁。同时，由于气道结构改变，合并支气管扩张的老年慢阻肺患者潜在的致病微生物定植较多，其中铜绿假单胞菌定植最为突出[30]。

对于支气管扩张合并肺部感染的老年慢阻肺患者，治疗以抗感染和祛痰为主，改善气道阻塞为辅。对于上述有下呼吸道细菌定植或伴有感染的慢阻肺患者，吸入性糖皮质激素需要谨慎使用。

8. 阻塞性睡眠呼吸暂停（obstructive sleep apnea，OSA）　慢阻肺合并阻塞性睡眠呼吸暂停的患者与单纯慢阻肺患者相比，前者睡眠质量更差，夜间咳嗽咳痰、呼吸困难等症状发作更为频繁。此外，前者 AECOPD 发生率、住院率及病死率更高。根据睡眠监测显示，合并 OSA 的慢阻肺患者夜间低氧血症更严重，心律失常和日间肺动脉高压更常见。有研究显示，下午给予患者长效抗胆碱能吸入药物在改善夜间低氧方面较清晨给药更为显著[31, 32]。老年慢阻肺合并 OSA 的主要治疗方式为睡眠期间给予持续正压通气，不推荐单纯家庭氧疗。若同时合并高碳酸血症或Ⅱ型呼吸衰竭的患者，建议使用双水平气道正压通气。

9. 肺结核　有研究显示，我国老年人中肺结核发病率相对较高，70 岁以上人群中肺结核发病率可达 3.97‰[33]。老年肺结核患病风险同年龄增加及体重指数降低（≤ 18 kg/m²）与肺结核患病风险升高存在相关性[34]。老年肺结核病因多为潜在结核菌灶复发，且既往有结核病史的患者呼吸困难症状更为突出，AECOPD 发生率更高。对于合并活动性肺结核的老年慢阻肺患者，应在慢阻肺治疗的基础上，积极予以规范的抗结核治疗，同时密切关注抗结核药物相关副作用。此外，需注意老年多重用药问题，抗结核药物同其他药物的相互作用较多，如利福平同头孢唑林、抗病毒药物、激素、伊曲康唑、氨茶碱、口服抗凝药、洋地黄、镇静类药物等均有肝酶竞争关系，同时使用会减少后者暴露量，因此临床抗结核治疗过程中，需注重监测相关药物浓度。对于外周血嗜酸细胞比例低于 2% 的慢阻肺患者，长期使用吸入性糖皮质激素（inhaled corticosteroids，ICS）可能增加肺炎风险，但尚无增加肺结核风险的相关流行病学[35]。

10. 骨质疏松症　骨质疏松症是一种常见的慢阻肺的共病[36]，临床上常出现漏诊。骨质疏松症与不良的健康状况和预后有关。骨质疏松症通常与肺气肿、体重指数下降和低脂体重有关[34, 37-39]。低骨密度和骨折在慢阻肺患者中普遍存在，两者治疗应分别依据相关常规指南进行。有研究显示，长期吸入 ICS 和骨折之间可能存在相关性，但并未将慢阻肺的分级和治疗进行同步分析。在 AECOPD 期间全身应用皮质类固醇会显著增加骨质疏松的风险，因此需尽量避免急性加重的发生。

11. 焦虑和抑郁　焦虑和抑郁是慢阻肺的重要合并症，约有 1/4 的患者在诊断慢阻肺 3 年内存在持续性抑郁症状，在年轻女性、吸烟、FEV$_1$ 较低、咳嗽、圣乔治呼吸问卷（St. George's respiratory questionnaire，SGRQ）评分较高和存在心血管疾病史的患者中更为常见。目前常用的焦虑抑郁量表包括汉密尔顿抑郁量表、汉密尔顿焦虑量表及医院焦虑抑郁情绪测量表[40-42]。对于存在焦虑抑郁的老年慢阻肺患者可适当使用抗精神病类药物，从而改善患者的依从性，改善预后。

12. 认知障碍　认知障碍在慢阻肺患者中很常见，平均患病率为 32%，在老年慢阻肺患者中这一比例更高，导致患者在日常生活治疗等方面的投入也显著增加[43]。制订更优化的个体化肺康复方案需要医护人员对门诊老年患者进行简短的认知评估。

13. 老年慢阻肺营养不良/肌少症及营养支持　老年慢阻肺患者常常伴有营养不

良，在急性加重期营养状况可能进一步恶化，据不同研究，住院患者营养不良发生率为30% ~ 60%[44]。老年慢阻肺稳定期患者肌少症的患病率为15%[45]。营养不良和肌少症与慢阻肺之间相互影响，将改善患者的营养状况作为肺康复计划的一部分，对患者的肺功能维持、功能恢复、症状缓解都有积极的影响[45]。慢阻肺患者周围骨骼肌功能下降是导致日常活动受限的主要因素，同时慢阻肺患者股四头肌功能的下降与气道受限的严重程度密切相关。日常活动量减少，由肺功能下降引起的慢阻肺患者呼吸困难及日常活动受限，这种恶性循环带来的病理生理基础与长期失用带来的骨骼肌肉结构及生物力学功能有关。此外，慢性全身炎症和日常活动的减少可能互为因果，参与或促进了骨骼肌肉失能的发生。慢阻肺患者营养不良可能与严重的气流阻塞及多种炎症因子的表达有关。营养不良在骨骼肌肉失能发生中的可能机制为：①呼吸肌的超负荷工作增加了机械性工作、分解代谢和能量消耗，长期营养不良导致肌肉萎缩；②与全身炎症密切相关的高分解代谢导致营养不良和肌无力；③食欲缺乏和摄食减少与呼吸困难有关，可导致营养不良和骨骼肌肉失能[46]。老年慢阻肺患者的静息能量消耗、呼吸商数和碳水化合物氧化值高于健康同龄人[47]。

表 2-1-2　慢阻肺常见合并症

疾病	概述
心血管疾病	重要的共患病，同病情恶化相关；AECOPD 可能会引起一些不良心脏事件，因此在慢阻肺急性发作时需要监测是否有心血管疾病的发生。血浆氨基末端脑钠肽前体（N-terminal pro-brain natriuretic peptide，NT-proBNP）水平可作为诊断 AECOPD 合并急性左心衰竭的有效指标
骨质疏松症	是老年慢阻肺常见、重要的并发症，通常诊断不足，与肺气肿、低体重指数和低无脂肪体重相关，并影响预后
焦虑与抑郁	焦虑与抑郁是慢阻肺重要的共患病，均与较差的预后有关；更年轻的患者、女性、吸烟、低 FEV_1、咳嗽、高 SGRQ 评分以及心血管疾病史与之有关
肺癌	肺气肿与肺癌的关系比气流受限与肺癌的关系更密切。在肺气肿和气流受限两种情况都存在的患者中肺癌的发生率最高；大于 60 岁患有慢阻肺且新诊断肺癌的患者中，年龄越小，慢阻肺分级越低，肺癌分期越早，肺弥散功能越好，越有可能接受治疗。建议对吸烟导致的慢阻肺患者每年进行低剂量 CT 扫描
代谢综合征和糖尿病	代谢综合征的发生率估计高于30%。慢阻肺患者中具有较高的相对或绝对脂肪厚度，是全身炎症负荷的重要诱因；与皮下脂肪相比，腹部内脏脂肪与心血管疾病的风险关系更大，而皮下脂肪可能与较高的炎症能力有关
胃食管反流病	给予患者足够的指导，抬高床头，避免可能加剧其反流的食物，至少在睡前 2 小时内避免进食，将胃食管反流病（gastroesophageal reflux disease，GERD）的影响降到最低，GERD 是 AECOPD 的独立危险因素，与更差的健康状况有关
阻塞性睡眠呼吸暂停	大约发生于 30% 的慢阻肺患者，导致疲劳和功能状态下降
周围神经病变	慢阻肺患者中较为常见，发病率为28% ~ 94%。吸烟习惯、低氧血症和年龄都被发现是导致其发展的原因

六、全周期康复理念

慢阻肺患者以老年人居多，具有长期性、反复发作性等特点，决定了其疾病的全周期性。老年慢阻肺患者全周期康复分三个层面，即参与人员全周期、疾病全周期及分级诊疗全周期。慢阻肺按病程可分为急性加重期与稳定期。AECOPD阶段，心肺康复针对急性期发作的住院慢性心肺疾病患者进行以物理治疗技术为载体的综合管理；至疾病稳定期，转诊到专门的心肺康复门诊、康复医院，或者护理机构等进行后续康复；最后，患者居家后，在相关工作人员和社会机构（如养老院或社区家庭医生）帮助下，利用居家附近设备进行康复治疗，形成病房-门诊-居家康复联动的慢阻肺三级康复网络模式。在整个疾病过程中，呼吸科医生、康复科医生、护理人员、心肺康复治疗师等均不同程度参与其中，形成"疾病发展-诊疗机构-人员参与的慢阻肺全周期康复体系"（图2-1-2）。

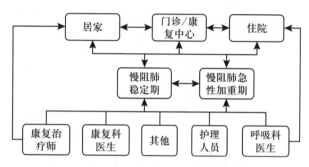

图 2-1-2 老年慢阻肺全周期康复

1. 疾病全周期 慢阻肺疾病的全周期应是综合的疾病管理模式，符合心理-生物-社会综合医疗保健。结合慢阻肺的疾病分期，稳定期及急性发作期可包含三级预防，从改善患者生活方式、戒烟、避免接触高危因素的一级预防，到早发现、早诊断、早治疗的二级预防，再到避免受凉、避免感染、家庭氧疗、规律使用药物治疗的稳定期慢阻肺治疗以及急性发作时抗感染治疗、稳定生命体征和后面的康复治疗的三级预防，应充分做好疾病的预防管理工作。

2. 参与人员全周期 慢阻肺的参与人员全周期主要包括社区家庭医生、呼吸内科医生、呼吸内科护士、康复科医生、康复治疗师、康复专科护士等。

3. 分级诊疗全周期

（1）居家康复：主要针对病情稳定的慢阻肺患者，可进行居家康复。通过定期社区随访、治疗师辅助及监督下进行康复训练，以及身体心肺功能、运动耐力等评估，同时借助视频监控、实时生命体征监测、语音通话等各种电子科技设备居家康复训练，充分保证患者日常居家康复的训练质量及生命安全。

（2）门诊康复：在社区居住的体弱老年人中，采用易于实施的近家筛查策略可发现未被识别的慢性病。首先在社区门诊进行呼吸困难和运动耐力方面进行问卷调查。患有运动不耐受和（或）呼吸困难的症状可至社区医院门诊进行筛查，包括病史检查、体格检查、血液检测、心电图检查、肺功能测定等。稳定期慢阻肺可由社区医院进行随访，如常用药物的指导，调整及康复训练，并进行居家康复监督，已经诊断的慢阻肺患者若发生急性加重可转至上级医院。

（3）住院康复：老年慢阻肺急性发作患者，社区医院治疗效果不佳时，转至上级医院进行进一步检查及治疗，此时肺康复可早期介入。若慢阻肺患者的病情较为严重，或出现其他复杂的合并症时，应对其进行抗感染药物治疗、氧疗、支气管镜冲洗、以物理治疗技术为主的早期肺康复介入治疗。

第二节　老年慢性阻塞性肺疾病的临床检查与治疗

一、基于 ICF 的老年慢阻肺患者康复评估

《国际功能、残疾和健康分类》（International Classification of Functioning，Disability and Health，ICF）作为国际健康分类标准，构建了有关功能、残疾和健康分类的理论基础，并已经广泛应用于社会政策开发与实施、管理、信息系统标准以及残疾评估和统计等相关领域[48]。ICF 包括功能和残疾以及背景性因素两部分，其中功能和残疾部分包括身体结构和身心功能、活动与参与两个成分，背景性因素包括环境因素和个人因素两个成分[49]。国际上已有很多专家学者构建出基于 ICF 的针对各种慢性病的多学科评估体系，例如脑瘫[50]、脑卒中[51]等。将 ICF 基本框架应用在慢阻肺中在发达国家刚刚起步，STUCKI 等[52]将 ICF 应用慢阻肺中，并研制出了第一版慢性阻塞性肺疾病综合性和简明性 ICF 核心分类量表，很多国外学者分别从临床医务人员和患者的角度对该量表的适用性进一步开展了验证[53-55]。但由于文化和环境的差异，ICF 应用于不同国家的慢阻肺患者会出现不同的问题。我国学者 HUANG JING WEN 等[56]将慢阻肺简明性 ICF 核心分类量表应用在我国慢阻肺患者中。王岚等学者[57]以国际慢阻肺 ICF 核心要素（综合版）为参考内容，通过德尔菲法构建一套完整的慢阻肺患者生理、心理、功能与社会参与状态的综合评估指标体系，从而将 ICF 作为慢阻肺患者制订从轻度到极重度、从稳定期到急性加重期、从医院到居家的全程全方位干预策略的分类框架，但是其信效度有待进一步考证。

对于老年慢阻肺患者，系统地评估症状和功能，优化慢阻肺管理是很重要的，对此，就应开发针对特定情况的健康和功能状况测量策略。目前临床实践和科学研究中没有就慢阻肺患者使用的特定的健康状况措施提出建议，也没有提供涵盖慢阻肺患者的症状范围和功能限制的系统框架，为解决这些问题，ICF 研究部门和世界卫生组织（WHO）为慢阻肺开发国际公认的循证 ICF 核心组，以确定从健康专业的角度来看，最能描述慢阻肺患者功能和健康问题的典型范围的一组健康和功能领域。这个用于慢阻肺的综合和简明 ICF 核心组中包含慢阻肺综合 ICF 核心要素和慢阻肺简明 ICF 核心要素，其中选择了 67 个 ICF 类别纳入慢阻肺综合 ICF 核心集（comprehensive ICF core set），在进行全面的多学科评估时，可以考虑这些类别。在 67 个慢阻肺综合 ICF 核心集中，选择 14 个 ICF 类别作为慢阻肺的简明 ICF 核心集（brief ICF core set），可用于评估参与慢

阻肺临床研究的患者。

　　确定气流限制的程度、疾病对患者健康状况的影响以及未来事件（如病情恶化）的风险用以指导治疗是老年慢阻肺康复评估的目标。下面主要是基于ICF框架下，身体结构、身体功能、活动和参与与环境因素4个方面对老年慢阻肺多功能障碍的评估进行整合（表2-2-1）。

表2-2-1　基于ICF框架下的身体结构、身体功能、活动和参与与环境因素评估

分类	条目	内容	评估	解释
身体结构：躯体的解剖结构，如器官、肢体及其组成部分	s410	心血管系统结构	损伤程度 性质评分 部位评分	包括心脏超声、心脏核磁等，以及影像学等胸部检查
	s430	呼吸系统结构		

性质评分：0～9分：0=结构无变化，1=完全缺失，2=部分缺失，3=附加部分，4=异常维度，5=不连贯，6=位置差异，7=结构定性改变，8=未特指，9=不适用

部位评分：0=1个以上部位，1=右侧，2=左侧，3=双侧，4=前端，5=后端，6=近端，7=远端，8=未特指，9=不适用

分类	条目	内容	评估	解释
身体功能：身体各系统的生理功能（包括心理功能）	b440	呼吸功能	损伤程度	把空气吸入肺部，空气和血液间进行气体交换并呼出气体的功能 包括：呼吸频率、节律和深度功能，如呼吸暂停、通气过度、不规则呼吸、逆向呼吸、支气管痉挛和肺气肿的损伤 不包括：呼吸肌功能（b445）、辅助呼吸功能（b450）、运动耐受功能（b455）
	b450	辅助呼吸功能	损伤程度	呼吸相关的辅助功能，如咳嗽、打喷嚏和打哈欠 包括：吹气、吹口哨、口呼吸的功能
	b455	运动耐受功能	损伤程度	适应持续体力消耗的呼吸和心血管能力相关的功能 包括：身体耐力、有氧耐受力、精力和易疲劳性的功能 不包括：心血管系统功能（b410-b429）、血液系统功能（b430）、呼吸功能（b440）、呼吸肌功能（b445）、辅助呼吸功能（b450）
	b460	与心血管和呼吸功能相关的感觉	损伤程度	如心律失常、心悸、气短等感觉 包括：胸部发紧、不规则心跳感、呼吸紊乱、窒息、作呕、喘的感觉 不包括：痛觉（b280）

患者程度评分为0～9：0分无损伤，1分轻度损伤，2分中度损伤，3分重度损伤，4分重度损伤，8分未特指，9分不适用

分类	条目	内容	评估	解释
活动和参与：个体执行一项任务或行动，以及投入生活环境中	d230	进行日常事务	困难程度：P= 表现 C= 能力	为了对日复一日的日常事务做出计划、安排并完成而进行的简单或复杂及协调性的活动，如为整日的各种活动安排时间并做出计划 包括：安排和完成日常事务、控制自身活动水平 不包括：从事多项任务
	d450	步行	困难程度	靠脚在地面一步步走动，总是一只脚在地面，如漫步、踱步，向前、后或两侧行走 包括：短距离或长距离步行、不同地面步行、绕障碍步行 不包括：移动自身（d420）、到处移动（d455）
	d455	到处移动	困难程度	通过步行以外的方式从一个位置向另一个位置移动全身，如攀岩、蹦、奔跑、跳跃、绕障碍跑 包括：爬行、攀登、奔跑、慢跑、跳跃和游泳 不包括：移动自身（d420）、步行（d450）
	d640	做家务	困难程度	通过清洁房屋、洗衣物、使用家用电器、储存食物和清理垃圾来管理居室，如扫除、拖地、擦洗柜橱、墙壁和其他表面；收集和清除居室垃圾，整理房间、壁橱和抽屉，收集、清洗、晾干、折叠和熨烫衣物，清洗鞋袜，使用扫帚、刷子和真空吸尘器，使用洗衣机、烘干机和熨斗 包括：清洗和晾干衣物、清洁烹饪区和餐具、清洁生活区，使用家用电器、储存日用品和处理垃圾 不包括：获得住所（d610）、获得商品和服务（d620）、准备膳食（d630）、照管居室用品（d650）、帮助别人（d660）

困难程度：P= 表现，C= 能力，均为 0 ~ 9 分：0= 没有困难，1= 轻度困难，2= 中度困难，3= 重度困难，4= 完全困难，8= 未特指，9= 不适用

分类	条目	内容	评估	解释
环境因素：构成人们生活和指导生活活动的自然、社会和态度环境	e110	个人消费的用品或物质	从事某项活动时的有利或障碍因素程度	为摄取而收集、加工或制造的任何天然或人造的物品或物质 包括：食品和药品
	e115	日常生活中个人使用的用品和技术	从事某项活动时的有利或障碍因素程度	人们日常活动中使用的设备、用品和技术，包括那些适应性或特殊设计的，放在使用者体内、身上或附近的物品 包括：供个人使用的普通和辅助用品及技术
	e225	气候	从事某项活动时的有利或障碍因素程度	气象学的特征和事件，如天气 包括：温度，湿度，气压，降水，风以及季节的变化
	e155	空气质量	从事某项活动时的有利或障碍因素程度	大气中（建筑物外）或封闭区域内（建筑物内）空气的特征，其可提供对外界有用的或引起分心的信息 包括：室内外的空气质量

从事某项活动时的有利或障碍因素程度：如果需要，您可以按照"促进"或"障碍"程度量化环境因素。+4 完全有利，+3 充分有利，+2 中度有利，+1 轻度有利，0 没有障碍 / 有利，1 轻度障碍，2 中度障碍，3 重度障碍，4 完全障碍，8 未特指，9 不适用

（一）身体结构

1. 体格检查

（1）心肺系统：老年慢阻肺患者早期体征可无异常，随疾病进展可出现"桶状胸"，表现为胸廓前后径增大，肋间隙增宽，剑突下胸骨下角增宽。部分患者呼吸变浅，频率增快，甚至出现鼻翼煽动、前倾体位或胸腹呼吸矛盾运动，听诊双肺呼吸音减弱，呼气期延长，急性加重期可闻及湿性啰音和（或）干性啰音。

（2）其他：人体测量指标包括身高、体重、肱三头肌皮下脂肪厚度、中上臂围、腹围、腹部皮下脂肪。

2. 辅助检查 肺功能检查，胸部 X 线片，胸部 CT，骨密度检测，超声心动图，心肺运动试验（cardiopulmonary exercise test，CPET），膈肌超声等。

（1）肺功能检测：是诊断慢阻肺的金标准，同时可反映气道阻塞程度。老年患者因为存在身体缺陷和（或）认知能力较差，可能无法配合肺功能检查。测量指标包括：FEV_1、第 1 秒用力呼气容积占预计值百分比（$FEV_1\%$）、FVC、FEV_1/FVC 及一氧化碳弥散量、残气量与肺总量比值等。FEV_1 则反映气流受限的严重程度（图 2-2-1，表 2-1-1）。

（2）胸部 X 线检查：老年慢阻肺患者早期胸片可无明显异常，随着疾病进展，出现肺气肿改变，表现为肺野透亮度增高，双肺外周纹理纤细稀少，胸腔前后径增大，肋骨

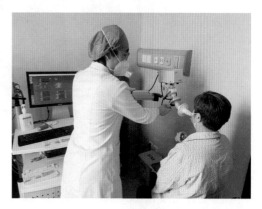

图 2-2-1 肺功能检测

走向变平，横膈位置低平，心脏悬垂狭长，严重者常合并有肺大疱的影像学改变（图2-1-1）。慢阻肺后期出现肺源性心脏病及肺动脉高压后，胸部 X 线片表现为：①右下肺动脉干扩张，其横径 ≥ 15 mm 或右下肺动脉横径与气管横径比值 ≥ 1.07，或动态观察右下肺动脉干增宽 > 2 mm；②肺动脉段明显突出或其高度 ≥ 3 mm；③中心肺动脉扩张和外周分支纤细，形成"残根"征；④圆锥部显著凸出（右前斜位 45°）或其高度 ≥ 7 mm。

（3）胸部 CT 检查：CT 检查可见慢阻肺小气道病变的表现、肺气肿的表现以及并发症的表现，但其主要临床意义在于排除其他具有相似症状的呼吸系统疾病。此外，高分辨率胸部 CT 可以帮助医生辨别小叶中心型和全小叶型肺气肿，计算肺气肿指数、气道壁厚度、功能性小气道病变等指标，有助于慢阻肺的早期诊断和表型评估（图 2-2-2）。

（4）超声心动图：慢阻肺晚期可能合并肺动脉高压和慢性肺源性心脏病，超声心动图检查的阳性率为 60.6% ~ 87.0%，慢性肺心病的超声心动图诊断标准为：①右心室流出道内径 ≥ 30 mm；②右心室内径 ≥ 20 mm；③右心室前壁厚度 ≥ 5 mm 或前壁搏动幅度增强；④左、右心室内径比值 < 2；⑤右肺动脉内径 ≥ 18 mm 或肺动脉干 ≥ 20 mm；⑥右心室流出道／左心房内径 > 1.4；⑦肺动脉瓣曲线出现肺动脉高压征象者（a 波低平或 < 2 mm，或有收缩中期关闭征等）。

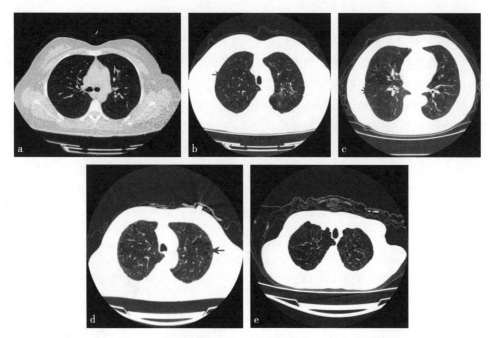

图 2-2-2　慢阻肺患者及正常人胸部高分辨率 CT 的不同表现

a. 正常胸部 CT；b. 小叶中央型肺气肿；c. 小叶中央型肺气肿；d. 间隔旁型肺气肿；e. 全小叶型肺气肿伴支气管牵拉扩张。

（5）骨密度检测：双能 X 线吸收法（dual-energy X-ray absorptiometry，DXA）是使用最广的骨密度测量方法，因为它可以非常准确地测量有重要临床意义的骨骼（即骨折时会产生严重不良临床后果的部位）。DXA 的主要缺点是仪器体积大（缺乏便携性）且昂贵，并且有电离辐射（尽管剂量非常小）。许多研究表明，DXA 发现任何部位的骨密度降低均可预测骨质疏松性骨折，但髋部结果比脊柱结果更有利于预测髋部以及总体骨质疏松性骨折的风险。老年人常见脊柱骨赘，这会干扰该部位骨密度评估，此时仅测量髋部骨密度即可。

（6）膈肌评估：膈肌肌电图是评价膈肌功能的金标准，但针刺电极有造成气胸的风险，而体表电极可能因干扰存在假阳性或假阴性。膈肌超声是指通过 M 型超声和 B 型超声获得膈肌结构相关指标的方法。膈肌超声越来越多地用于评估膈肌功能障碍和其他影响呼吸功能的疾病。超声检测膈肌运动的敏感性要高于透视，可以评估膈肌萎缩和吸气时增厚情况，能辅助判断机械通气患者脱机的时机。常用的膈肌超声指标包括膈肌厚度、膈肌增厚分数、膈肌移动度等。

（7）实验室检查：血常规、肝肾功能、电解质、动脉血气分析等。

随着年龄的增长，动脉氧分压下降［$PaO_2=109-0.43 \times$ 年龄］，二氧化碳分压基本保持不变。对于老年慢阻肺患者，贫血和低蛋白血症与红细胞沉降率（erythrocyte sedimentation rate，ESR）相关，ESR 或 C 反应蛋白（C-reactive protein，CRP）都不是慢阻肺严重程度的可靠标志物。相对低的淋巴细胞计数与老年重度慢阻肺患者较高的死亡率相关。

（二）身体功能

1. 呼吸功能

（1）症状评估：改良英国医学研究委员会呼吸困难量表（modified version of British Medical Research Council dyspnea scale，mMRC）是评估慢阻肺患者病情严重程度和健康状况的可靠指标（表 2-2-2），可用于慢阻肺的远程监测和流行病学健康状况的分级[58]。慢性阻塞性肺疾病评估测试评分（COPD assessment test，CAT）综合反映临床症状程度，较 mMRC 更为全面。

表 2-2-2　改良英国医学研究委员会呼吸困难量表（mMRC）

分值	标准
0 分	无明显呼吸困难（剧烈运动除外）
1 分	快走或上缓坡时有气短
2 分	由于呼吸困难比同龄人走得慢，或者以自己的速度在平地上行走时需要停下来呼吸
3 分	在平地上步行 100 米或数分钟后需要停下来呼吸
4 分	明显呼吸困难而不能离开房间，或者换衣服时气短

（2）急性加重风险评估：慢阻肺按病程可分为急性加重期与稳定期。AECOPD 是指患者的咳嗽、咳痰、喘息症状加重，痰量增多，出现脓性或黏液性痰，超过日常变异水平，需要调整治疗方案。过去一年发生 2 次及以上急性加重或 $FEV_1\%$ pred ＜ 50%，提示今后急性加重风险增加。AECOPD 特征是患者呼吸系统症状恶化，超出日常的变异水平，并需要改变药物治疗（包括增加支气管扩张剂的种类和剂量，使用抗生素或糖皮质激素）。

（3）稳定期指患者咳嗽、咳痰、气短等症状稳定或症状轻微。根据上述对症状、肺功能、急性加重风险的评估，可以对稳定期的患者进行分组，并依据分组结果选择稳定期的治疗方案。综合评估系统中，根据患者气流受限程度分为 1 ～ 4 级；根据症状水平和过去 1 年的中 / 重度急性加重史将患者分为 A、B、C、D 共 4 个组（表 2-2-3）。

表 2-2-3　慢阻肺综合评分表

组别	特征	肺功能分级	上一年急性加重次数	mMRC 分级	CAT	首选治疗药物
A	低风险，症状少	GOLD 1 ～ 2 级	≤ 1 次	0 ～ 1 级	＜ 10	SAMA 或 SABA
B	低风险，症状多	GOLD 1 ～ 2 级	≤ 1 次	≥ 2 级	≥ 10	LAMA 或 LABA
C	高风险，症状少	GOLD 3 ～ 4 级	≥ 2 次	0 ～ 1 级	＜ 10	ICS 加 LABA 或 LAMA
D	高风险，症状多	GOLD 3 ～ 4 级	≥ 2 次	≥ 2 级	≥ 10	ICS 加 LABA 或 LAMA

注：GOLD（global initiative for chronic obstructive lung disease，慢性阻塞性肺疾病全球创议），SAMA（short-acting muscarinic antagonist，短效抗胆碱能药物），SABA（short acting beta 2 agonist，短效 β_2 受体激动剂），LAMA（long-acting muscarinic antagonist，长效抗胆碱能药物），LABA（long acting beta 2 agonist，长效 β_2 受体激动剂），ICS（inhaled corticosteroids，吸入性糖皮质激素）。

（4）咳嗽咳痰评估：咳嗽属于辅助呼吸功能，评估重点应关注咳嗽的强度和效力，峰值咳嗽流速（peak cough flow，PCF）可以定量性地反映患者咳嗽能力。莱塞斯特咳嗽生命质量问卷可准确可靠地评价咳嗽的频率和影响，帮助制订有效治疗方案和评价治疗效果。咳痰重点应关注痰液的性状，痰液的量、颜色和气味等，痰量增多、脓性痰提示存在感染。

（5）呼吸肌肌力评估：其有助于评价呼吸肌肌无力及其严重程度，识别有低通气风险的患者，判断呼吸肌训练的效果。最大吸/呼气压力（MIP/MEP）是吸气或呼气时限制气流所产生的最大口腔内压力，因其无创的特点，临床上多作为呼吸肌肌力的评价方法（图 2-2-3）。

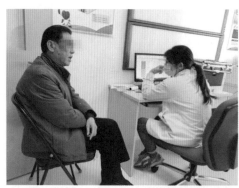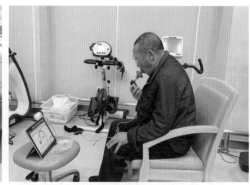

图 2-2-3　慢阻肺患者门诊随访及呼吸肌肌力评估场景

（6）心肺运动试验：通过观察患者的症状、血压、心率、呼吸、气体代谢、心电图、体征等，判断机体对运动的耐受能力和储备能力。对于老年慢阻肺患者，可以尝试低水平运动试验和症状限制性运动试验进行评估。进行心肺运动试验之前，应全面评估患者的病情和检查结果，检测前要做超声心动图、心电图及血糖检测，向患者交代心肺运动试验的目的和意义、运动方案和过程、可能存在的潜在风险、运动中注意事项等，并签署知情同意书（图 2-2-4）。

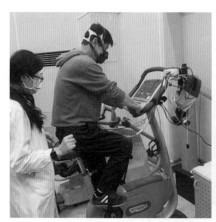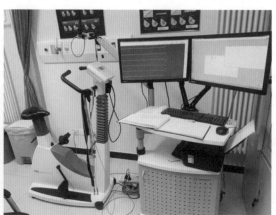

图 2-2-4　心肺运动试验场景

心肺运动试验主要指标见表 2-2-4。

表 2-2-4 心肺运动试验主要指标

测量参数	定义	参考值	意义
最大摄氧量（VO_{2max}）	指最大运动时获得的最高 O_2 摄入，常用峰值摄氧量来代替	受年龄和性别影响，参考值为预测值的 85% 以上	表示患者的心肺功能储备和外周组织摄氧能力
无氧阈（AT）	指机体有氧代谢的运动强度上限值	AT 是可预测 VO_{2max} 的 50% ~ 60%	在 AT 以下的运动持续维持有氧代谢，制订运动处方
二氧化碳排出量（VCO_2）	指呼气中 CO_2 排出量	运动时每分通气量（VE）和 VCO_2 紧密相关	受到心搏量、血液 CO_2 携带能力、CO_2 在组织之间的交换等因素影响
呼吸气体交换率（RER）	CO_2/VO_2 的比值	峰值 RER ≥ 1.10，代表非常努力的运动	表示运动费力程度的判断指标
VE/VCO_2 斜率	指 VE/VCO_2 的比值，在无氧阈值时，斜率与生理性无效腔相关	正常参考值＜ 30，随着年龄的增加，数值会轻微增加，＞ 40 提示预后不良	提示心血管 - 肺的通气和灌注之间的匹配
每搏氧耗量（O_2 pulse）	是 VO_2 与心率的比值，代表心脏每次射血的供氧能力	低强度运动时氧脉搏快速增加，随运动强度逐步增加，氧脉搏增加缓慢接近上限值，$8.5 ~ 11.0 \text{ ml} \cdot \text{min}^{-1} \cdot \text{w}^{-1}$	随着运动强度增加，每搏氧耗量曲线低平或不变化，反映心搏量降低和（或）骨骼肌氧摄取受限

1）峰值摄氧量（peak VO_2）：摄氧量是指单位时间内，机体摄取被实际消耗或利用的氧量，在递增运动试验中假定尽最大努力，人体在极量运动时每分钟能摄取的最大氧气量。正常范围：健康人 2 ~ 3 L/min，占预计的百分比 ≥ 84%。临床意义：评估运动耐量 / 心肺适能的最好的指标，代表人体供氧能力的极限水平。Mancini 等通过 116 例心衰患者进行 CPET，并随访 1 年，发现 peak VO_2 ≥ 14 ml/（kg·min）的患者 1 年生存率为 94%，而 peak VO_2 ＜ 14 ml/（kg·min）的患者 1 年生存率仅为 47% ~ 48%（表 2-2-5），最大摄氧量是死亡率的独立预测因子。

表 2-2-5 美国心脏协会及美国胸科协会对心肺功能障碍的评估标准

peak VO_2［ml/（kg·min）］	程度	建议
16 ~ 20	轻度心肺功能障碍	可康复治疗
10 ~ 15	中度心肺功能障碍	胜任外科手术
6 ~ 9	重度心肺功能障碍	能耐受手术，但并发症较多
＜ 9	严重心肺功能障碍	手术禁忌证

2）无氧阈（anaerobic threshold，AT）：当有氧代谢达到一个临界点时，身体无法充分通过利用氧气来实现功能需要，无氧代谢会参与进来，这个临界点的摄氧量称无氧

阈。无氧阈的正常范围＞ 40% VO_{2max}，一般为 50% ～ 60% VO_{2max}，临床意义在于评估运动耐量 / 心肺适能和机体利用氧能力，是人体有氧能力的体现。AT 值是指导个体进行科学运动的精准指标，使运动获益最大化，运动风险最小化。

3）氧脉搏（O_2 pulse）：为氧摄取量和心率的比值，代表体内氧运输效率，即每次心搏所能输送的氧量，在一定意义上反映了每搏心输出量的大小，氧脉搏减少表明心脏储备功能下降，心输出量的增加主要靠心率代偿。氧脉搏 =VO_2（ml/min）/HR（beat/min），即每搏量与动脉 - 混合静脉血含氧量差等乘积。

4）其他主要指标：还包括二氧化碳通气当量斜率，做功效率等。

2. 心功能　纽约心脏病协会（New York Heart Disease Association，NYHA）心功能分级用于合并有心力衰竭的慢阻肺患者心功能受损情况进行分级。按照诱发心力衰竭症状的活动程度将心功能的受损状况分为 4 级（表 2-2-6）。

表 2-2-6　NYHA 心功能分级

分级	活动程度
Ⅰ级	患者有心脏病，但日常活动量不受限制，一般体力活动不引起过度疲劳、心悸、气喘或心绞痛
Ⅱ级	心脏病患者的体力活动轻度受限制，休息时无自觉症状，一般体力活动引起过度疲劳、心悸、气喘或心绞痛
Ⅲ级	患者有心脏病，以致体力活动明显受限。休息时无症状，但小于一般体力活动即可引起过度疲劳、心悸、气喘或心绞痛
Ⅳ级	心脏病患者不能从事任何体力活动，休息状态下也出现心衰症状，体力活动后加重

3. 运动功能

（1）运动耐量评估：心肺运动试验是国际上普遍使用的衡量人体呼吸和循环机能水平的检查方法，它可用于功能性运动容量的评价、疾病的诊断及判断治疗。6 分钟步行测试（6-minute walking test，6MWT）和呼吸困难评分简单易行，可用于慢阻肺严重程度评估[59, 60]（图 2-2-5，表 2-2-7），功能较好的老年患者步行速度小于 1 m/s 有着不良的健康

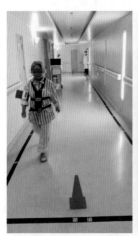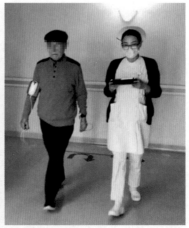

图 2-2-5　6MWT 场景

预后，步行速度小于 0.7 m/s 的 70 岁以上的老年慢阻肺患者较同龄正常速度老年人有着 1.5 倍跌倒的概率[60]。

表 2-2-7　6 分钟步行测试（6MWT）记录表

姓名		性别		年龄		病案号	
入院日期				记录日期			
试验前	心率（次 / 分）		血压（mmHg）			呼吸频率（次 / 分）	
试验后	心率（次 / 分）		血压（mmHg）			呼吸频率（次 / 分）	
试验前	血氧饱和度（%）			试验后	血氧饱和度（%）		
6 分钟步行距离（米）			是否完成试验		是	否	
试验后 Borg 呼吸困难评分							
试验后症状							
Borg 呼吸困难评分标准							
0 分：完全没有（"没事"代表您没有感觉到任何费力，没有肌肉劳累，没有气喘吁吁或呼吸困难）							
0.5 分：刚刚感觉到（非常微弱，刚刚有感觉）							
1 分：非常轻微（"很微弱"代表很轻微的费力。按照您自己的步伐，您愿意走更近的路程）							
2 分：轻微（"微弱"）							
3 分：中等（代表有些但不是非常的困难。感觉继续进行是尚可的、不困难的）							
4 分：稍微严重							
5 分：严重（"强烈 - 严重"非常困难、劳累，但是继续进行不是非常困难。该程度大约是"最大值"的一半）							
6 分：5 ~ 7 之间							
7 分：非常严重（"非常强烈"您能够继续进行，但是您不得不强迫自己而且您非常的劳累）							
8 分：7 ~ 9 之间							
9 分：非常非常严重（几乎达到最大值）							
10 分：最大值（"极其强烈 - 最大值"是极其强烈的水平，对大多数人来讲这是他们以前生活中所经历的最强烈的程度）							

注意事项：可能在步行过程中气喘或精疲力竭。您可以减缓步行速度或停止步行，并得到必需的休息。您可以在休息时靠墙站立，但是您必须尽可能地在可以步行的时候继续步行。这个试验中最重要的事情是您应该尽量在 6 分钟之内走尽可能长的距离，但不可以奔跑或慢跑。我会告诉您时间，并在 6 分钟时让您知道。当我喊"停"的时候，请站在您当时的位置不动。

（2）平衡功能评估：Berg 平衡量表（Berg balance scale，BBS），单腿平衡测试（single leg stance，SLS），平衡评价系统试验（balance evaluation systems test，BESTest）。

（3）股四头肌功能：徒手肌力测试、最大等长收缩和等速肌力测试。

（4）躯体活动能力评估：一般采用计时起立行走测试（timed up and go test，TUG）；1 分钟坐 - 站试验；简易体能状况量表（short physical performance battery，SPPB）等。

4. 精神心理

（1）焦虑自评量表（self-rating anxiety scale，SAS）、抑郁自评量表（self-rating depression scale，SDS），SAS 和 SDS 在临床上易于操作且应用广泛。

（2）患者健康问卷 9 项（patient health questionnaire-9，PHQ-9）：PHQ-9 在初级卫生机构筛查抑郁症有较高的敏感性和特异性，用于评估过去两周内的抑郁症状。第 9 个条目评估受试者是否认为自己死了会更好或是想自残的频率，采用 0 ~ 3 分的 4 级评分法，0 表示"完全不是"、3 表示"几乎每天都是"，较高的分数反映了更频繁的自杀意念。

（3）改良慢阻肺焦虑问卷（COPD-anxiety-questionnaire-revised，CAF-R）：其由 20 个项目组成，测量 5 个维度：对运动的恐惧、对呼吸困难的恐惧、对疾病进展的恐惧、对社会排斥 / 孤立的恐惧以及对睡眠相关的担忧，采用 0 ~ 4 分的 5 级评分法，得分越高说明对疾病特异性的恐惧越强烈。

（4）呼吸系统疾病焦虑量表（anxiety inventory for respiratory disease，AIR）：由 10 个条目组成，每个条目按 0 ~ 3 分评分，得分越高说明慢阻肺患者的焦虑症状越严重。

5. 吞咽功能

（1）饮水吞咽测试（water swallowing test，WST）与反复唾液吞咽试验（repetitive saliva swallowing test，RSST）可用于慢阻肺患者吞咽功能筛查。

（2）单光子发射计算机体层摄影（single photon emission computed tomography，SPECT）与计算机体层摄影（computerized tomography，CT）对 AECOPD 患者唾液腺误吸的范围和位置提供了更准确的信息。

（3）胃食管反流症状频率量表（frequency scale for the symptoms of GERD，FSSG）：有研究使用 FSSG 调查胃食管反流的症状对于哮喘或慢阻肺加重的影响，慢阻肺患者最常见的是腹胀，这些症状都与疾病加重有关。可通过 FSSG 量表诊断出 GERD 影响着慢阻肺病情的加重[61]。

（4）纤维内镜吞咽功能检查（fiberoptic endoscopic evaluation of swallowing，FESS）：最大的特点在于能对咽喉部清晰直观地观察，对吞咽障碍的评估和治疗能提供细微而有价值的信息，能客观观察喉部解剖结构是否存在异常，能对咽部运动进行评估。咽部运动功能受损往往预示误吸风险增加。

6. 认知功能　简易精神状态检查量表（mini-mental state examination，MMSE）、蒙特利尔认知功能评估量表（Montreal cognitive assessment，MoCA）是目前临床上使用最广泛的认知功能筛查量表，常用于总体评价慢阻肺患者认知功能，筛查认知障碍。

（1）MMSE 是目前运用最广泛的认知筛查量表，操作简便，耗时约 5 ~ 10 分钟，特别适合老年患者，包括定向能力、即刻回忆、注意力和计算力、延迟回忆、语言功能、视空间知觉等，最高分为 30 分，27 ~ 30 分为正常，< 27 分为认知功能障碍。痴呆划分标准为：文盲 ≤ 17 分，小学程度 ≤ 20 分，中学程度（包括中专）≤ 22 分，大学程度（包括大专）≤ 23 分；痴呆严重程度分级：轻度 MMSE ≥ 21 分；中度 MMSE 10 ~ 20 分；重度 MMSE ≤ 9 分。注意 MMSE 评估过程需要使用统一的指导语，其容易受教育程度、年龄等多因素影响，文化程度较高的人群可能出现假阴性（天花板效应），文化程度较低的人群可能出现假阳性（地板效应），MMSE 对语言功能及执行功能的监

测不够敏感，在鉴定早期痴呆，特别是轻度认知损伤方面较差。

（2）MoCA 可以对认知功能异常进行快速筛查，耗时约 15 分钟，包括了注意与集中、执行功能、记忆、语言、视结构技能、抽象思维、计算和定向力 8 个认知领域的 11 个检查项目。总分 30 分，≥ 26 分为正常。MoCA 检测出轻度认知功能损害（mild cognitive impairment，MCI）和轻度阿尔茨海默病（Alzheimer disease，AD）的敏感性分别为 90% 和 100%，特异性分别为 87% 和 100%。MoCA 同样也会受到教育程度的影响，只能作为 MCI 和 AD 诊断的筛查工具，对痴呆的病因诊断方面作用有限，对于各种原因（如血管因素、脑炎、帕金森病、轻度 AD）导致的 MCI 的检测敏感性显著优于 MMSE。在检测认知功能损害的最早期阶段，MoCA 量表可能比 MMSE 量表更合适。

7. 虚弱评估　虚弱的评估指标通常包括认知情况、机体功能、营养状态、体重减轻、无力 / 疲惫、存在合并症、容易跌倒、情绪（抑郁）和融入社会的能力，可以通过自我报告问卷和客观测试的方式来进行测量。Fried 虚弱表现型被认为是虚弱的诊断标准，许多虚弱指标来源于该标准。这些指标包括：无诱因的体重减轻，抑郁，活动量，握力和步行速度。临床上常用 Edmonton 虚弱量表进行评估，内容包括认知能力、总体健康状况、机体功能独立性、相关检查报告、社会支持度、药物使用情况、营养情况、情绪和自我节制能力。

8. 疼痛

（1）数字评分法（numeric rating scale，NRS）：以无痛的 0 依次增强到最剧烈疼痛的 10 共 11 个点来描述疼痛强度，疼痛程度随着数字增大而增加，让患者根据自己的疼痛情况选择数字做评价。

（2）简明疼痛量表（brief pain inventory，BPI）：BPI 是一种自我管理的问卷，用于评估疼痛的严重程度（0 ~ 10 分），分为轻度疼痛（0 ~ 4 分）、中度疼痛（5 ~ 6 分）和重度疼痛（7 ~ 10 分），以及慢性疾病或其他疾病患者疼痛对日常功能的影响（0 ~ 10 分）。BPI 还包含一个身体图，在这个图上患者可以指出他们经常痛的位置。

（三）活动（活动限定）及参与评定

1. 曼彻斯特生存质量评定量表（Manchester short assessment of quality of life，MRADL）是专为慢阻肺患者设计的 ADL 量表[62]，共分三部分。第一部分为一般情况，包括患者姓名、性别；第二部分为简单的客观状况，包括患者工作、收入、教育、家庭情况等；第三部分为生活满意部分。其中第三部分共 16 项（Q10 ~ Q25），即 16 个评定项目，可分为 7 个因子，分别为日常生活（Q10、Q16、Q17、Q22）、家庭关系（Q21、Q23）、社会交往（Q13、Q14、Q15）、经济状况（Q12）、工作与学习（Q11）、法律与安全（Q18、Q19、Q20）、健康状况（Q24、Q25），7 个因子得分之和为生存质量总分。量表满意度评分共 7 级评分，分数越高，满意度越高。其中 1= 极不满意，7= 极满意。适用于老年人，可用于评价肺康复的疗效，设计简单、易于回答。

2. WHODAS 2.0（中文版）是一个总体健康状况测量工具，基于 ICF 提供的健康和残疾评定的基本概念和理论模式，与国际分类系统相互联系。其共有 6 个分量表：①理解与交流；②身体移动；③自我照顾；④与他人相处；⑤生活活动；⑥社会参与，可进行慢阻肺患者的综合能力评估[63]。

3. 患者的生活质量可借助 CAT 评估（表 2-2-8），包括咳嗽、咳痰量、胸闷、气喘、耐受性、自信心、睡眠、精力 8 项指标，评分范围为 0 ～ 40 分，得分越高，病情越重。可综合反映临床症状程度，较 mMRC 更为全面[64]。

4. SGRQ 是由 Jone 于 1991 年首先提出，被广泛用于慢阻肺患者健康相关生活质量（health-related quality of life，HRQL）的测量，问卷形式是自我评定性的，采用自我答题、会谈和电话采访形式进行评分。目前通用的问卷形式共有 50 道题，分为三部分：症状、活动能力、疾病对日常生活影响，每个条目都有 1 个对应的权重，阳性条目权重之和与总权重之间的比值乘以 100 即为最后得分。3 个分问卷可以分别计算得分，也可以根据阳性条目总得分和总权重计算 SGRQ 总评分。同 CAT 具有相似的评估效应[64]，并且SGRQ 可以预测老年慢阻肺患者的生存质量[65]。

5. 老年人体力活动量表（physical activity scale for the elderly，PASE）由 Washburn 等于 1993 年制订，主要用于评价老年人的体力活动，包括休闲性体力活动、家务性体力活动和职业性体力活动 3 个维度。其中休闲性体力活动包括走路、低强度体育锻炼、中强度体育锻炼、高强度体育锻炼以及肌肉强度和耐力的体育锻炼；家务性体力活动包括打扫卫生、做饭洗碗、家具维修、草坪或围栏打理、户外园艺、照看小孩或伴侣；职业性体力活动包括与工作相关的体力活动，如受雇和志愿者工作等。通过不同测试题目所占权重计算体力活动分值。PASE 总分为 500 分，分数越高，表明体力活动水平越高。

6. 慢性呼吸疾病问卷（chronic respiratory questionnaire，CRQ）对疾病治疗后的改变更加敏感，包括喘息、疲劳、情感、病情控制能力 4 个方面，共 15 项，每项分 5 个等级，以 1，2，3，4，5 分计数。分数愈高，患者一般情况愈差，相反分值愈低，患者一般情况愈好，最高为 75 分，最低为 15 分。

表 2-2-8　CAT 评分表

症状表现	分值	症状表现
我从不咳嗽	0　1　2　3　4　5	我一直咳嗽
我的肺里完全没有痰（黏液）	0　1　2　3　4　5	我的肺里都是痰（黏液）
我的胸部完全没有压迫感	0　1　2　3　4　5	我的胸部充满压迫感
我爬山或上楼梯时不会感到气喘	0　1　2　3　4　5	我爬山或上楼梯时感到非常气喘
我在家做任何事时，体力都没有问题	0　1　2　3　4　5	我在家做任何事都感到力不从心
我离家活动非常自信，并不会因为肺功能而有任何问题	0　1　2　3　4　5	因为肺功能不好，我离家活动时完全没有自信
我睡眠很好	0　1　2　3　4　5	因为肺功能不好，我睡眠很差
我精力充沛	0　1　2　3　4　5	我完全没有精神

注：把症状严重度分为 6 级，最轻为 0 分，最重为 5 分，总分 40 分，分值越高症状越严重。

（四）环境因素和个人因素

1. 尼古丁依赖检测量表（fagerstrom test for nicotine dependence，FTND）　FTND 评估慢阻肺患者的吸烟状况较为全面可靠。其用于评估吸烟的精神分裂症患者的尼古丁依赖严重程度，有 6 个条目，①早晨醒来吸第一支烟的时间；②在禁止吸烟场所感到难以控制地想吸烟；③最不想放弃哪一支烟；④每日吸烟量；⑤起床后第 1 个小时内吸烟比其他时间都多；⑥患病卧床仍吸烟。除条目①和④用 0 ~ 3 四级计分外，其余 4 个条目均为 0 ~ 1 两级计分，量表分值范围 0 ~ 10 分，总分越高说明尼古丁依赖的程度越严重。

2. 营养风险筛查 2002（nutritional risk screening 2002，NRS 2002） NRS 2002 由疾病状态、营养受损情况和年龄 3 个指标构成，总分 7 分。评分标准：0 ~ 2 分，无营养风险；3 ~ 7 分，有营养风险。疾病严重程度评分 + 营养状态受损评分 + 年龄评分。其中体重指数（body mass index，BMI）评定［体重（kg）/ 身高（m²）］，BMI ≤ 17.9 判定为营养不良，BMI 18.0 ~ 23.9 为正常体重，BMI 24 ~ 28 为超重，BMI > 28 为肥胖。年龄评分：超过 70 岁者总分加 1 分（表 2-2-9）。

表 2-2-9　NRS 2002 量表

评分	评分标准
营养不良状况评分	
0 分	正常
1 分	3 个月内体重下降 5%，或 1 周前饮食减少 25% ~ 50%
2 分	2 个月内体重下降 5%，或 1 周前饮食减少 50% ~ 75%，或体重指数 18.5 ~ 20.5 kg/m²
3 分	1 个月内体重下降 5%，或 1 周前饮食减少 75% ~ 100%，或体重指数 < 18.5 kg/m²
疾病严重程度评分	
0 分	正常
1 分	糖尿病、肝硬化、慢性阻塞性肺疾病、肿瘤、血液透析、慢性疾病合并骨折
2 分	腹部手术、恶性血液肿瘤、严重肺炎
3 分	重症监护治疗病房患者、骨髓移植、颅脑损伤
年龄调整评分	年龄 70 岁及以下患者，均加 1 分

3. 微型营养评估（mini nutritional assessment，MNA） MNA 是一种用于慢阻肺患者营养评估的简单实用工具。量表包括 4 大类和 18 个子类项目：人体测量指标（身高、体重、体重变化、上臂围和腓肠肌围等）；整体评估（与医疗、活动能力和生活方式相关的项目）；饮食评估（与进餐次数、水分、食物及饮食习惯相关的项目）；主观评估（包括自我评估和他人评估）。总分 30 分（得分 < 17 分为营养不良，17 ~ 24 分为营养不良临界状态，> 24 分为营养良好）。CNS 共包括 16 个问题，总分 32 分（得分 ≤ 20 分为营养不良，≥ 21 分为营养良好）。

二、治疗

（一）戒烟

《柳叶刀—公共卫生》杂志于 2021 年发表文章表示，2019 年全球男性死亡有 1/5 可归因于吸烟，而吸烟是慢阻肺最重要的危险因素之一。持续吸烟会显著加重慢阻肺及其相关疾病的发病率，并且加速气流阻塞，进一步加重慢阻肺。一项随访 6 年的基于人群的大型前瞻性研究证实，戒烟者 FEV_1 下降幅度约为 22 ml/ 年，与从不吸烟者下降幅度类似，而吸烟者 FEV_1 下降幅度则高达 33 ml/ 年。丹麦一项针对不同吸烟习惯的慢阻肺住院患者的研究发现，吸烟量与住院的相对风险呈正相关。

与其他有争议的慢阻肺管理干预措施不同，戒烟可能是最有效的治疗干预措施。戒烟是减少肺功能随时间进行性下降以及恶化和吸烟相关合并症（肺癌和心血管疾病）的关键。有研究提示，仅戒烟就可以使慢阻肺相关死亡和全因死亡率的绝对风险降低30% ~ 80%。尽管近 70% 的主动吸烟者想戒烟，甚至超过一半的人尝试戒烟至少 1 天，然而 80% 的人在 1 个月内会再次吸烟，只有 3% 的人在一年内能保持戒烟状态。由于烟草依赖是一种慢性、依赖性疾病，因此，在戒烟过程中，慢阻肺患者可能出现严重的戒断症状，导致复吸率高，常常需要进行反复干预以及尝试多种形式的戒烟。实际上，从尼古丁的成瘾特性和香烟的心理依赖性来看，仅凭心理和行为干预进行戒烟是较为困难的。因此，高达 40% 的慢阻肺患者都是持续吸烟者。

1. 心理和行为干预　心理和行为干预是最常用的戒烟方式。"5R"法和"5A"法是目前最常用的增强吸烟者戒烟动机和帮助吸烟者戒烟的方法。"5R"包括：向吸烟者强调戒烟的健康相关性（relevance）、充分告知吸烟的危害（risk）、充分告知戒烟的健康益处（rewards）、告知戒烟过程中可能遇到的困难和障碍（roadblocks）、在每次接触中反复（repetition）进行戒烟动机干预。5A 包括：询问（ask）并记录慢阻肺患者的吸烟情况、建议（advice）所有吸烟患者必须戒烟、评估（access）患者的吸烟意愿、给吸烟者提供戒烟帮助（assist）并安排（arrange）随访至少 6 个月。

2. 药物治疗　药物疗法是近年来研究和应用最为广泛的一种戒烟方法，具有简单、易操作、作用快、疗程短等特点，用于缓解吸烟者的戒断症状，提高吸烟者的戒烟成功率。虽然并非每一位吸烟者都需要应用戒烟药物才能戒烟成功，但是临床医生需要向每一位希望获得戒烟帮助的吸烟者提供有效戒烟药物的信息。目前，常用的戒烟药物治疗包括尼古丁替代疗法和非尼古丁替代疗法。

（1）尼古丁替代疗法（nicotine replacement therapy，NRT）：NRT 类药物通过释放尼古丁，在吸烟者体内代替或部分代替通过吸烟获得的尼古丁，进而减轻或消除吸烟的戒断症状。NRT 的形式多样，包括尼古丁贴剂、咀嚼胶、喷鼻剂、吸入剂和舌下含片等。采用 NRT 类药物进行辅助戒烟安全有效，患者也更容易接受，因此，NRT 类药物现在已成为戒烟的一线药物。由于不同类型的 NRT 类药物具有类似的戒烟疗效，可以依据戒烟者的意愿选择适当的药物。NRT 贴片或咀嚼胶的应用疗程至少应达到 12 周。单一种类 NRT 药物在减轻戒断症状效果不佳时，可联合应用两种 NRT 类药物（如联合应用咀嚼胶和贴片），可能可以进一步提升戒烟效果。尽管研究表明 NRT 类药物可长期应用（应用时间大于 12 周），但患者仍进行规律随诊，以便临床医生了解患者应用药物情况以及目前吸烟状态。NRT 类药物潜在的副作用包括恶心、呕吐。

（2）伐尼克兰（varenicline）：为 $\alpha_4\beta_2$ 尼古丁乙酰胆碱受体的部分激动剂，对该受体具有高度亲和力，同时还可以阻断尼古丁与该受体结合，有双重调节作用，可以有效缓解患者对尼古丁的渴求和戒断症状，帮助减少吸烟的快感。研究提示相较于单纯心理和行为干预，口服伐尼克兰可使长期戒烟率提高 2 倍以上。伐尼克兰需规律应用 12 周，常见的不良反应包括恶心、过敏和睡眠障碍等，通常出现在应用药物的第一周。值得注意的是，有报道表示口服伐尼克兰的患者出现神经精神症状和自杀倾向，因此，对于接受伐尼克兰治疗的所有患者均应观察是否出现神经精神症状或其原有的精神疾病出现恶化。

（3）安非他酮（bupropion hydrochloride sustained release tablets）：是氨基酮类抗抑郁药，通过缓解吸烟者的戒断症状以提高戒烟的成功率。多项研究提示，无论短期或长期的戒烟率，安非他酮的戒烟效果优于 NRT，而两种药物联合可进一步提高戒烟率。安非他酮的常见不良反应包括口干、失眠和头痛等。

（二）营养支持

营养不良在慢阻肺患者中极为常见，主要由于能量消耗增加和饮食摄入不足，最终导致体重减轻和相关的肌肉萎缩。流行病学数据显示，在门诊慢阻肺患者中，约有 1/5 的患者合并体重减轻或肌肉萎缩，在进行肺康复训练的患者中这一比例约为 35%，而在急性呼吸衰竭患者中，合并体重减轻或肌肉萎缩的患者甚至超过 70%。已有多项研究表明，低体重指数（body mass index，BMI）与慢阻肺的不良预后相关。值得注意的是，无论慢阻肺疾病严重程度如何，体重减轻均与急性加重的风险、再次住院和机械通气相关。对于肥胖甚至是 BMI 正常的慢阻肺患者，由于肌肉氧化能力降低，再加上腹部内脏脂肪量选择性增加，代谢健康紊乱的风险也会增加。因此，无论 BMI 是否正常，慢阻肺患者均可合并营养不良，即使是 BMI 在正常范围内的慢阻肺患者，其体内营养素构成也可能发生改变。随着研究深入，目前已经逐步认识到营养支持在慢阻肺中的重要性，合理的日常饮食结构与恰当的营养支持治疗是治疗慢阻肺与预防加重的关键（图 2-2-6）。

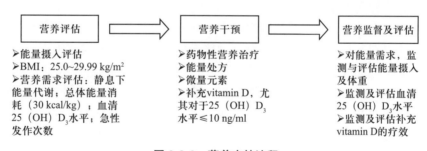

图 2-2-6 营养支持流程

1. 营养评估 营养不良是影响慢阻肺患者预后的重要独立危险因素。在营养不良的患者中，营养干预是有效的。因此，对慢阻肺患者进行营养状况评估非常重要。目前用于营养筛查与评估的量表较多，临床常用的量表包括：营养风险筛查 2002（nutritional risk screening 2002，NRS 2002）、微型营养评定（mini nutritional assessment，MNA）及主观整体评估（subjective global assessment，SGA）等。然而目前尚无针对慢阻肺患者的营养评估量表。由于 NRS 2002 通过问诊即可获得，测试时间仅需 3 分钟，常用于筛查住院患者的营养状况。SGA 通过详细的病史和身体评估参数以筛查营养不良，并可对营养不良进行分类。Gunay 等对 163 例慢阻肺患者应用 SGA 量表进行营养评估，结果发现，

SGA 是评估慢阻肺患者营养状态的一种简便易行的工具。MNA 则主要适用于 ≥ 65 岁的老年人患者的营养筛查与评定。MNA 包含人体测量、整体评定、膳食问卷、主观评定四个部分。Battaglia 等研究发现，MNA 亦可以用于慢阻肺患者营养状态的评估，根据 MNA 评分还可进一步确定患者的营养干预方案。

尽管目前有多种手段评估患者的营养状态，但尚无一种筛查工具可以适用于所有患者。因此，在临床实践中，慢阻肺患者营养筛查与评估的实施，需要根据不同筛查患者的特点，如年龄、身体状况、合并疾病、依从性等不同情况选择恰当的营养状态评估工具，以准确地判断出患者有无营养风险和（或）营养不良，以此进行个体化的营养干预，从而最大限度地改善慢阻肺患者的预后。

2. 营养素

（1）蛋白质：尽管慢阻肺患者处于高代谢状态，但并非处于高分解状态，因此，慢阻肺患者体重减轻的主要原因是脂肪分解，对其他组织的影响并不明显。基于此，为缓解负氮平衡状态，慢阻肺患者需要适当摄入蛋白质。目前指南普遍建议摄入总能量中的 20% 应源于蛋白质。但需注意的是，过量的蛋白质摄入，可能引起或加重低氧血症和（或）高碳酸血症，进而增加每分钟的通气量及耗氧量。相比于碳水化合物和脂肪，蛋白质分解产生热量时需要消耗更多的水分子，需要警惕体液失衡。此外，过多摄入蛋白质还将增高尿钙水平，降低循环中钙离子浓度，引起钙需要量增加。因此，蛋白质的推荐每日摄入量为 1 ~ 1.5 g/kg 标准体重。

（2）脂肪：脂肪因其呼吸商较低，能有效地减少二氧化碳产生，对慢阻肺患者，尤其是有高碳酸血症和通气受限的患者有益。因此，在慢阻肺患者的营养支持中，可以适当提高脂肪含量比例。但也需注意，若脂肪摄入过度，可能会引起肝功能损伤，引起高脂血症、动脉粥样硬化等。

（3）维生素和微量元素：慢阻肺患者常常缺乏多种维生素、微量元素及矿物质，从而出现氧自由基引起机体损伤并影响机体的能量代谢，使得呼吸肌无力进一步加重，引起呼吸困难。新近首个评估长期氧疗慢阻肺患者营养状况的研究发现，长期接受氧疗的慢阻肺患者饮食失衡，重要营养素缺乏，超过 95% 的慢阻肺患者对钙，维生素 A、C、D、E 和叶酸的摄入量低于推荐的每日摄入量。慢阻肺患者维生素和微量元素缺乏症的病因尚不清楚，可能与营养不良、慢阻肺进展、吸烟史等多种因素有关。长期使用类固醇的患者可能需要补充钙和维生素 D。在 25- 羟基维生素 D［25（OH）D］基线水平低于 10 nmol/L 的患者中，维生素 D 的补充降低了中重度 AECOPD 的发生率[66]。老年冠心病患者合并 AECOPD 时，维生素 D 水平明显降低，与血浆脑钠肽（brain natriuretic peptide，BNP）呈负相关。维生素 D 水平低及营养不良，可以降低老年患者的心肺功能和生活质量，这一改变在女性患者中尤为显著。因此，女性冠心病患者合并 AECOPD 时应积极补充维生素 D[67]。每日摄入 100 mg 维生素 C、5000 IU 维生素 A，可以通过增强支气管黏膜上皮的防御能力，维持正常的支气管黏液分泌和纤毛活动，从而促进慢阻肺患者的支气管黏膜修复，增加肺部通气量，达到改善呼吸道感染症状的效果。

3. 肠内营养　对于部分吞咽困难、误吸风险高的慢阻肺患者应进行肠内营养支持。慢阻肺患者的肠内营养需增加脂肪热量，减少碳水化合物热量，以帮助限制二氧化碳的产生量，同时保持足够的蛋白质摄入，以维持肌肉质量。此外，慢阻肺患者肠内营养还应包括维生素和微量元素等。慢阻肺患者可以从中等脂肪或高脂肪饮食中获益，这是传统标准脂肪饮食的首选。对于重度慢阻肺患者，高脂肪饮食有助于减少二氧化碳产生，从而减少通气时间和呼吸商，进而改善患者的临床症状。由于营养状况和通气状况密切相关，因此，应根据患者的症状和生活方式在一天中分次服用肠内营养，以确保热量摄入平衡，同时防止食欲减退和不必要的通气作用。

（三）氧疗

氧疗已被广泛用于治疗多种伴有严重低氧血症的慢性心肺疾病。慢阻肺低氧血症患者戒烟和氧疗可能降低死亡率[68]，尤其对于晚期慢阻肺静息状态下仍处于低氧血症的患者（$SpO_2 < 89\%$ 或 $PaO_2 < 55$ mmHg）[69]。辅助检查显示有右心功能障碍或红细胞增多症的患者也可以从 PaO_2 为 59 mmHg 或更低的氧疗中获益。起始以 24% 或 1 ~ 2 L/min 鼻导管吸氧，缓慢增加氧流量避免二氧化碳潴留。监测动脉血气分析或患者的意识状态，维持氧饱和度为 88% ~ 92%，可根据患者具体情况决定使用氧气面罩或经鼻高流量吸氧（图 2-2-7）。

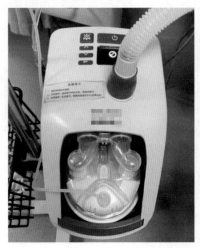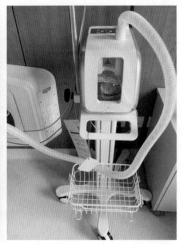

图 2-2-7　经鼻高流量吸氧装置

1. **长期氧疗**　既往临床随机研究已证实对静息时严重低氧的慢阻肺患者进行长期氧疗（long-term oxygen therapy，LTOT），可以显著提高慢阻肺患者的生存率，对患者的运动耐量、肺功能、血流动力学和实验室检查均可产生有益影响。LTOT 通常采用经鼻导管吸入，氧流量约为 1.0 ~ 2.0 L/min，对于静息时即可出现严重低氧血症的慢阻肺患者，应保证 LTOT 时间不低于 15 小时 / 天。LTOT 适用于：①重度低氧血症（$PaO_2 \leqslant 55$ mmHg 或 $SaO_2 \leqslant 88\%$）患者；②轻度低氧血症（55 mmHg $\leqslant PaO_2 \leqslant 80$ mmHg）合并心力衰竭、肺动脉高压或红细胞增多症的患者。长期氧疗可以使得慢阻肺患者避免缺氧，达到静息状态下 $PaO_2 \geqslant 60$ mmHg 和（或）$SaO_2 \geqslant 90\%$，以维持机体重要组织和器官的功能，保证周围组织的氧气供应。但是对于中度锻炼（6 分钟步行试验中，氧饱和度为 80% ~ 90% 持续 10 秒到 5 分钟）引发的氧饱和度下降，LTOT 益处不甚很大。

2. **运动中补充氧气**　运动引起的氧饱和度下降在一部分患者中可见，并同生活质量损害、急性加重风险及死亡相关。肺康复中，为了达到更高的运动强度，训练过程中吸氧是常规操作。一项 RCT 研究中，慢阻肺患者接受氧气或者医疗空气补给后，均在运动耐力及健康相关的生活质量有所提升，补给氧气组相对未见明显提升[70]。在接受 LTOT 的重度慢阻肺患者中，通过氧气补充进行运动训练，并以 20 ～ 60 L/min 的流速经鼻给予湿化空气 - 氧气混合物进行补氧，可降低呼吸肌负荷和呼吸频率，同时增加呼气时间[71]，并显著增加 6 分钟步行距离（6MWD）[72]。

（四）通气支持

家庭无创正压通气（图 2-2-8）用于稳定期慢阻肺患者，对于存在严重二氧化碳潴留（$PaCO_2 \geqslant 52$ mmHg，pH 值 > 7.30）的重度或极重度慢阻肺患者，NPPV 可以改善症状、降低住院需求和病死率，尤其适合于合并阻塞性睡眠呼吸障碍的患者。NPPV 是目前 AECOPD 合并 II 型呼吸衰竭患者首选的呼吸支持方式[73]。

（五）康复治疗

肺康复定义为：一种基于全面评估并制订个性化方案，包括但不限于运动训练、教育、自我管理及全面的干预措施，旨在改变患有慢性呼吸系统疾病的行为，提升生理、心理状态及促进健康行为的长期依从性[74]。肺康复是慢阻肺患者管理中不可或缺的一环，需要众多不同的健康管理专业人士参与其中[75]。首先，要对患者进行详

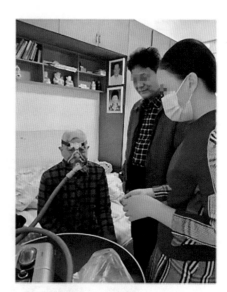

图 2-2-8　家庭用呼吸机

细的评估，包括确定患者的康复目标、特定的健康照顾需求、吸烟情况、营养状况、自理能力、卫生素养、心理健康状况和社会环境、共患病以及运动锻炼能力与限制[76, 77]，一般需要持续 6 ～ 8 周的康复获得最大的效益。对所有的患者，运动处方（包括内容、范围、频率、强度）都需要个性化制订，以最大化满足不同的需求[77]。

随着疾病的发展转归，肺康复可以在不同地方进行[78]。许多研究表明，只要频率和强度相等，以社区和以家庭为基础的策略与在医院一样有效[79]。在经济条件有限或患者生活在农村或偏远地区而面临挑战的国家，使用功率自行车[79]或步行[80]进行运动训练的家庭计划可被视为传统医院康复训练计划的替代方案。还有证据表明，标准化的家庭肺康复计划可以改善慢阻肺患者的呼吸困难[81]。然而，传统的有监督的肺康复仍然是照护标准和一线选择，对于无法参加肺康复的慢阻肺患者，家庭锻炼可能不是十分有效的选择[82]。但是康复的好处往往会随着时间的推移而改变。由于现有研究结果相互矛盾，没有足够的证据建议继续进行低强度或低频率的运动计划，以保持长期受益。当然，如果有长期肺康复计划，可针对患者健康行为，同时考虑患者自己的偏好、需求和个人目标[77]。

综上，慢阻肺康复治疗根据疾病的急性加重期及稳定期，遵循分级诊疗全周期。一期心肺康复针对急性期发作的、住院的慢性心肺疾病患者，进行以物理治疗技术为载体

的综合管理。二期心肺康复是针对稳定期的患者，转诊到专门的心肺康复门诊、康复医院、护理机构等进行后续康复。三期心肺康复是患者居家后，在相关工作人员和社会机构（如养老院或社区家庭医生）帮助下，利用居家附近设备进行康复治疗。因此，下文将围绕疾病的急性加重期及稳定期所涉及的人员及医疗机构全周期展开描述（图2-2-9）。

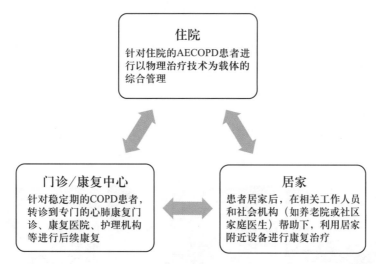

图 2-2-9　分级诊疗全周期

1. 慢阻肺急性加重期　2017年欧洲呼吸协会建议患者出院后行肺康复训练（3周内），可减少再住院率，改善生命质量[83]。老年慢阻肺患者住院前的功能状态、认知损害程度、糖皮质激素的使用及 pro BNP 的升高均为急性加重期的死亡危险因素[84]。需关注急性加重期患者的精神心理状况，如焦虑，抑郁等，其发生与否同疾病的严重程度及患者的生活质量密切相关[85]。并且在出院后仍有患者存在无助、对未来的不确定感[86]。

关于慢阻肺急性加重住院后肺康复有效性的随机对照试验（RCT）研究较少。一项包括 13 项 RCT 的系统回顾报道了住院期间或出院后 4 周内开始肺康复的患者死亡率和再入院次数的降低[87]。对死亡率的长期影响没有统计学意义，但与健康相关的生活质量和运动能力的改善似乎至少维持了 12 个月。一项大型队列研究共有 190 000 多名慢性阻塞性肺病患者住院，这些患者在出院后 90 天内开始接受肺复康治疗，肺复康与较低的死亡率[88]和一年内较少的再住院率[89]显著相关证实了上述观点。一项研究报告表示，在患者出院前开始肺康复可能通过未知机制影响生存[90]。肺康复是最具成本效益的治疗策略之一[75]。

治疗的要点在于缓解呼吸困难，减少咳嗽咳痰和感染的发生，增加运动耐量。呼吸康复训练能减轻 AECOPD 住院老年患者的症状，提高护理效果[91]。早期行肺康复锻炼，神经肌肉电刺激及营养支持为目前促进急性加重期恢复的有力措施[92, 93]。

（1）健康宣教：包括戒烟、急性期的自我管理、呼吸困难控制。

（2）呼吸再训练：腹式呼吸和缩唇呼吸等。

（3）气道廓清：常用诱导排痰方法，能促进气道滞留分泌物有效排出[94]。包括主动循环呼吸技术（active cycle of breathing techniques，ACBT）或用力呼气技术（forced expiration technique，FET）等。

（4）氧疗：控制性吸氧，低流量吸氧，纠正缺氧，防止二氧化碳潴留。

（5）运动疗法：主要采用被动疗法如神经肌肉电刺激，或主动方式如病房内步行，坐站转移训练，渐进性上肢和下肢抗阻训练，关节活动范围内的抗重力训练。

（6）其他：住院早期建议高蛋白摄入。研究表明，高于 1.5 g（kg·d）的蛋白摄入可预防 AECOPD 体重下降[95]。住院期间完全经口的营养支持可以平均减少 1.9 天的住院天数，及 30 天内 13.1% 的再入院率[92]。肌酸和辅酶 Q10 等营养物质已被评估为治疗慢阻肺肌肉功能障碍的潜在疗法，但效果有限。

2. 稳定期肺康复（门诊康复）　研究[96]证实老年慢阻肺患者进行肺康复训练能改善家庭功能和体育活动，显著提高患者的运动能力和生活质量[97]。肺康复项目包括力量训练及耐力训练、患者教育、营养和心理社会支持，可改善稳定期慢阻肺患者呼吸困难症状、身体状况及运动耐量，减轻焦虑及抑郁（图 2-2-10）。

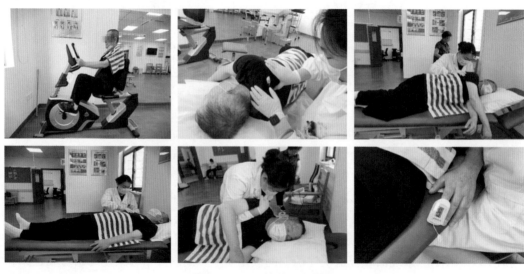

图 2-2-10　门诊肺康复场景

（1）健康宣教[98]：结合患者年龄、病情及文化水平，给予系统性的健康指导。健康宣教除了讲解疾病的发病机制、进展、治疗方案、饮食要点、用药注意事项外，还应向患者强调康复训练的必要性与重要性。

（2）呼吸肌训练[98]：指导患者开展正确的腹式呼吸训练，增强膈肌活动度，可强化呼吸肌功能，增加呼吸容量。

（3）运动训练[99]：结合有氧运动及抗阻运动，并注意进行柔韧性训练均至少 8 周的训练。侧重于运动处方的几方面：评估内容、训练形式、运动频率、干预时间。

1）有氧训练：包括上肢和下肢的持续运动或间歇运动。

2）力量训练：以下肢的肌肉功能训练为主，涉及全身大肌肉群。采用 1 次最大重复次数（repetition maximum，RM）值法，由 30% ～ 50% 1RM 逐渐过渡到 80% 1RM，每周 2 ～ 3 次，每次 5 ～ 8 组，每组重复 8 ～ 10 次。当患者可以连续完成 15 次当前负荷量时，再增加 10% 1RM，直至 80% 1RM 值并维持。

3）牵伸训练：采用牵伸等柔韧性训练进行热身运动，包括对于姿势的纠正，以及肌肉牵伸，如胸大肌等（表 2-2-10）。

表 2-2-10 运动训练要素

活动类型	强度	频率	时间
有氧（持续运动 / 间歇运动） • 下肢：步行（跑步机或地面上），骑行（测力学） • 上肢：测力学，器械任务	RPE 12 ~ 14；改良Borg 呼吸困难：3 ~ 4（60 ~ 80）%VO₂ Peak跑步机上 6MWT 速度的 80%	每周 3 ~ 5 日 每日 1 ~ 2 次	每次 30 ~ 60 min 如果每天 > 1 次则缩短每次时间 如果无法完成持续训练则缩短训练间期
抗阻 • 器械 / 自由重量 • 功能性训练	1RM 的（50 ~ 70）%8 ~ 15 次	每周 2 ~ 3 日	每日 10 ~ 20 min 8 ~ 10 次训练（主要肌群），重复 10 ~ 15 个
柔韧性训练		每周 3 ~ 5 日	每块肌肉 30 ~ 60 s

3. 社区居家康复　无论是居家还是门诊康复，肺康复均能有效提升多种临床结局指标[100, 101]。有明确证据证明，肺康复的核心部分，包括运动训练结合针对性的患者教育和自我管理干预[78, 100]，可有益于大部分的慢阻肺患者[102-104]。但是肺康复的开展面对着许多挑战。在许多地区，肺康复常常局限于城市里。因此，许多城市以外的慢阻肺患者难以进行肺康复训练。即使是居住在城市中的患者，反复至门诊进行肺康复也较为麻烦。"远程康复"作为传统康复方式的替代手段，同时也因为 COVID-19 的大流行而更为常见。

（1）社区康复：稳定期慢阻肺患者可进行结合基础家庭护理的居家康复（图 2-2-11）。

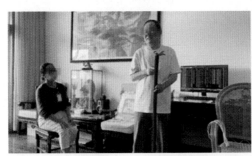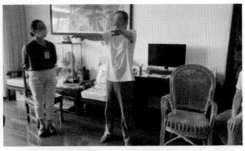
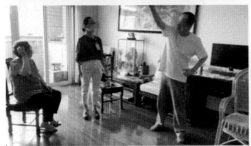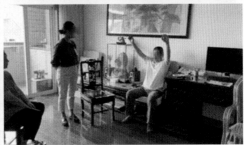

图 2-2-11 居家肺康复场景

首先，各站点家庭医生对其负责的社区居民进行初步评估，登记有康复需求的居民。然后，社区康复医生同治疗师上门评估患者的适应证，制订康复计划，由治疗师定期上门对其进行康复治疗，患者也定期至社区随访评估（图2-2-12）（借助科技部重点研发计划"老年项目信息化随访系统"）。可同时借助远程通讯设备、摄像监控等及时沟通。

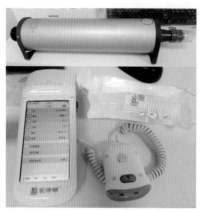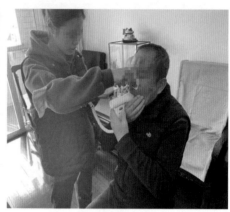

图 2-2-12　简易肺功能测试工具及测试场景

（2）远程康复：多项试验针对多种不同的远程康复形式（电话会议、只打电话、有电话的网络支持、有反馈的移动设备、供人们一起参与的"中心"），在小组以及个人中展开研究，已经报道的结果提示远程会诊与以医疗机构中心为基础的肺康复，在对多种临床预后的改善中都获得了类似的获益。这项回顾性研究都发表于COVID-19疫情之前，包含了一项疫情前的关于来院进行康复训练的研究，以评估运动训练期间氧饱和度下降的全过程，并准确进行运动能力处方的制订[105]。

对于远程康复仍在不断探索中，最佳的训练方式目前仍未确定，其原因是：①缺乏康复方式的标准化，比如，并没有最佳的远程康复的方式；②缺乏远程检测评估方法，因此无法精确制订训练计划；③难以对干预的内容和时间做适当调整（比如，急性加重后康复）；④缺乏肺康复后能够维持获益的时间（除肺康复后即刻外）。同时，这些研究中纳入了哪些类型的患者，他们对于所使用的康复技术的熟悉程度如何，均是未知的。为了确保他们所有人都能够获得肺康复，我们必须了解那些可能特定存在于远程康复中的障碍。

（3）康复计划

1）教育与自我管理：见治疗部分内容。

2）运动训练：主要以步行为主，每周2~3次，每次30分钟，持续9~12周，同时可进行太极、瑜伽、气功等身心疗法。

3）家庭氧疗支持：纠正低氧血症，预防缺氧的发生，提高生活质量。当运动中血氧饱和度 < 88% 或有低氧血症发生时应进行氧疗。

4. 物理因子治疗

（1）神经肌肉电刺激（neuromuscular electrical stimulation，NMES）：对提升患者股四头肌肌肉耐力、肌肉容量具有一定作用[106]，其心肺负担较小。

（2）超短波对慢阻肺患者肺部炎症有较好效果。其可降低慢阻肺患者诱导痰内免疫细胞如中性粒细胞的含量及比值，减轻慢阻肺患者中性粒细胞的气道浸润，从而改善局部气道炎症，改善慢阻肺患者的通气功能[107]。

5. 其他　针灸可以改善晚期慢阻肺患者的气短[108]、稳定期慢阻肺患者营养状况[109]、功能状态及生活质量[110]，部分中药可改善肺功能，提高生活质量[111]。

（五）药物治疗

药物治疗可以显著减少慢阻肺患者症状、改善生活质量、提高运动耐量、减少急性发作次数和严重程度，以及降低死亡率。对于有症状的稳定期慢阻肺患者，主要治疗药物是吸入性支气管扩张剂（β受体激动剂和毒蕈碱拮抗剂），单用、联用或添加ICS均可。

掌握使用吸入性给药装置所需的技术对老年人来说是一个具有挑战性的问题。为了减少这一问题，每个患者使用定量吸入器（metered dose inhaler，MDI）的技术应该在每次就诊时进行确认，并应根据需要指导患者。老年慢阻肺患者即使在临床病情稳定的情况下，也可能无法从吸入器中获得最佳疗效[112]。使用更新的呼吸驱动装置，包括干粉吸入器（dry powder inhaler，DPI）装置，可能有助于优化药物的传递，因为这些通常更容易为老年人使用。老龄化的特征是记忆障碍、肌肉力量下降、身体质量受损、协调能力受损，以及视力和听力的改变，这些都会妨碍目前可用于ICS的设备的正确使用[113]。约42%的低氧性慢阻肺患者存在认知功能障碍，主要表现在执行功能、言语和继发性言语记忆方面。认知功能障碍可能解释了老年人和高龄患者服药依从性较差的原因[114]。

1. 支气管扩张剂　这是慢阻肺患者的基石治疗药物。其具有松弛支气管平滑肌、扩张支气管、缓解气流受限、增加肺功能和运动能力的作用，是控制慢阻肺症状的主要治疗药物。短期按需应用可缓解症状，长期规范应用可预防和减轻症状，增加运动耐力，但不能使所有患者的FEV_1得到改善。相比于口服的支气管扩张药物，吸入制剂的疗效和安全性更好，因此，慢阻肺患者的治疗首选吸入型支气管扩张剂。目前主要的支气管扩张剂有β_2受体激动剂、抗胆碱药及甲基黄嘌呤类，应根据药物作用及患者的治疗效果选用不同药物。为了增强支气管扩张作用、减少药物间的不良反应，推荐联合应用不同作用机制与作用时间的药物。相比于单药应用，联合应用β_2受体激动剂、抗胆碱药物和（或）茶碱可以进一步改善慢阻肺患者肺功能。规律使用长效支气管扩张剂优于短效支气管扩张剂。

（1）β_2受体激动剂：其根据起效时间和作用时长可分为短效和长效两种。①短效β_2受体激动剂（short-acting beta 2-agonist，SABA）包括特布他林、沙丁胺醇和左旋沙丁胺醇等。多个研究已证实SABA能改善慢阻肺患者的症状和肺功能。SABA为定量雾化吸入，数分钟内起效，15～30 min达到峰值，疗效持续4～5 h，通常按需处方，而非定期使用，以降低症状较轻患者的拟交感神经兴奋作用。使用推荐剂量的吸入性SABA通常较安全。②长效β_2受体激动剂（long-acting beta 2-agonist，LABA）多为脂溶性，包括沙美特罗（salmeterol）、福莫特罗（formoterol）、茚达特罗（indacaterol）、维兰特罗（vilanterol）及奥达特罗（oladaterol），均具有β_2受体选择性，其中维兰特罗则只有一种复方制剂（作为组分之一）。LABA的作用时间持续12小时以上，已有多项研究证实，LABA可以显著降低慢阻肺患者的急性加重率、改善肺功能，从而提高患者的生活质量。

吸入性β_2受体激动剂的不良反应发生率远低于口服制剂，其常见不良反应包括窦性心动过速、肌肉震颤（手颤多见）、头晕和头疼，但患者可逐渐耐受。罕见的不良反应有心律失常、低钾血症等。已有研究证实，LABA 在合并心血管疾病的慢阻肺患者中具有良好的安全性，合并心血管疾病的稳定期慢阻肺患者并不需要更改吸入剂类型。此外，一项病例对照研究纳入 76 661 例 ≥ 67 岁的慢阻肺患者，评估了使用 LABA 与心律失常所致住院或死亡的潜在关联。尽管新近使用 LABA 的患者发生心律失常的风险有所升高（RR 1.27，95%CI 1.03 ~ 1.57），但排除具有心律失常或心力衰竭病史的患者后，其结果并无统计学意义（RR 1.57，95%CI 0.98 ~ 2.54）。

（2）抗胆碱能药物：其通过阻断 M 胆碱受体以扩张气道平滑肌，从而可以改善气流受限和慢阻肺症状。抗胆碱能药物也分为短效和长效两种类型。异丙托溴铵是常用的短效抗胆碱能药物（short-acting muscarinic antagonist，SAMA），吸入后约 15 ~ 30 分钟起效，疗效可维持 6 个小时。既往临床随机试验比较了沙丁胺醇和异丙托铵的疗效，尽管两种药物的作用不同，但均可改善肺功能且改善程度相似。研究发现，联用 SABA 和 SAMA 可增加支气管扩张作用。相比于单用 SABA 或 SAMA，联合用药可进一步增加 FEV_1 峰值和降低急性发作风险。长效抗胆碱能药物（long-acting muscarinic antagonist，LAMA）包括噻托溴铵（tiotropium）、阿地溴铵、乌美溴铵及格隆溴铵。LAMA 在减少急性加重和住院频率方面优于 LABA，因此，对于有急性加重史的患者，LAMA 单药治疗应优于 LABA 单药治疗。噻托溴铵是最常用的 LAMA，其选择性作用于 M3 和 M1 受体，作用时间长达 24 h 以上，因此其吸入频率为每日 1 次。长期使用噻托溴铵可增加深吸气量，减少呼气末肺容积，从而改善慢阻肺患者的呼吸困难症状，提高其运动耐量和生活质量，降低急性加重的发生频率。噻托溴铵主要通过肾脏排泄，因此慢性肾脏病患者需警惕抗胆碱能药物的不良反应。抗胆碱能药物的常见不良反应包括心动过速、口干，合并青光眼、尿潴留等疾病的患者也需慎用。

（3）茶碱类药物：其可解除气道平滑肌痉挛，兼有抗炎、舒张血管等作用，在我国慢阻肺患者中应用较为广泛。常用药物包括氨茶碱、缓释放茶碱、多索茶碱等。缓释型或控释型茶碱每日口服 1 ~ 2 次可以达到稳定的血浆浓度，对治疗慢阻肺有一定效果。茶碱类药物的支气管扩张作用弱于 β_2 受体激动剂和抗胆碱能药物，可用于长效吸入性支气管扩张剂的替代药物，并不推荐规律使用。茶碱类药物的不良反应较多，如恶心、呕吐、失眠、多尿等。值得注意的是，茶碱的有效治疗窗小，循环中茶碱浓度只有 > 5 mg/L 时才有治疗作用；然而，当茶碱浓度 > 15 mg/L 时不良反应明显增加，容易发生药物过量，引起心律失常，甚至出现呼吸、心搏骤停。茶碱与其他药物的相互作用也较多，吸烟、饮酒、服用抗惊厥药和利福平等可引起肝损害并缩短茶碱半衰期，老年人、持续发热、心力衰竭以及同时应用西咪替丁、大环内酯类药物、氟喹诺酮类药物和口服避孕药等均可增加茶碱的血浓度。

2. 吸入性糖皮质激素　慢阻肺的特征为气道炎症及全身炎症。ICS 可减轻慢阻肺患者的气道炎症。既往研究证实 ICS 可减少慢阻肺的急性加重并轻度减缓呼吸道症状进展，然而慢阻肺稳定期患者若长期单一应用 ICS 治疗，不能延缓或阻止 FEV_1 的降低趋势，也并不能改善死亡率。因此，治疗稳定期慢阻肺患者时，ICS 应与其他药物联用，而不应用作单药治疗。长期规律的 ICS 适用于 FEV_1 占预计值 < 50%（Ⅲ级和Ⅳ级）且

有临床症状和反复加重的慢阻肺患者，在应用长效支气管舒张剂的基础上可考虑联合应用 ICS 治疗。尽管 ICS 的不良反应发生率较低，但仍有增加肺炎、口咽假丝酵母菌病、白内障及骨质疏松的风险。

3. 吸入性药物的联合治疗 吸入性药物包括支气管扩张剂和糖皮质激素，是慢阻肺药物治疗的基石。不同作用机制的药物联用优于单一药物治疗。一项荟萃分析共纳入 10 项试验（10 894 例受试者），评估了噻托溴铵（LAMA）联合一种 LABA（沙美特罗、福莫特罗或茚达特罗）支气管扩张剂治疗慢阻肺，结果证实与单用噻托溴铵相比，联合治疗组的患者的生活质量有所改善，并且使用支气管扩张剂后 FEV_1 进一步增加。现在已有多种 LABA 和 LAMA 的联合制剂，如格隆溴铵 / 福莫特罗、噻托溴铵 / 奥达特罗、乌镁溴铵 / 维兰特罗、格隆溴铵 / 茚达特罗等，患者不再需要从多个吸入装置吸入。

ICS 主要作用是抑制气道的炎症性反应，而 LABA 可缓解支气管平滑肌的痉挛，联合应用上述两种药物可发挥良好的协同作用，治疗效果明显优于两种药物单独应用。目前 ICS+LABA 联合制剂包括氟地卡松 / 沙美特罗、布地奈德 / 福莫特罗、氟替卡松 / 维兰特罗等。ICS+LABA 联合制剂可以改善慢阻肺症状和肺功能，提高生活质量，减少急性加重发生频率。当慢阻肺患者急性加重发作频繁（每年 ≥ 2 次）和（或）嗜酸性粒细胞计数 ≥ 300/μL，可应用 LABA+ICS 规律治疗。若加入 ICS 1 ~ 3 个月，症状、急性加重率和（或）肺功能未改善，则需考虑停用 ICS。

对于症状较严重，但根据既往急性加重史显示其急性加重风险低（mMRC ≥ 2 级或 CAT 评分 ≥ 10 分，每年急性加重 0 ~ 1 次）的患者，在按需使用短效支气管扩张剂（β 受体激动剂或抗毒蕈碱药）以缓解呼吸困难间歇性加重的基础上，可再规律使用一种长效支气管扩张剂。

若患者的症状负担较重、有严重呼吸困难（CAT 评分 ≥ 20 分）且急性加重风险高（每年急性加重 ≥ 2 次，且有 1 次或多次急性加重导致住院），需考虑 LAMA 联合 LABA 治疗。若患者血嗜酸性粒细胞计数 ≥ 300/μL 或有哮喘 - 慢阻肺重叠特征，可考虑使用 ICS+LABA+LAMA。

4. 其他药物

（1）磷酸二酯酶 -4 抑制剂：磷酸二酯酶 -4（phosphodiesterase-4，PDE-4）对环磷酸腺苷（cyclic adenosine monophosphate，cAMP）有高度特异性，PDE-4 抑制剂通过抑制细胞内 cAMP 降解、抑制炎症介质活性等发挥抗炎作用。临床常用的 PED-4 抑制剂为选择性 PDE-4 抑制剂罗氟司特（roflumilast），其用法为每日 1 次，口服。尽管罗氟司特无直接扩张支气管作用，但其能改善应用沙美特罗或噻托溴铵患者的 FEV_1。对于合并慢性支气管炎、重度甚至极重度慢阻肺、有急性加重病史的患者，罗氟司特可降低激素治疗过程中患者中、重度急性加重发生率约 15% ~ 20%。研究已证实罗氟司特联合 LABA 可有效改善慢阻肺患者肺功能，但对于预后的改善，尤其是急性加重方面的作用仍有争议。使用 PDE-4 抑制剂常见的不良反应包括食欲缺乏、恶心、腹泻、腹痛、睡眠障碍和头痛等。不良反应通常发生在治疗早期，部分具有可逆性，并随着治疗时间的延长而消失。临床对照研究结果提示在罗氟司特治疗期间，患者可能出现不明原因的体重下降（平均 2 kg），因此在治疗期间应监测患者体重，避免在体重偏低的患者中使用，合并抑郁症状的患者也需谨慎使用。罗氟司特不应与茶碱同时应用。

（2）祛痰药：其可以促使黏稠的痰液变的稀薄，使得痰液容易咳出，利于气道通畅，进而改善通气功能，适用于痰液量较多和黏稠的患者，常为慢阻肺的辅助用药。常用的药物有盐酸氨溴索、桃金娘油胶囊、乙酰半胱氨酸等。

（3）免疫调节剂：这类药物由常见的呼吸道感染病原菌裂解成分产生，其可能对减轻慢阻肺急性加重程度、减少急性发作次数具有一定作用，在反复呼吸道感染的慢阻肺患者中可考虑使用。

（4）中医药：应根据中医治疗原则，对慢阻肺患者进行辨证施治，选用具有祛痰、支气管舒张和免疫调节等作用的中草药。此外，针灸可以改善晚期慢阻肺患者的症状和稳定期慢阻肺患者营养状况、功能状态及生活质量，未来需开展大规模随机临床对照研究以提供更好的证据。

（5）α-1 抗胰蛋白酶强化治疗：研究表明，采用 α-1 抗胰蛋白酶强化治疗可能延缓慢阻肺患者肺功能退化的进展。新近研究提示 FEV_1 预测值为 35% ~ 60% 的曾经吸烟或戒烟者，是最适合使用 α-1 抗胰蛋白酶强化治疗人群。

有研究指出选择性 5- 羟色胺再摄取抑制剂（serotonin-selective reuptake inhibitor, SSRI）的药物几乎取代了三环类抗抑郁药用于慢阻肺患者的治疗。SSRI 抗抑郁药的使用小幅增加相关老年人慢阻肺的发病率和死亡率[115]。有研究指出终末期慢阻肺患者常使用阿片类药物镇痛，但是对于老年慢阻肺患者，阿片类药物的使用与呼吸道相关或全因死亡率增加的风险有关[116]。

随着年龄的增长，代谢和消除药物治疗的能力可能会下降，这可能会增加药物作为维持治疗或 AECOPD 发作的不良事件的风险。由于老年患者更有可能在各种情况下使用多种药物，这种多药治疗可能会使疾病管理复杂化，并增加药物相互作用导致不良事件发生的可能性。在老年人使用长效 $β_2$ 受体激动剂时应谨慎，特别是有潜在的心脏并发症时。接受吸入性皮质类固醇或吸入性皮质类固醇（ICS）联合治疗的患者应监测其骨密度，并定期进行眼部检查。

有研究报道了 ICS 在慢阻肺患者中的应用。慢阻肺患者加重后的 ICS 停药与老年患者（包括伴有支气管哮喘的患者）再次住院或死亡的发生率降低显著相关[112]。对于有前列腺肥大导致膀胱颈梗阻病史的患者，不宜使用短效或长效吸入性抗胆碱能药物。随着年龄的增长和其他并发症的出现，茶碱的代谢明显降低，在为老年人开这种药时应谨慎。即使血清水平在治疗范围内，也可能发生全身不良反应。一些用于治疗老年人常见非肺部疾病的药物可能会加重慢阻肺症状。应避免使用非特异性 β 受体阻滞剂，血管紧张素转换酶（ACE）抑制剂可能导致干咳或加重慢阻肺相关咳嗽症状，如果使用，也应避免症状加重或仔细监测。

（六）多学科人员管理

慢阻肺的参与人员全周期主要包括呼吸内科医生、康复医生、营养科医生、精神心理科医生、康复治疗师、护士、养老院工作人员、社区家庭医生等。内容除呼吸道管理、共病管理、物理治疗、精神心理治疗、对症治疗外，还包括职业评估、旅行与驾驶建议、教育、远程管理、自我管理（图 2-2-13）。

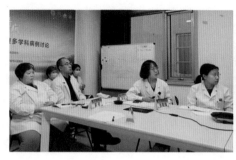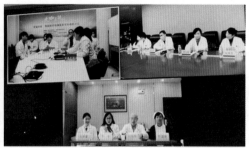

图 2-2-13　多学科病例讨论

　　慢阻肺患者的自我管理与改善预后有关，近年来受到越来越多的关注，但目前尚缺乏有效可行的干预方法。一项研究纳入 215 例因慢阻肺急性加重住院后随访的患者[117]，由呼吸治疗师或护士提供健康教育，出院后至少与患者面访 1 次，持续 2 h，随后前 3 个月每周 1 次电话随访，以后每月 1 次电话随访，制订行动计划，增强患者的自我管理能力，采用 CRQ 评估慢阻肺患者的自我管理能力。从基线至 6 个月，干预组患者 CRQ 评分增加了 0.58 分，对照组增加了 0.17 分，随访 12 个月，两组患者 CRQ 总分比较差异无统计学意义。干预组和对照组分别有 55% 和 38% 的患者 CRQ 自我管理能力评分增加了 0.5 分以上。

　　健康教育是引起 CRQ 发生有临床意义改善的独立预测因素。健康教育改善了患者的自我管理能力。患者教育通常采取提供者提供信息和建议的形式，尽管增强患者知识是改变行为的重要一步，但小组授课难以提高自我管理技能。使用自我管理干预可以更好地处理诸如戒烟、正确使用吸入器、早期识别病情恶化、决策和采取行动、何时寻求帮助、手术干预、考虑预先指示等主题。考虑到与个体患者相关的具体问题，旨在增强长期功能和适当健康行为的个性化教育和培训可能会使患者受益更多。

　　慢阻肺自我管理干预的概念定义[118]："慢阻肺自我管理干预是结构性的、个性化的，通常是多成分的目标，即激励、参与和支持患者积极适应其健康行为，培养更好地管理疾病的技能"。这一过程需要患者和能够提供自我管理干预的医疗专业人员之间的反复互动。Cochrane 综述对慢阻肺自我管理的研究指出，自我管理干预措施包括针对症状恶化的书面协商行动计划，可降低呼吸相关住院和因病住院率，相关生活质量得到改善[119]。有学者指出，这种自我管理可能会带来的健康益处抵消了增加的死亡率[120]。一项随机对照试验表明，一项为期 3 个月以改善近期因慢阻肺恶化出院的患者的长期自我管理计划，导致 6 个月内慢阻肺相关的住院率和急诊率增加近两倍。这些数据表明，与常规护理相比，调整近期住院患者的自我管理策略可能会提高医疗服务利用率[121]。

（七）姑息性治疗及临终关怀

　　慢阻肺晚期患者需要获得关于其临床病情发展的明确信息。虽然，许多患者希望了解预后和疾病管理，但部分患者则认为详细的病情信息会令他们感到痛苦。因此，临床医生需掌握个性化的沟通策略，并在激发良好的自我照顾和引起痛苦之间取得平衡。姑息性治疗可能有助于在患者生命的末期阶段提供必要的技术支持，特别是加强药物疗法及营养，预防压疮，提供社会心理和精神上的支持。姑息性治疗干预措施包括阿片类药物和苯二氮䓬类药物，以确保患者舒适，减少呼吸困难和焦虑。应用抗胆碱能药物（如东莨菪碱），可使患者侧卧或半卧位，避免吸入口腔分泌物的可能，有助于减轻其过度分泌的负担。患者和家属的偏好也与姑息性治疗和死亡地点的选择有关。姑息性治疗的优点包括减少住院次数，改善身体和心理症状，减少社会孤立，这些都可以通过家庭护理或临终关怀机构的姑息性治疗专科护理获得。许多终末期患者表示希望能死在家里，然而随着死亡的临近，一些患者改变了他们对死亡地点的看法而愿意死在医院，因为他们不想在家里的护理过程给家人带来痛苦，也不想他们的家变成医院。因此，需要做更多的工作来满足晚期慢阻肺患者的复杂需求，并提供能够捕获和整合患者、家庭、护理人员以及姑息性治疗专业人员意见的服务[122]。主要措施包括如下。

（1）生活方式干预：结合患者病情变化，帮助其保持良好生活方式，如戒烟、戒酒，避免接触油漆、粉尘等可吸附的有害物质，并指导患者进行有效咳嗽及呼吸功能训练等，培养患者自主护理意识。入院后采用专业的心理评价工具对患者的心理情绪及发展情况进行评价，了解患者心理负面情绪产生的原因及对临床治疗的影响程度，综合患者的各项指标及治疗方法制订心理干预的方案。

（2）治疗指导干预[122]：护理人员应耐心地为患者讲解呼吸机治疗的重要性，便于获得理解及配合。若患者需要行气管插管或气管切开操作，则需要告知插管或切开的重要性、麻醉方式、注意事项等，最大程度帮助患者消除恐惧感、陌生感、紧张感等。在开展护理工作的同时，护理人员需要面带微笑、语气轻柔，最大程度降低操作所发出的噪音。嘱家属多与患者沟通，并给予足够的关心，使其在情感上有所寄托，心灵上有所安慰，感受到家庭的关爱和温暖以及社会的支持，从而保持愉悦的心情接受治疗与护理工作。晚期慢阻肺患者的心理恐惧主要来源于对死亡的未知，可造成患者出现否认、愤怒、抗拒等一系列的表现，只有在外界干预服务的基础上对患者进行心理疏导，才能使其最大程度地面对问题，配合临床治疗及护理方案的实施。

（3）联合家属支持[122]：老年慢阻肺患者普遍存在对家庭的惭愧感，心理负担及心理压力较大，同时家属本身也在一定程度上无法面对患者的死亡。因此，医护人员应做好双方的沟通交流，告知患者家属不要让悲观消极的情绪感染到患者，避免患者在生命的最后阶段饱受生理及内心的折磨，同时这也是保证患者及家属依从性的关键途径。还要建立和谐信任的医患关系，避免医疗纠纷的发生。若患者离世，医护人员应最大程度上对死者尊重，遵照家属意见及要求妥善处理，并给予家属一定的安抚，实现临终关怀的主要意义。

（4）镇静护理[122]：此阶段患者以保障身心舒适为第一优先，在其出现痛苦或自述痛苦时及时予以药物镇痛，适当利用肢体按摩等方式提高患者的舒适度。晚期慢阻肺患者易发生呼吸衰竭，这也是对患者生存质量产生不利影响的主要因素，护理时应坚持给予 15 h 以上间断吸氧，潮气量控制为 2 ~ 3 L，氧浓度保持为 25% ~ 29%。

（5）评估手段：定期对慢阻肺患者进行生活质量评估、精神心理、疼痛等相关评估，密切关注患者相关变化。

（八）其他

1. 疫苗接种　感染是 70% 以上的慢阻肺患者急性加重的诱因，而疫苗接种是预防相应病原菌感染的有效手段。通常建议慢阻肺患者，尤其是年龄＞65 岁的老年慢阻肺患者，每年接种流行性感冒（流感）疫苗和每 5 年接种肺炎球菌疫苗，以降低急性加重或住院的风险。

（1）流行性感冒疫苗：流感疫苗分为灭活疫苗和减毒活疫苗两种，根据每年预测的流感病毒种类制备。大量研究表明，接种流感疫苗可降低慢阻肺患者下呼吸道感染的发生率，降低疾病严重程度，减少住院和死亡率，并且流感疫苗安全性较好。欧美和中国相关指南均推荐慢阻肺患者每年接种流感疫苗。

（2）肺炎球菌疫苗：肺炎球菌是慢阻肺患者常见的病原菌，接种肺炎链球菌疫苗可减少下呼吸道感染的发生率。研究证实 23 价肺炎球菌多糖疫苗（23-valent pneumococcal polysaccharide vaccine，PPSV23）可降低 $FEV_1 < 40\%$ 预测值，有降低合并症的慢阻肺患者社区获得性肺炎的发生率。建议年龄 > 65 岁慢阻肺患者定期接种 PPSV23，降低细菌性或重症侵入性肺炎球菌感染发生率。

（3）新型冠状病毒疫苗：新型冠状病毒（新冠）疫苗可以有效预防新冠病毒感染，显著降低慢阻肺患者罹患新冠后的重症率和病死率。慢阻肺患者应根据国家相关政策建议接种新冠疫苗。

（4）其他疫苗：对于从未接种过百白破疫苗（TdaP 疫苗）的慢阻肺患者应该进行补种，以预防百日咳、破伤风和白喉的发生。建议 50 岁以上慢阻肺患者接种带状疱疹疫苗，以预防带状疱疹的发生。

2. 介入治疗和外科手术治疗　对于部分晚期难治性肺气肿患者，普通治疗无效时，选择外科肺减容手术或支气管镜介入治疗或可获益。对于重症慢阻肺肺气肿表型合并肺过度充盈伴有巨大肺大泡的患者，首选肺大泡切除术。对于无巨大肺大泡患者，可考虑经支气管镜肺减容术，以减少肺容积，改善肺、胸壁和呼吸肌力学特征。此外，国际应用较广的还有支气管内活瓣置入肺减容术。介入治疗的方式取决于肺气肿的特征，包括肺气肿的异质性或均质性、有无完整的肺叶裂或侧支通气等，需警惕气胸、肺炎和出血等潜在并发症。目前内科介入治疗的长期有效性及对预后的影响仍需进一步研究。对于非常晚期的慢阻肺患者，肺移植仍然是改善生活质量和运动能力的一种选择。

3. 合并症的治疗　这在慢阻肺患者的管理中起着核心作用。每种合并症都应根据该疾病的常规进行标准治疗。一些治疗慢阻肺的药物已经得到了肺以外治疗效果的评估。复方糠酸氟替卡松 / 维兰特罗制剂可以改善与过度充气相关的心脏充盈不足，并不增加中度慢阻肺和高心血管疾病风险患者的死亡率或心血管事件。在一项汇总分析中，罗氟司特治疗与较少的主要心血管事件相关，但未来尚需进行随机对照研究来证实罗氟司特对慢阻肺患者心血管疾病的潜在益处。此外，罗氟司特可能对慢阻肺合并糖尿病的患者有益。

第三节　老年慢性阻塞性肺疾病
常见功能障碍评估与治疗

老年慢阻肺患者常见功能障碍中，以肺功能障碍为主要表现，同时伴有以运动耐量下降为主要表现的运动功能障碍、焦虑及抑郁等精神心理功能障碍、心血管并发症带来的心功能障碍、饮水吞咽障碍、肢体疼痛，以及其他老年人常见功能障碍，如记忆力下降、便秘、小便失禁等功能障碍。

一、肺功能

1. 概述　肺功能障碍是老年慢阻肺患者最主要的功能障碍，是导致老年呼吸困难和呼吸衰竭最主要的原因。老年慢阻肺患者的肺功能障碍一方面是由于衰老引起的自然下降[9]，另一方面是慢阻肺疾病本身加重了肺功能的损害。慢阻肺主要的病理生理学特征为进行性发展的不可逆的气流受限，其早期肺功能障碍主要表现为阻塞性通气功能障碍，晚期可出现混合性通气功能障碍。老年人由于肺部回缩力的下降、肺泡直径和容积的增加、低肺容量用力呼吸流速的降低、呼吸肌力的减弱、胸腔壁硬度的增加等生理因素，导致了肺通气、气体运输和分配障碍。由于长期吸烟、环境或职业等因素导致的慢阻肺也会加速老年肺功能的衰退，造成肺功能的进一步损害。老年慢阻肺患者肺功能障碍中，更多的伴有呼吸困难、咳嗽和咳痰等。但由于老年人本身具有的非特异性症状，如呼吸困难（常由于充血性心力衰竭、肥胖和自然老化），对于疾病的认知度低和临床肺功能测试的使用率低，导致了老年慢阻肺诊断的延迟和不足。老年慢阻肺患者一般合并有多种疾病，如老年慢阻肺合并哮喘等，或直接导致肺功能进一步损伤。AECOPD 明显的肺功能障碍表现为严重呼吸困难（由于气体滞留导致过度通气和呼气流减少）、过多的痰液产生或颜色改变，通气 / 血流（$\dot{V}/\dot{Q}$）失衡以及疲劳。

2. 评估

（1）主观问诊：系统询问患者的病史及目前用药情况。主要了解患者的职业、吸烟的状态、既往史等，其中吸烟与呼吸症状和肺功能与慢阻肺的发生有很大的相关性，注意记录患者的住院率、加重次数 / 频率、住院天数、死亡率、不良事件或并发症发生率。

老年患者多病共存的情况会导致不同的卫生保健人员为其开具多种药物，从而使得发生药物相互作用和药物不良事件的风险增加。用于定义"多药治疗"的准确、最少药物数量存在差异，但通常为 5 ～ 10 种[123]，目前老年多重用药是指患者服用 5 种及以上药物。优化药物治疗是老年人医疗照护中必不可少的部分，临床医生应在患者每次就诊时检查当前用药情况，可避免发生药物不良事件（adverse drug event，ADE），这是药物处方不当的严重后果。在评估老年患者时应始终牢记可能出现 ADE，发现多药治疗问题的最佳方法是让患者在就诊时携带所有的药物（处方和非处方药，连同药瓶），认真核对病历记录的药物与患者实际服用的药物是否有差异。也应询问老年患者的替代药物治疗情况，包括维生素、中药或保健品等。患者出现任何新的症状时，都应考虑与药物相关的因素。随着卫生体系逐渐过渡到电子病历和电子处方，医护人员可以更快捷、更全面地发现潜在用药错误和药物相互作用。

（2）体格检查：包括视、触、叩、听的胸部检查及其他相关体检。

（3）生命体征检查：包括心率、血压、呼吸频率、血氧饱和度等基础生命指标的测量。

（4）营养状态评估：评价指标主要包括血液生化指标和人体测量指标。血液生化指标包括：血清白蛋白、转铁蛋白受体、甘油三酯、胆固醇。体重变化和 BMI 没有考虑身体成分的变化，包括脂肪质量和分布、瘦质量和分布以及骨密度（bone mineral density，

BMD）。为了区分低脂和正常无脂体重（fat-free mass，FFM），需评估身体成分。在正常或体重减轻的慢阻肺患者中，当年龄和性别调整的无脂肪质量指数（fat-free mass index，FFMI）低于10%则被定义为异常（FFMI=FFM/height×2），这是基于低FFMI对身体的活动和生存带来明确的不良影响。

（5）危险因素评估：年龄、吸烟史（烟龄，每天吸烟量，是否戒烟）、饮酒史、职业粉尘及有毒有害化学气体接触史，是否合并哮喘及慢性支气管炎等。

（6）影像学检查：CT检查，胸部X线片，二者对于诊断慢阻肺均没有显著效应，主要用于诊断和发现在慢阻肺发展进程中可能出现的肺部并发症，如肺炎等。

（7）症状评估

1）mMRC是反映慢阻肺患者病情严重程度和健康状况的可靠指标，可用于慢阻肺的远程监测和流行病学健康状况的分级[58]。

2）运动强度与自觉疲劳程度量表（rating of perceived exertion，RPE）：RPE是利用运动中的自我劳累感觉判断运动强度，又叫做Borg评分（图2-3-1），在6～20级中每个数量级各有不同的运动感受特征。有研究报道RPE与心率和耗氧量具有高度相关性。各数量级乘以10与达到该强度的靶心率基本一致（除外应用影响心率药物）。年轻患者运动训练时RPE分级应是12～15，中老年人应达到11～13。确定合理运动强度的方法应将靶心率和RPE评估两种方法相结合。首先在适宜靶心率范围运动训练，同时结合在运动中RPE评分，重视患者运动中的感受，可有效控制运动风险，增加运动治疗的安全性。RPE评分表不仅反映了整个机体的主观疲劳感受，同时反映局部肌肉的疲劳状态，

RPE	主观运动感觉	对应参考心率
6	安静，不费力	静息心率
7	极其轻松	70次/分
8		
9	很轻松	90次/分
10	轻松	
11		110次/分
12	有点吃力	130次/分
13		
14		
15	吃力	150次/分
16		
17	非常吃力	170次/分
18		
19	极其吃力	190次/分
20	精疲力竭	最大心率

图2-3-1 Borg评分

患者评分越高，提示其疲劳程度越高。

（8）咳嗽咳痰评估：咳嗽评估重点应关注咳嗽的强度和效力，以及是干咳还是湿咳。咳痰重点应关注痰液的性状，痰液的量、颜色和气味等，痰量增多、脓性痰提示存在感染。

（9）呼吸肌肌力评估：有助于评价呼吸肌肌无力及其严重程度，识别有低通气风险的患者，判断呼吸肌训练的效果。最大吸/呼气压力（MIP/MEP）是吸气或呼气时抵抗最大阻力产生的最大自主收缩，常作为呼吸肌肌力的评价方法。

（10）膈肌评估：膈肌肌电图是评价膈肌功能的金标准，但针刺电极有气胸的风险，而体表电极可能因干扰存在假阳性或假阴性。利用 M 型超声等方法去评价膈肌移动度（diaphragm motion）、膈肌厚度（diaphragm thickness，Tdi）及膈肌增厚率（diaphragm thickening fraction，DTF）、平静呼气末膈肌厚度（diaphragm thickness at function residual capacity，TdiFRC）、深吸气末膈肌厚度（diaphragm thickness at forced vital capacity，TdiFVC）及深呼气末膈肌厚度（diaphragm thickness at residual volume，TdiRV）等，DTF=（TdiFVC–TdiRV）/TdiRV×100%。床边超声结合体表膈肌肌电可以准确评估 AECOPD 患者的膈肌功能[124]。

（11）肺功能测量：肺功能测量仪是肺功能障碍检查的临床金标准。肺功能检查是判断气流受限的重复性较好的客观指标，对慢阻肺的诊断、严重程度评价、疾病进展、预后及治疗反应等均有重要意义。研究建议老年人如果存在呼吸困难、慢性咳嗽、痰液或喘息的产生时，或有长期吸烟史和暴露在二手烟的环境均应进行肺功能测量，以明确是否为慢阻肺。

（12）急性加重风险评估：FEV_1 则反映气流受限的严重程度，过去一年发生 2 次及以上急性加重或 FEV_1%pred < 50%，提示今后急性加重风险增加。AECOPD 特征是患者呼吸系统症状恶化，超出日常的变异水平，并需要改变药物治疗（包括增加支气管扩张剂的种类和剂量，使用抗生素或全身糖皮质激素）。稳定期则指患者咳嗽、咳痰、气短等症状稳定或症状轻微。

（13）心肺运动试验：心肺运动试验是在心电图运动负荷的基础上测定运动时摄氧量（VO_2）和二氧化碳排出量（VCO_2）等多个气体代谢参数，综合分析气体代谢和血流动力学等指标，评估心肺功能储备以及全身器官系统之间相互协调的功能状态，可更准确评估个体的心肺储备功能和进行危险分层。心肺运动试验的适应证、禁忌证和终止运动的指征等详细内容可参考冠心病章节。

（14）运动耐量评估：可通过 6 分钟步行测试（6-minute walking test，6MWT）、2 分钟步行测试进行评估。6 分钟步行测试和呼吸困难评分可用于慢阻肺严重程度评估[59, 60]，功能较好的老年患者步行速度小于 1 m/s 有着不良的健康预后，步行速度小于 0.7 m/s 的 70 岁以上的老年人慢阻肺患者较同龄正常速度有着 1.5 倍跌倒的概率[60]。

6MWT：指导患者在长度为 30 米的直走廊里进行步行试验，最大限度避免外界干扰，让患者在直走廊里来回行走，嘱咐患者最大可能行走 6 分钟。最后，对患者 6 分钟内行走的最远距离进行测量。同时，运动完成后，对患者的 SpO_2、HR、呼吸频率（respiratory rate，RR）及血压（blood pressure，BP）水平进行测量（具体流程见表 2-2-7，表 2-2-8）。

（15）躯体活动能力评估：一般采用国际体力活动量表（international physical activity questionnaire，IPAQ）短问卷。IPAQ 短问卷共 7 道问题，其中 6 道询问个体的体力活动情况。问题结构与长问卷相同，仅保留活动强度的部分。短问卷仅简单地分步行、中等强度和高强度询问不同强度活动的 1 周频率和每天累计时间。IPAQ 短问卷中步行的代谢当量（metabdic equivalent，MET）赋值为 3.3，中等强度活动的赋值为 4.0，高强度活动的赋值为 8.0。

（16）生活质量评估：MRADL、CAT、SGRQ、CRQ 等。

（17）综合评估

1）慢阻肺严重程度分级（表 2-2-3）。

2）BODE 指数评估：包括受试者营养状况（B）、气流阻塞程度（O）、呼吸困难程度（D）、运动耐力（E）4 项指标。营养状况以 BMI 表示，BMI > 21 kg/m^2 计分，否则记 1 分。气流阻塞程度以 $FEV_1\%$ pred 表示，$FEV_1\% \geqslant 65\%$ 计 0 分，50% ~ 64% 计 1 分，36% ~ 49% 计 2 分，< 36% 计 3 分。呼吸困难程度以改良版英国医学研究学会呼吸困难评分（mMRC）表示，评分 ≤ 1 分计 0 分，评分为 2 分计 1 分，评分为 3 分计 2 分，评分为 4 分计 3 分。运动耐力以美国胸科学会制订的 6MWD 表示，6MWD ≥ 350 m，计 0 分，250 ~ 349 m 计 1 分，150 ~ 249 m 计 2 分，≤ 149 m 计 3 分。BODE 指数是指将上述 4 项指标得分相加，0 ~ 2 分为 I 级，3 ~ 4 分为 II 级，5 ~ 6 分为 III 级，7 ~ 10 分为 IV 级。0 ~ 10 分，分数越高，预示死亡风险越高。

3）死亡风险预测：研究表明，在社区推荐使用年龄、呼吸困难、气流受限指数进行死亡风险预测（包括年龄，mMRC 呼吸困难量表，FEV_1 测量的综合指标，ADO 指数）。

3. 治疗　肺康复的主要目的是防止老年慢阻肺患者肺部进一步恶化，预防和治疗并重，院内和院外并重，避免和疾病相关且具有非特异性的并发症，并改善患者现存的症状。肺康复对于老年慢阻肺是有益的，即使是身体虚弱的患者，然而当前肺康复在老年慢阻肺患者中的使用率仍然很低。肺康复包括多种形式，如：健康宣教、气道廓清、呼吸训练、有氧训练、抗阻训练等多方面。

（1）预防：戒烟（结合行为和药物治疗），减少空气污染，预防接种疫苗（包括流感疫苗，肺炎球菌多糖结合疫苗等）。

（2）健康宣教：慢阻肺患者普遍存在自我管理方面的困难，因为在管理中需要有丰富的专业知识背景。通过健康教育可以促进患者技能和行为的改变，从而提高自我效能感。

1）教育与督促患者戒烟。

2）使患者了解慢阻肺的病理生理与临床基础知识。

3）学会自我控制病情的技巧，如①腹式呼吸或缩唇呼吸；②药物和氧疗的使用，营养支持；③放松，能量节约技术的使用；④戒烟；⑤长期遵守定期运动，日常躯体活动的保持等；⑥焦虑抑郁的管理等。

（3）呼吸再训练（呼吸控制）：旨在教导以缓慢、深呼吸的模式代替快速、浅呼吸，从而促进胸壁力学和膈肌运动功能，减少无效腔通气，并最大程度减少空气滞留和动态过度充气。临床研究常用腹式呼吸、缩唇呼吸、节律性呼吸控制，以及采用激励性肺量计进行呼吸训练。

（4）气道廓清技术

1）胸部物理治疗：叩拍、振动、体位引流。

2）用力呼气技术（forced expiration technique，FET）和主动循环呼吸技术（active cycle of breathing techniques，ACBT）：FET由1～2次用力呼气组成，随后进行呼吸控制一段时间再重新开始。操作时指导患者在吸气后进行用力呼气动作。呼气时间应该足够长，以便将位于更远端气道内的分泌物松动咳出，一般以中、低等深度的吸气开始，当分泌物已经达到中央气道时再进行高肺容积位的呼气或咳嗽。ACBT每个周期分为3个部分：呼吸控制、胸廓扩张运动（thoracic expansion exercises，TEE）和FET。呼吸控制即正常呼吸，是通过最小的用力来达到最大程度的有效呼吸，常用腹式呼吸。它在ACBT中介于2个主动部分之间的休息间歇，目的是使肺部和胸壁回至其静息位置。TEE是着重于吸气的深呼吸运动，在吸气末通常需屏气3 s，然后完成被动呼气动作。TEE有助于肺组织的重新扩张，并协助移除和清理过量的支气管分泌物。

3）呼吸正压疗法（positive expiratory pressure，PEP）：用于呼气期打开气道，防止气道阻塞。嘱患者坐在桌子前，双手放松放在桌子上，腹式呼吸，将PEP面罩放在正确的位置，注意密封，吸气略大于潮气量，主动呼气（3~4秒），在呼气中期将正压稳定控制在10～20 cmH$_2$O，12～15次呼吸后进行哈气、咳嗽排除痰。

4）振荡装置的使用：①胸廓内振荡：如Flutter、Acapella，具有经口产生、用气道内变化的阻力产生及振荡的正压阻力活动黏稠的气道分泌物的特点；Flutter内装金属球，有综合PEP和震荡装置的作用，依靠重力，使用时注意角度，可产生间断的18～22 cmH$_2$O的呼气期正压；Acapella可直接吸气，不需依靠重力。②胸廓外振荡：如高频胸壁振荡（high frequency chest wall oscillation，HFCWO），由机器连接充气背心，可产生不同频率和强度的振荡。模式为：频率6 Hz、8 Hz、10 Hz，每个频率5～8 min，暂停咳嗽；频率16 Hz、18 Hz、20 Hz，每个频率5～8 min，暂停咳嗽。

（5）抗阻训练：抗阻运动包括上、下肢加强训练，应体现在肺康复中，主要包括股四头肌等的肌力训练，甚于有氧训练。抗阻训练是利用特定的阻力来诱发肌肉收缩，需要更少的通气和氧气消耗，可以避免呼吸困难，改善肺通气和气体交换等肺功能。外周的抗阻训练具有潜在的促进呼吸肌力的疗效。其中，重量负重器械，用于下肢训练，训练强度为50%～80% 1RM；自由负重器械主要用于上肢，训练强度主要集中于50% 1RM，常见如哑铃。弹力带可以用于上肢或下肢的力量训练，根据不同颜色进行运动强度的选择。

（6）有氧训练：亚极量运动可提高运动耐量，包括：步行、跑步、骑自行车、游泳、平板运动等下肢有氧训练。对于老年人慢阻肺的训练中不推荐极量运动，如滑雪。健走、徒步旅行，可提高步行速度和改善心血管代谢且不增加关节负重，适用于老年人。其中太极拳可以提供轻度到中度的有氧训练，相当于1.6～4.6 METs，核心肌力训练、下肢训练和非支撑性的上肢训练。研究表明：老年人进行太极拳运动，可以改善肺功能，包括FEV$_1$和FVC，FEV$_1$/FCV等肺功能测试指标得到改善，也可提高运动耐量，提高体能。

（7）柔韧性训练：慢阻肺患者常伴胸大肌、胸锁乳突肌、肋间内外肌紧张，肌肉的紧张反过来导致肌肉耗氧量增加，使患者运动能力进一步下降。

（8）氧疗：对于慢阻肺低氧血症患者进行戒烟和氧疗可能降低死亡率[68]，尤其对于晚期慢阻肺静息状态下仍处于低氧血症的患者（$SpO_2 < 89\%$ 或 $PaO_2 < 55$ mmHg）[69]。辅助检查显示有右心功能障碍或红细胞增多症的患者（PaO_2 为 59 mmHg 或更低的）也可以从氧疗中获益。

1）起始以 24% 或 1 ~ 2 L/min 鼻导管吸氧，缓慢增加氧流量，避免二氧化碳潴留。监测动脉血气分析或患者的意识状态，维持氧饱和度为 88% ~ 92%。

2）长期氧疗（long-term oxygen therapy，LTOT）：LTOT 对于长期患有低氧血症伴或不伴高碳酸血症的稳定期慢阻肺患者，能够减少呼吸衰竭及右心衰竭并发症，提高其生存率。但是对于中度锻炼（6MWT 中，氧饱和度在 80% ~ 90% 之间持续 10 秒到 5 分钟）引发的氧饱和度下降，LTOT 益处不甚大。

3）无创正压通气（non-invasive positive pressure ventilation，NPPV）：家庭无创正压通气（HNPPV）用于稳定期慢阻肺患者，对于存在严重二氧化碳潴留（$PaCO_2 \geq 52$ mmHg，pH 值 > 7.30）的重度或极重度慢阻肺患者，HNPPV 可以改善其症状，降低住院需求和病死率，尤其适用于合并阻塞性睡眠呼吸障碍的患者。NPPV 是目前 AECOPD 合并 II 型呼吸衰竭患者首选的呼吸支持方式[73]。

（9）其他康复方法：NMES，胸部超短波、针灸、中药等。

（10）手术治疗：常见采用肺容量减压手术。

二、运动功能

1. 概述　慢阻肺患者一般较为虚弱[125]，常见肢体肌肉萎缩和无力。慢阻肺患者运动功能障碍可表现为运动耐力下降，步态不稳，平衡能力下降，跌倒风险增高，整体的运动能力降低[46, 126]，以及日常生活活动能力下降。在 AECOPD 期间，下肢肌肉功能进一步受损，股四头肌容量及力量明显下降。因此，对于 AECOPD 患者，可采取保护肢体肌肉功能的康复干预措施。有研究对慢阻肺患者的股四头肌功能进行检测，检测的指标有股四头肌力量、肌电、股四头肌张力、股四头肌最大收缩力、股四头肌最大自主收缩、耐力时间等指标，结果表明慢阻肺患者同健康老年人相比，体重、BMI、股肌肉体积、体力活动得分等方面存在显著性差异（$P < 0.01$）[46]。

慢阻肺患者可能存在平衡障碍的问题，有学者[126]将平均年龄 70 岁慢阻肺患者同健康同龄人对比，评定其肺功能（肺功能测试）、低氧血症（动脉血气分析）、跌倒史（过去一年跌倒次数）、平衡（BBS）、股四头肌肌力（手工肌力测试）、运动能力（6MWT）。结果表明慢阻肺患者同健康同龄人 BBS 有分数差异，并且低氧血症、呼吸困难和疲劳是与慢阻肺患者平衡障碍和跌倒相关的疾病与相关因素。有研究指出慢阻肺患者存在平衡障碍和体力活动减少[127]。平衡能力损害同缺乏运动有关。

慢阻肺患者步行速度随病情严重程度的增加而减慢。年龄较轻，体重指数和脂肪量（fat mass，FM）较低，有更高的肌肉脂肪比例、白蛋白水平及肺功能的患者步行速度更快。FM 是步行速度的独立决定因素，体脂过多可能对老年慢阻肺的身体活动功能不利[128]。虽然体力活动不足参与了慢阻肺患者肢体肌肉功能障碍的发展，但其他机制，如炎症、氧化应激、营养失衡和低氧血症，可能也发挥了作用。老年慢阻肺运动功能障碍可表现为步态不稳，平衡能力下降，跌倒风险增高，整体的运动能力降低，日常生活活动能力下降。

2. 评估

（1）运动耐量评估：6MWT 和呼吸困难评分可用于慢阻肺严重程度评估[59, 60]，心肺运动试验是国际上普遍使用的衡量人体呼吸和循环机能水平的肺功能检查之一，它可用于功能性运动容量的评价、疾病的诊断及判断治疗。

（2）徒手肌力评定（manual muscle test，MMT）：MMT 是物理治疗师、医生、脊椎治疗师、生理学研究人员和其他与建立有效治疗和跟踪整个特定方案的进展有关的人员使用的一种诊断评估方法。目前 MMT 的发展可以追溯到 20 世纪初，当时重力测试被用来评估脊椎神经损伤。现代的生理测试方法已经采用了标准的公认的程序和分级系统，允许医生理解和交流肌肉测试的结果。肌肉测试可以通过手动强度测试、功能测试和测力来进行，手动强度测试是最常用的肌肉测试形式。使用 MMT 时，患者被指示握住相应的肢体或适当的身体部位，在其有效范围的末端进行测试，而医生则提供相反的人工阻力。该方法主要用于慢阻肺患者大肌群力量评估，如股四头肌肌力。

（3）三级平衡检测：主要包括：①坐：Ⅰ级，静态维持自身平衡 10 秒以上；Ⅱ级，自身动态平衡 10 秒以上（上肢主动活动）；Ⅲ级，轻外力作用下维持平衡。②站：Ⅰ级，静态维持自身平衡 10 秒以上；Ⅱ级，自身动态平衡 10 秒以上（上肢主动活动）；Ⅲ级，轻外力作用下维持平衡。③走：Ⅰ级，单纯行走维持自身平衡 10 秒以上；Ⅱ级，行走伴上肢和头颈、躯干活动并维持平衡 10 秒以上；Ⅲ级，行走中轻外力作用下维持平衡。

（4）平衡功能评估：常用 Berg 平衡量表（Berg balance scale，BBS），单腿平衡测试（single leg stance，SLS），平衡评价系统试验（balance evaluation systems test，BESTest）。

（5）躯体活动能力评估：一般采用国际体力活动量表 IPAQ 短问卷、老年人体育活动量表（physical activity scale for the elderly，PASE）[129]、计时起立行走测试（timed up and go test，TUG）。

（6）跌倒风险评估：患者应被问及他们是否（在过去一年里）跌倒了，报告跌倒的患者应该被询问跌倒的频率和情况，患者应该被询问他们是否在行走或平衡方面有困难。通过评估跌倒风险，制订防范计划，可使用 Morse 跌倒评估量表。

（7）日常生活活动能力评估：对老年慢阻肺患者日常生活活动能力进行整体评估，以评判疾病对其运动功能及整体活动能力的影响。

3. 治疗

（1）肌力训练：增强患者下肢肌力，适当提高握力。

（2）耐力训练：进行患者耐力训练，有效恢复其活动能力。

（3）步行训练：通过步行训练，提高患者整体运动功能。

（4）平衡功能训练：提高患者的平衡功能，降低跌倒风险。

老年慢阻肺患者最主要的运动功能障碍为平衡功能下降，针对平衡功能的训练方案可建议：治疗项目总共持续 12 周，包含运动训练和社会心理支持与教育。其中，运动训练为每次 60 分钟，每周 3 次。社会心理支持与教育为每次 90 分钟，每周 1 次。

具体的运动训练内容如下。

1）5 ~ 10 分钟的热身，包括关节活动度、牵伸、低强度有氧运动和呼吸技巧，如撅嘴呼吸、身体姿势、横膈膜呼吸和气道清理技巧。

2）耐力训练（步行）20 分钟，速度为 6MWT 中平均速度的 60% ~ 80%。根据患者改良 Borg 量表评分调整训练强度。

3）力量训练（15 分钟），包括主要的上肢和下肢肌肉群的运动（2 组，每组 10 次），使用弹力带、无重量和踝关节重量。重量在 10 次最大重复量（10RM）的 50% ~ 85% 之间。当患者在 2 个连续的疗程中，在给定的负荷下重复 2 次时，训练负荷就会增加。训练强度按耐力训练中所述进行调整。

4）5 分钟的平衡训练，包括静态和动态练习，主要使用直立姿势。平衡练习分为 4 个级别：①逐渐减少支撑基础的姿势；②扰乱重心的动态运动；③强调体位的肌群训练；④在单独或成组执行次要任务时的动态动作，支持的基础逐渐变窄。在这个部分，患者还接受了如何躺下和从地板上起来的训练。

5）10 分钟的降温运动包括类似热身的运动。

（5）作业治疗：利用作业治疗的方法，促进老年慢阻肺患者在社区与家庭中良好的日常生活活动。

具体的社会心理支持与教育内容为：提供关于慢阻肺的信息；健康的生活方式；跌倒及跌倒预防策略；情绪管理策略；解决问题的技术和社区资源。

三、心功能

1. 概述　慢阻肺患者发生心血管病的风险是正常人的 2 ~ 3 倍，心血管疾病是慢阻肺患者中常见且重要的共病[130]，显著增加老年患者住院及死亡风险。在老年慢阻肺患者急性加重期需特别警惕不良心血管事件的发生，常见的有：缺血性心脏病、心力衰竭、心律失常、外周血管疾病和高血压。

2. 评估

（1）心功能标志物检查：血浆脑钠肽（brain natriuretic peptide，BNP）水平、心肌肌钙蛋白 I（cardiac troponin I，cTnI）水平等。

（2）影像学评估：X 线检查示右心室增大以右室肥厚为主，心影轻度增大。CT 示心血管方面的改变，表现为主肺动脉和左、右肺动脉主干增粗，管腔扩大。心电图可显示心脏缺血及心律失常等表现；超声心动图用于评估心脏器质性结构以及功能。

（3）心功能评估：NYHA 心功能分级用于合并有心力衰竭的慢阻肺患者可对心功能受损情况进行分级，可分为 I ~ IV 分级。该分级适用于单纯左心衰竭、收缩性心力衰竭患者的心功能分级。

（4）运动耐力评估：6 分钟步行测试。

（5）摄氧能力评估：心肺运动试验。

3. 治疗

（1）目前慢阻肺的治疗主要包括急性加重期治疗和稳定期规范化治疗。急性期治疗主要以抗感染、控制性氧疗、应用支气管舒张剂、糖皮质激素、机械通气等药物治疗为主。

（2）肺康复训练：研究发现，慢阻肺患者在进行最大负荷运动时测量其骨骼肌代谢仍具有一定的储备量，因此指出患者的心脏和肺功能是影响运动能力的主要原因，而并非为之前人们一直认为的骨骼肌。限制人体最大摄氧量（VO_{2max}）的主要因素是心血管及肺功能，通过有效的运动训练能够改善慢阻肺患者的心肺功能。运动时心脏的每搏输出量增加，提高了血液携氧能力，从而增强了 VO_{2max}，使得患者慢性缺氧状态得到改善，血液高凝状态降低，血管张力下降，肺动脉压力逐渐下降，继而心功能得到改善。

1）有氧运动

①运动强度：采用症状限制性运动测试制订慢阻肺患者最大运动耐受强度。老年患者推荐低强度，延长训练时间。

②运动方式：根据患者个人喜好采用跑步机或功率自行车（推荐）、上肢液阻训练进行连续或快走等有氧训练，强调下肢的运动。

③运动时间与运动频率：运动时间不少于 30 分钟 / 次，运动频率为 1 周 5 次。抗阻运动：包括上肢肩肘关节的抗阻屈伸运动，下肢膝关节、髋关节屈伸抗阻训练。

④运动强度制订：训练前评估患者初始能力，要求患者按照发力时呼气，放松时吸气，防止屏气发生。老年患者小强度开始训练，每组目标肌群一次做 1～2 组。每组 5～10 次，每组间歇 1 分钟。每周 2 次，每次 20～30 分钟。

2）禁忌证：近 4 周内出现慢阻肺急性发作；合并有活动性肺结核、癌症；合并有严重心血管疾病，如不稳定型心绞痛、心肌梗死、心力衰竭；合并神经骨关节疾病，影响患者参加运动治疗者；血压异常升高。

四、精神心理

1. 概述　合并心理障碍（如抑郁和焦虑）在慢阻肺患者中非常常见。有研究显示，在老年慢阻肺患者中抑郁的发生率可达 40%，超过 20% 为中重度抑郁状态，焦虑的发生率可达 36%，且焦虑在合并抑郁症的老年慢阻肺患者中更为常见。焦虑和抑郁症状会影响患者的日常活动，降低生活质量。未治疗的抑郁症可能增加残疾、导致社会孤立和医疗资源耗损[131, 132]。目前精神心理障碍的管理在老年慢阻肺患者的临床管理中仍较为薄弱。

2. 评估　SAS、SDS 在临床上易于操作且应用广泛，量表中各个条目详细，患者依从性较好，能够准确评估患者的心理状况。PHQ-9 用于筛查抑郁症。CAF-R 及 AIR 对整个身心进行综合焦虑评估。

3. 治疗

（1）非药物治疗：有明确证据的心理疗法包括认知行为疗法、正念疗法、心理动力治疗、人本主义治疗、综合治疗、家庭疗法与叙事疗法[133]。

肺康复、认知行为治疗和抗抑郁药物治疗在短期内对改善老年慢阻肺抑郁症状和生活质量有效，但长期疗效尚不清楚[134]。

（2）药物治疗：有研究指出，对于慢阻肺患者，选择性 5- 羟色胺再摄取抑制剂（SSRI）的药物治疗几乎取代了三环类抗抑郁药。常用的称作"抗抑郁药的五朵金花"的五种抗抑郁药氟西汀、帕罗西汀、舍曲林、氟伏沙明、西酞普兰均为 SSRI。但有研究指出，对于老年慢阻肺患者，新开始使用 SSRI 药物的老年慢阻肺患者的呼吸特异性和全因死亡率高于对照组。SSRI 抗抑郁药的新使用引起老年人慢阻肺呼吸相关疾病的发生率和死亡率小幅增加[115]。

五、吞咽功能

1. 概述　吞咽障碍常常发生在重症慢阻肺患者中。早先研究报道慢阻肺患者存在吞咽障碍人群差异较大，为 17% ~ 85% 不等[135]。瑞典对 51 名稳定期慢阻肺患者做了调查，表明 65% 的患者在问卷中有吞咽功能障碍的主观体征和症状，49% 的患者在吞咽测试中显示了可测量的体征和症状。主观和客观相结合的结果显示，78% 的患者同时存在吞咽功能障碍，男性与女性患者无显著性差异[136]。慢阻肺患者的吞咽障碍常常发生于咽期及食管期[137]，食物摄入与食物种类减少、反复发作的下肺叶肺炎、餐中和餐后咳嗽，以及新发营养不良要警惕是否存在吞咽障碍[138]。有研究评估了慢阻肺患者吞咽时的误吸，发现有一组患者液体钡进入近端气道，当饮用相对大量的液体时可能发生误吸，表明慢阻肺患者的上气道保护机制可能存在缺陷，可能是呼吸 - 吞咽的协调性降低[139]，同时气道保护机制受损[137]、咽喉机械敏感性降低与慢阻肺患者吞咽障碍有一定关联[140]。食欲减退和摄食减少与呼吸困难有关，可导致营养不良和骨骼肌肉失能[46]。

2. 评估　WST、RSST 可用于稳定期慢阻肺患者急性发作风险预测[141]，可通过 FSSG 量表诊断出 GERD 影响慢阻肺病情的加重[61]。但 FESS 仍为吞咽障碍评价的金标准。

3. 治疗

（1）食管平滑肌功能和协调都依赖于胆碱能和肾上腺素能神经支配，因此吸入抗毒蕈碱药物有可能加剧吞咽困难，而 β_2 受体激动剂可以放松下食管括约肌[138]。

（2）误吸防治：慢阻肺患者存在误吸的好发因素，而误吸与慢阻肺急性加重存在恶性循环的关系，慢阻肺急性加重将导致患者的生活质量和肺功能降低、病死率和社会经济负担增加，加重的症状和下降的肺功能需要数周才能恢复。相关指南将患者过去一年急性加重的频率作为慢阻肺严重程度分组的依据，急性加重会影响患者的预后。为了改善慢阻肺患者的预后，必须避免误吸，达到防治急性加重的目的。误吸存在显性和隐性两种，不能靠症状来判断，一旦确认存在误吸，可以通过吞咽功能的康复以及通过提高食物黏度、在呼气相吞咽、吞咽后主动清咳和进食前后清洁口腔来预防误吸，改善患者生活及生存质量，减少医疗保健费用。

（3）营养管理：对于老年患者来说，慢阻肺发病率较高，且随着年龄的增长，患者的身体重要器官储备功能也随之下降，同时兼并各种急慢性疾病，入院前长期处于营养不良状态。对于住院的慢阻肺患者来说，其营养不良的发生率一直居高不下，且营养不良的程度会严重影响患者的预后。因此，考虑对患者采取合理的营养支持疗法，对可能发生的营养不良进行预防或及时纠正，给予足量的热量和蛋白质补充，使胃肠黏膜具有足够的防御功能，这样有利于改善患者的预后。

有证据表明，吞咽困难的 ICU 慢阻肺患者采用肠内联合肠外营养支持，治疗效果显著优于单纯的肠内营养，值得临床进一步推广。

（4）其他吞咽康复训练：包括①促进吞咽功能训练，例如：呼吸训练、吞咽刺激训练（食醋刺激）、气道保护方法、口腔运动训练；②代偿性吞咽方法，例如：食物的调整（液体稠度、食物质地、一口量）、吞咽姿势的调整（侧卧位 120°、床头抬高 15°时，患者体位自然形成气道关闭食道打开的状态，有利于吞咽）、进食工具的调整和环境改造。

六、疼痛

1. 概述　老年慢阻肺患者的疼痛患病率为 66%，而非慢阻肺患者的疼痛患病率为 25%[93]。疼痛和疾病严重程度之间的关系仍不清楚。但与其他一些症状之间存在相关性，比如呼吸困难、失眠、疲劳、焦虑和抑郁[142]。慢阻肺患者的疼痛还与活动减少和功能锻炼能力下降有关，通常因对运动的恐惧而加重[143]。导致慢阻肺患者持续疼痛的可能原因包括呼吸模式改变和肌肉骨骼力学、姿势改变、骨质疏松、压缩性骨折、椎体变形、肋椎体关节病、中枢敏化、长期使用类固醇带来的副作用，存在包括焦虑和抑郁在内的共病情况，以及个人习惯（性别和社会经济因素）。对于参加肺康复的慢阻肺患者，肌肉骨骼状况（如关节炎、肌肉痉挛）被认为是持续性疼痛的最常见原因，而腰部、躯干、颈部以及下肢被认为是最常见的部位[144]。在指南中"疼痛"最常在药物治疗的副作用中被提及。

2. 评估　NRS、BPI 均为疼痛评估主观问卷，简化的 McGill 疼痛问卷适用于检测时间有限而又希望获得较多疼痛强度信息的情况。

3. 治疗　治疗方法将取决于疼痛的位置、潜在的病理生理学，以及是由躯体受伤引起的（在这种情况下，减少活动可能很重要）还是由慢性损伤引起的（在这种情况下，加强肌力，通过增强身体健康状态和解决随之而来的心理障碍来减少劳累时的通气是首选方法）。对于那些患有慢性疼痛的人来说，让他们停止运动会促进其对运动的恐惧回避行为[93]。

尽管报道慢阻肺患者疼痛患病率的研究稳步增长，但很少有研究探讨这一人群的疼痛病因，以及少有探讨姑息治疗或临终关怀以外的疼痛管理策略[144]。

（1）姑息治疗：WHO 定义姑息治疗是一种通过对疼痛和其他生理、心理、社会和精神问题的早期识别、评估和治疗，通过预防和减轻痛苦，提高面临威胁生命疾病的患者及其家庭的生活质量的方法[145]。可采用 WHO 的三阶梯镇痛药物方法[146]。

（2）肺康复：疼痛患者进行肺康复，症状虽短期会加重，但长期会得到缓解。肺康复可以通过增加肌力和改善应对来减轻疼痛[93]。

如呼气正压（positive expiratory pressure，PEP）[147]，可采用缩唇呼吸训练，患者在呼气时缩紧嘴唇，使气体缓慢均匀地从两唇之间呼出。呼吸时应放松，不要引起腹部肌肉收缩。用鼻吸气，用口呼气。吸与呼时间间隔比为 1：2。

（3）药物治疗：目前关于慢阻肺疼痛的治疗研究较少。有研究指出终末期慢阻肺患者常使用阿片类药物镇痛，但是对于老年慢阻肺患者，有研究指出阿片类药物的使用与呼吸道相关或全因死亡率增加的风险有关[148]。

七、认知功能

1. 概述　慢阻肺是一组气流受限的肺部疾病，不仅表现为肺部渐进性、阻塞性气流不可逆的病理改变，同时也影响全身其他系统的功能，其中慢阻肺合并的脑损害即认知损害在临床中十分常见，但由于目前缺乏统一的评估与诊断标准，且患者的认知功能损害程度轻重不一，使其在临床治疗上未得到足够的重视。慢阻肺影响的认知功能区域主要包括记忆、学习、注意力、概括思维和解决问题能力等方面，慢阻肺有其独特的认知受损形式，不存在低氧血症的慢阻肺患者往往只有轻度的认知功能损伤，伴随低氧血症的患者有较高的认知受损概率，认知功能损害和重症慢阻肺患者的疲劳程度以及随之增加的睡眠时间也有关系。

2. 评估

（1）MMSE 及 MoCA 均为认知功能筛查量表。

（2）韦氏智力测验：量表包括 11 项，分别为知识、领悟、算术、相似、数字广度、词汇、数字符号、填图、木块图、图片排列、图形拼凑。前 6 项组成语言分，后 5 项组成作业分。医生按要求根据测验结果分别计算出总智商（full intelligence quotient，FIQ）、言语智商（verbal intelligence quotient，VIQ）和操作智商（performance intelligence quotient，PIQ），具有较高的推广性。

3. 治疗

（1）认知康复训练：认知康复训练是慢阻肺认知功能最基本的训练方式，包括定向障碍、语言障碍、思维障碍、记忆力障碍、注意力障碍的康复训练。

1）定向障碍的康复训练（时间、地点）：反复训练患者识记时钟，并经常提醒患者时间观念，定时起床、进食、训练、睡觉；识记从走廊到病房、从病房到运动治疗室、从运动治疗室到作业治疗室的路线；模拟地铁示意图，进行路线规划。

2）语言障碍的康复训练：通过 Schuell 法进行刺激，如利用强的听觉刺激、适当的语言刺激、多途径的语言刺激和反复刺激，根据刺激引出的反应及根据反应对刺激进行强化矫正。同时反复电脑播放识记人物，使患者尽量记住重要人物，如家人、床位医师、床位护士、治疗师及明星等；通过反复训练，辨别物品、形状、颜色等。

3）思维障碍的康复训练：包括解决问题能力的训练、数字排序、物品分类等。

4）记忆力障碍的康复训练：通过反复电脑播放来帮助患者进行记忆训练。

5）注意力障碍的康复训练：通过反复电脑播放，选择患者感兴趣的节目、图片。引导患者讲述看到的人物、情景，并复述主要内容。

（2）运动训练：运动可以通过多种途径改善认知，如导致脑血流量增加，脑源性神经营养因子、胰岛素生长因子 -1 等脑生长因子水平升高。这些生长因子涉及许多对认知很重要的功能，它们影响大脑细胞的分化和凋亡的速度，调节海马锥体神经元发生的长期增强。之前的多项研究已经表明，锻炼对慢阻肺患者的认知功能有好处。

八、语言功能

1. 概述 在认知的语言层面，有研究指出，慢阻肺患者同健康同龄人相比，易发生语言学习、语言处理[149]、语言记忆功能受损[150]。MMSE 评估中 12.9% 患者存在语言障碍[151]。慢阻肺有 3 个阶段，分别为加重期、出院和稳定期，比较慢阻肺患者从加重期至出院，MoCA 总分及语言分项得分有显著提高；从出院到稳定期，MoCA 总分及命名分显著下降。最后，慢阻肺从加重到稳定，所有临床变量均得到改善，MoCA 总分与命名、注意、语言、抽象、延迟回忆的得分有显著性差异。此外有研究表示，慢阻肺患者言语产生过程一般不会受到肺活量低的影响[152]。

2. 评估 目前没有针对慢阻肺语言障碍的特异性评估量表。多数研究中都采用 MMSE（命名、复述、书写）、MoCA（命名、句子复述、词语流畅性）中的语言方面进行评估。

3. 治疗 目前暂时没有针对慢阻肺患者的语言治疗方案，主要是针对原发肺疾病进行肺功能康复以及认知训练。语言训练可以进行适当的命名训练和复述训练。有研究表明肺功能训练对慢阻肺患者的语言处理有一定效果。有 RCT 对慢阻肺男性患者进行研究显示：高强度有氧运动或结合抗阻的高强度有氧训练，可以改善患者的语言流畅度[153]。

九、感觉功能

1. 概述 在躯体感觉方面，Paola 等学者[154]研究了慢阻肺患者的步态异常是否同肺功能损害相关，研究者在试验时做了一些检测，如肺功能、MMSE、Mini-BESTest、6MWT 等，同时对下肢的反射、感觉等也进行了评估。感觉主要检测了大脚趾的深、浅感觉（触压觉、振动觉、关节位置觉、针刺觉），并按神经病变损害评分（0 分，正常；1 分，减少；2 分，缺失）。结果提示近端肌肉力量有所下降，平衡、反射、感觉无改变。

在特殊感觉方面，视力障碍和耳聋也是老年慢阻肺患者的特征。重度慢阻肺患者常累及视神经，可能是多神经病变的一部分，与酸中毒、高碳酸血症、气道阻塞相关，与病程、吸烟、年龄无关。低氧血症还可能损害慢阻肺患者的视觉诱发电位（visual evoked potential，VEP）和视野。脑干听觉诱发电位（brainstem auditory evoked potentials，BAEP）在重度慢阻肺患者中也被发现高度受损。虽然低氧血症和高碳酸血症与 BAEP 损伤显著相关，但亚临床 BAEP 异常也可在轻度至中度稳定性慢阻肺患者中被观察到。流行病学证据证实慢阻肺与临床相关感觉器官改变之间存在联系。Soriano 等学者证明慢阻肺与老年患者发生青光眼的风险增加有关。此外，在西班牙最近的一项以人群为基础的前瞻性研究中，328 名年龄 ≥ 85 岁的社区居民慢阻肺患者中，85.1% 的患者检测到视觉和听觉障碍。感觉障碍的存在可能对老年慢阻肺患者有重要的临床影响[155]。

有学者对慢阻肺患者视觉通路损伤情况进行研究，招募了 30 例慢阻肺患者进行了 VEP 检测，并测量了一系列波形，与对照组进行了比较。慢阻肺患者 N75、P100 潜伏期延长（$P < 0.01$），P100 振幅明显降低（$P < 0.01$）。表明其视觉通路存在着一定的损害[156]。同时有研究招募无明显临床神经病变或视觉损害患者，VEP 检测指标存在异

常[155]。对 32 例慢阻肺患者进行 BAEP 及体感诱发电位（somatosensory evoked potential，SEP）检测，并与 35 例同龄健康人的检测结果作比较。结果指出慢阻肺患者组 BAEP 显示Ⅴ波潜伏期和Ⅰ~Ⅴ、Ⅲ~Ⅴ波峰间潜伏期明显延长，Ⅰ波、Ⅲ波潜伏期基本正常；SEP 显示 P40、N45、P60、N75 潜伏期均明显延长。结论提示慢阻肺患者存在广泛脑功能损害，BAEP 和 SEP 检测能早期发现慢阻肺患者神经精神亚临床损害[157]。

2. 评估

（1）神经电生理评估：正中神经、尺神经、胫神经、腓总神经的运动神经传导速度和复合肌肉动作电位振幅、感觉神经传导速度和感觉神经动作电位振幅改变等。

（2）肌电图：VEP[158]、BAEP 及 SEP。

3. 治疗　无慢阻肺康复相关的感觉治疗。

十、二便功能

（一）便秘与尿失禁

1. 便秘　便秘是慢阻肺患者常见的大便及直肠功能障碍。调查研究指出，稳定期慢阻肺患者有 39.79% 和 40.31% 的患者出现便秘和腹胀[159]；急性期患者有 68.71% 的患者出现解便困难，排便不尽，每日多次解便，或解出颗粒硬便等便秘症状[160]。美国一项针对老年慢阻肺急性期的研究发现，大约 38% 的住院老年人排便次数降低[161]。慢阻肺患者出现便秘的原因是综合的，可能与长期卧床导致肠蠕动减慢、老年人饮食结构不合理、咳嗽咳痰导致体液丢失、肠道菌群失调、抑郁焦虑等不良心理因素、不适应床上排便环境等因素有关[162]。

2. 尿失禁（urinary incontinence，UI）　尿失禁是慢阻肺患者常见的小便及膀胱功能障碍。一项国外大样本研究指出慢阻肺患者的尿失禁患病率为 34.9%，尿失禁在老年患者中更为严重[163]。一项瑞典的研究指出，慢阻肺患者尿失禁患病率女性为 49.6%，男性为 30.3%；女性最常见的尿失禁类型为压力性尿失禁（52.4%），男性为排尿后遗尿（66.3%）；尿失禁女性的症状性咳嗽发生率高于无尿失禁女性[164]。我国一项研究表明慢阻肺患者尿失禁患病率为 34.6%，女性慢阻肺患者尿失禁的患病率为 50%，男性慢阻肺患者尿失禁的患病率为 27.4%；尿失禁类型：急迫性尿失禁为 27.5%，压力性尿失禁为 39.4%，混合性尿失禁为 33%；尿失禁的严重性：轻度占 45.9%，中度占 38.5%，重度占 15.6%[165]。

（二）评估与治疗

1. 便秘评估　如①排便日记、排便次数、排便习惯及排便困难的程度，是否伴随腹胀、腹痛、腹部不适以及胸闷、胸痛、气急、头晕等症状；②罗马Ⅳ评估量表；③粪便性状可采用"Bristol 粪便形态分型"进行评估；④肠道动力和肛门直肠功能检测，包括结肠传输试验、肛门直肠测压、球囊逼出试验等；⑤肛门直肠（或盆底肌）表面肌电测量[166]。

2. 便秘治疗[166-168]

（1）生活方式改变：摄取膳食纤维食物、增加饮水量、合理运动、建立正确的排便习惯。

传统疗法：中药包括中成药制剂和汤剂，以及针灸和推拿等中医药治疗[169-171]。

（2）心理治疗：加强心理疏导，提高患者对便秘的认知水平，使患者充分认识到便秘是可防可治的，良好的心理状态、睡眠及饮食习惯有助于缓解便秘。对有明显心理障碍的患者给予抗抑郁焦虑药物治疗，存在严重精神心理异常的患者应转至精神心理科接受专科治疗。

（3）生物反馈治疗：生物反馈是一种基于行为修正的学习策略。肠道定向生物反馈再训练已成为治疗慢性特发性便秘的一种治疗方法，在这种疗法中，由专业人员引导患者收缩腹壁肌肉和有效放松盆底肌肉来达到有效排便的目的。

（4）药物治疗：可选择容积性泻药、渗透性泻药、润滑性药物、刺激性泻药、促动力药、促分泌药、微生态制剂。

（5）手术干预：慢传输型便秘患者的手术治疗术式包括结肠部分或全部切除术；排便障碍型便秘患者的手术主要针对直肠脱垂和直肠前突进行治疗；存在耻骨直肠肌综合征的患者可选择经肛门或经骶尾入路的耻骨直肠肌部分肌束切断术或闭孔内肌筋膜、耻骨直肠肌融合术等。但手术治疗应充分考虑老年人群特点，结合患者情况进行。

3. 小便及膀胱功能障碍评估

（1）量表评估：Charlson 合并症指数（Charlson complication index，CCI）、临床慢性阻塞性肺疾病调查问卷、36 条目简明健康调查量表（36-item short form health survey，SF-36）、国际尿失禁咨询委员会尿失禁问卷简表。

（2）排尿日记：是一种半客观的方法，可量化症状，如 UI 发作的频率；量化尿动力学变量，如排尿量和 24 小时或夜间总尿量。排尿日记也被称为排尿时间图，频率／体积图和膀胱日记。

（3）尿液分析：可能表明尿路感染、蛋白尿、血尿或糖尿，需要进一步评估。

（4）排尿后空泡残余量：指排尿后膀胱内残留的尿液量，这可能是由许多因素造成的。残余尿量越多症状可能会更严重，并有尿路感染、上尿路（upper urinary tract，UUT）扩张和肾功能不全的风险。膀胱出口梗阻和逼尿肌活动不足都是排尿后空泡残余量发生的原因。后空腔残余可通过导尿或超声测量。

（5）尿流动力学测定：尿流动力学检查被广泛用作临床诊断的辅助手段，尿流动力学检查通常在 UI 的侵入性治疗之前进行。包括多通道膀胱测量、动态监测和视频尿流动力学，以及尿道功能的不同测试，如尿道压力轮廓术、Valsalva 泄漏点压力估计和逆行尿道阻力测量等方法。

（6）尿垫试验：在一段时间内或在体育锻炼期间佩戴吸水垫测量尿失禁，可用于量化 UI 的存在和严重程度，以及患者的治疗效果。

（7）影像学方法：超声和磁共振成像等影像学可以提高对可能导致 UI 的解剖和功能异常的诊断。在临床研究中，影像学用于了解解剖与功能、中枢神经系统或下尿路症状与 UI 之间的关系，以及下尿路症状与盆底影像学和治疗结果之间的关系。

4. 小便及膀胱功能障碍治疗[165, 172, 173-179]

（1）生活方式改变：尽量避免咖啡因、尼古丁、酒精的摄入，控制液体摄入量，控制体重，适度体育锻炼但不建议强度过大。

（2）膀胱训练：加强对患者的膀胱管理教育，制订排尿计划，排尿间隔逐渐调整。目标是纠正频繁排尿的错误习惯模式，改善对膀胱急迫性的控制，延长排尿间隔，增加膀胱容量，减少尿失禁发作，恢复患者对控制膀胱功能的信心。

（3）盆底肌训练：该训练方法主要加强耻骨尾骨肌的肌肉张力，保持膀胱和尿道的正常，对于压力性、急迫性和混合性尿失禁均有帮助。以凯格尔运动为例，在训练之前，治疗师需给予患者一些简单的指令，以确保训练到正确的肌肉，例如将手指佩戴手套后插入女性阴道或男性直肠内，此时再嘱患者收紧盆底肌，主要是围绕着手指的肌肉，找到憋尿的感觉。熟练后可撤离手指，嘱患者有节律地收缩尿道口、阴部肌肉，收缩由阴道入口开始，再逐渐沿阴道上升，每上升 1 次就坚持 3 s，重复 10 次为 1 组，每日 3 组以上，逐渐增加到 25 次为 1 组。

（4）电刺激：①盆底电刺激也可以与其他形式的保守治疗相结合，如盆底肌训练和生物反馈。电刺激通常被用来帮助那些不能收缩盆底肌的女性识别盆底肌肉。②电刺激胫后神经，通过骶神经丛 S2 ～ S4 将电刺激传递到骶骨排尿中心。治疗周期通常为每周 12 次治疗，每次 30 分钟。

（5）药物治疗：抗胆碱能类药物、抗精神病药物、抗感染药物等应针对患者具体情况选择用药。

（6）手术治疗：可注射的填塞剂（胶原蛋白，硅胶等）、耻骨后膀胱颈悬吊术（Burch 阴道炎悬吊术）、中尿道吊带、耻骨阴道吊带或人工尿道括约肌等手术方法。

第四节　老年慢性阻塞性肺疾病的康复护理衔接技术

临床中老年慢阻肺的全周期治疗包括临床治疗、康复干预及护理的衔接。慢阻肺患者的护理贯穿整个疾病周期，承担护理的角色包括护士、护工、家属等不同人群。临床上老年慢阻肺的全周期治疗中包括临床治疗、康复干预、营养指导及护理的衔接。临床治疗是指针对慢阻肺的急性发作时进行药物调整，同时对各种合并症及并发症的处理，稳定其生命体征，稳定期指导长期用药及随访；康复干预是指康复医生对患者进行评估是否可行早期康复，并同治疗师共同制订康复方案；营养指导是指营养科医生评估患者营养状况，进行包括营养方式及营养配比等指导。护理贯穿全周期治疗的整个过程，对慢阻肺患者从急性期进行护理，如协助诊治、吸痰、吸氧、进行营养支持（如鼻饲）等，到稳定期健康宣教、督促戒烟、随访、促进康复等，形成"临床 - 康复 - 营养 - 护理"无缝衔接模式。

1. 慢阻肺急性加重期　慢阻肺急性加重期患者应卧床休息，护理人员协助患者采取舒适体位，极重度患者宜采取身体前倾位，使辅助呼吸肌参与呼吸。视患者病情安排适当的活动，以不感到疲劳、不加重症状为宜。室内保持合适的温湿度，冬季应注意保暖，避免患者直接吸入冷空气。观察患者咳嗽、咳痰及呼吸困难，监测动脉血气分析和水、电解质、酸碱平衡情况[180]。呼吸困难伴低氧血症者，遵医嘱给予氧疗，一般采用鼻导管持续低流量吸氧。痰多黏稠、难以咳出的患者需多饮水，以达到稀释痰液的目的。遵医嘱应用抗生素、支气管舒张药时，注意观察疗效及不良反应。

2. 稳定期肺康复　稳定期患者提倡长期家庭氧疗，氧疗有效的指标包括：患者呼吸困难、呼吸频率减慢、心率减慢、活动耐力增加。

（1）呼吸功能训练：护士指导患者进行缩唇呼吸、膈肌或腹式呼吸训练，或使用吸气阻力器等帮助呼吸训练，以加强胸、呼吸肌的肌力和耐力，改善患者呼吸功能。

（2）清理呼吸道：针对无效咳嗽与分泌物增多而黏稠、气道湿度减低和无效咳嗽有关的患者。

1）保持呼吸道通畅，湿化气道，鼓励患者适当多饮水，以达到稀释痰液的目的。有效咳嗽后恢复坐位，进行放松性深呼吸。

2）护士同患者谈心，消除其焦虑。帮助患者树立信心，与家属共同制订和实施康复计划，合理用药，减轻症状，增强战胜疾病的信心。

3）指导患者放松技巧：教授患者缓解焦虑，如听轻音乐、下棋等娱乐活动。

（3）饮食指导：护士应协调医生、治疗师制订足够热量和蛋白质的饮食计划。避免摄入高碳水化合物和高热量饮食。

3. 出院后康复指导　患者及家属一体化健康教育治疗护理过程中，应视患者及家属为一体，根据患者及家属接受能力的高低进行有针对性的健康教育，使患者及家属主观能动地参与到康复训练中来，充分调动患者的主动性和积极性。出院后 1 个月、3 个月、半年需复查。

因此，对慢阻肺患者采取全周期综合护理时，应注重对患者病情的评估，并采取适当的氧疗干预，加强呼吸道护理，确保患者呼吸道通畅，促进痰液排出，同时结合科学的呼吸方式指导，帮助患者提高肺内气体量，改善肺泡功能。此外，综合护理应注重心理干预，缓解患者心理负性情绪，抒发其内心压力，提升患者依从性，进而提升整体护理效果。时刻从患者角度出发，制订一系列具有针对性与合理性的干预措施，通过改善患者身体状态与心理状态来逐渐促进其疾病恢复，故随着护理措施的不断实施，患者生活质量也相应提高。（该部分详细内容见本系列丛书之护理分册）

第五节　慢性阻塞性肺疾病康复示范基地

上海市梅陇社区卫生服务中心于 2020 年完成梅陇门诊部、曹行分中心康复医学科门诊、康复病房的改造并正式投入运营。中心可开展心肺康复、盆底肌康复等特色专病康复门诊，并作为云康复试点，为中心打造云康复体系。改造后的曹行分中心康复医学科门诊及康复病房，根据建设要求，治疗区域设置物理训练区域（包括物理因子治疗室）、作业训练区域、言语治疗室。康复病房可提供 30 张康复床位，满足不同功能障碍患者的康复需求。2021 年投入运行的总院康复医学科，面积达到 212 平方米，分为康复治疗大厅（物理训练区域、作业训练区域、物理因子治疗区域）、高频室、言语室、心脏康复室、肺功能康复室、康复医生门诊兼评估室、贾杰教授专家工作室。中心设立了"贾杰教授梅陇社区专家工作室"，同时成为国家重点研发计划"老年全周期康复技术体系与信息化管理研究"的科普推广单位和科普推广站，作为慢性阻塞性肺疾病康复示范基地，配备了简易肺功能测量仪、居家肺功能测量仪、6MWT 所需设备等，开设慢阻肺特色门诊，开展规范化慢阻肺的诊治，肺康复干预及居家康复。在贾杰教授科研团队带领下，通过医联体合作，定期下社区查房、义诊、进行科普讲座、安排技术培训等全方位深度合作，进一步推进康复进社区（图 2-5-1）。

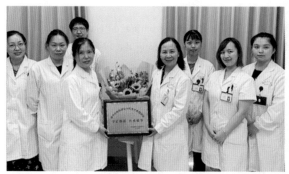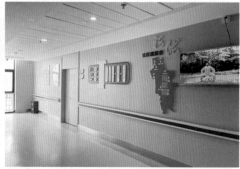

图 2-5-1　梅陇社区慢阻肺康复示范基地

参 考 文 献

［1］中华医学会呼吸病学分会慢性阻塞性肺疾病学组，中国医师协会呼吸医师分会慢性阻塞性肺疾病工作委员会 . 慢性阻塞性肺疾病诊治指南（2021 年修订版）［J］. 中华结核和呼吸杂志，2021，3（44）：170-205.

［2］中国老年医学学会呼吸病学分会慢性阻塞性肺疾病学组 . 中国老年慢性阻塞性肺疾病临床诊治实践指南［J］. 中华结核和呼吸杂志，2020，2（43）：100-119.

［3］VALENTE S，PASCIUTO G，BERNABEI R，et al. Do We Need Different Treatments for Very Elderly COPD Patients?［J］. Respiration，2010，80（5）：357-368.

［4］WANG C，XU J，YANG L，et al. Prevalence and risk factors of chronic obstructive pulmonary disease in China（the China Pulmonary Health［CPH］study）：a national cross-sectional study［J］. Lancet，2018，391（10131）：1706-1717.

［5］FANG L，GAO P，BAO H，et al. Chronic obstructive pulmonary disease in China：a nationwide prevalence study［J］. The Lancet Respiratory Medicine，2018，6（6）：421-430.

［6］YANG T，CHEN R，GU X，et al. Association of fine particulate matter air pollution and its constituents with lung function：The China Pulmonary Health study［J］. Environ Int，2021，156：106707.

［7］STOLLER JK，ABOUSSOUAN LS. Alpha1-antitrypsin deficiency［J］. Lancet，2005，365（9478）：2225-2236.

［8］BLANCO I，DIEGO I，BUENO P，et al. Prevalence of alpha1-antitrypsin PiZZ genotypes in patients with COPD in Europe：a systematic review［J］. Eur Respir Rev，2020，29（157）：200014.

［9］HANANIA NA，SHARMA G，SHARAFKHANEH A. COPD in the elderly patient［J］. Semin Respir Crit Care Med，2010，31（5）：596-606.

［10］BRANDSMA CA，DE VRIES M，COSTA R，et al. Lung ageing and COPD：is there a role for ageing in abnormal tissue repair?［J］. Eur Respir Rev，2017，26（146）：170073.

［11］BHATT SP，DRANSFIELD MT. Chronic obstructive pulmonary disease and cardiovascular disease［J］. Transl Res，2013，162（4）：237-251.

［12］MASA JF, UTRABO I, GOMEZ DE TERREROS J, et al. Noninvasive ventilation for severely acidotic patients in respiratory intermediate care units：Precision medicine in intermediate care units［J］. BMC Pulm Med, 2016, 16（1）：97.

［13］国家心血管病中心, 中国医学科学院阜外医院. 心脑血管病风险评估［EB/OL］.［2022-3-23］. http：//www.cvdrisk.com.cn.

［14］KUNISAKI KM, DRANSFIELD MT, ANDERSON JA, et al. Exacerbations of Chronic Obstructive Pulmonary Disease and Cardiac Events. A Post Hoc Cohort Analysis from the SUMMIT Randomized Clinical Trial［J］. Am J Respir Crit Care Med, 2018, 198（1）：51-57.

［15］ADAMSON PD, ANDERSON JA, BROOK RD, et al. Cardiac Troponin I and Cardiovascular Risk in Patients With Chronic Obstructive Pulmonary Disease［J］. J Am Coll Cardiol, 2018, 72（10）：1126-1137.

［16］BUCH P, FRIBERG J, SCHARLING H, et al. Reduced lung function and risk of atrial fibrillation in the Copenhagen City Heart Study［J］. Eur Respir J, 2003, 21（6）：1012-1016.

［17］SALPETER SR, ORMISTON TM, SALPETER EE. Cardiovascular effects of beta-agonists in patients with asthma and COPD：a meta-analysis［J］. Chest, 2004, 125（6）：2309-2321.

［18］HOUBEN-WILKE S, JORRES RA, BALS R, et al. Peripheral Artery Disease and Its Clinical Relevance in Patients with Chronic Obstructive Pulmonary Disease in the COPD and Systemic Consequences-Comorbidities Network Study［J］. Am J Respir Crit Care Med, 2017, 195（2）：189-197.

［19］FABBRI LM, LUPPI F, BEGHÉ B, et al. Complex chronic comorbidities of COPD［J］. Eur Respir J, 2008, 31（1）：204-212.

［20］DRANSFIELD MT, MCALLISTER DA, ANDERSON JA, et al. β-Blocker Therapy and Clinical Outcomes in Patients with Moderate Chronic Obstructive Pulmonary Disease and Heightened Cardiovascular Risk. An Observational Substudy of SUMMIT［J］. Ann Am Thorac Soc, 2018, 15（5）：608-614.

［21］FERLAY J, SOERJOMATARAM I, DIKSHIT R, et al. Cancer incidence and mortality worldwide：sources, methods and major patterns in GLOBOCAN 2012［J］. Int J Cancer, 2015, 136（5）：E359-E386.

［22］MOURONTE-ROIBÁS C, LEIRO-FERNÁNDEZ V, FERNÁNDEZ-VILLAR A, et al. COPD, emphysema and the onset of lung cancer. A systematic review［J］. Cancer Lett, 2016, 382（2）：240-244.

［23］FREEMAN RK, ASCIOTI AJ, DAKE M, et al. The Effects of a Multidisciplinary Care Conference on the Quality and Cost of Care for Lung Cancer Patients［J］. Ann Thorac Surg, 2015, 100（5）：1834-1838.

［24］包晨, 杨冬. COPD 合并肺癌的发病机制与治疗进展［J］. 国际呼吸杂志, 2016, 36（8）：607-611.

［25］胡湘麟. 肺癌合并慢性阻塞性肺疾病（COPD）患者围手术期优化管理的研究进展［J］. 复旦学报（医学版）, 2019, 46（2）：267-275.

［26］NOJIRI T, INOUE M, YAMAMOTO K, et al. Inhaled tiotropium to prevent postoperative cardiopulmonary complications in patients with newly diagnosed chronic obstructive pulmonary disease requiring lung cancer surgery［J］. Surg Today, 2014, 44（2）：285-290.

［27］RODRIGUES F, GRAFINO M, FARIA I, et al. Surgical risk evaluation of lung cancer in COPD patients-A cohort observational study［J］. Rev Port Pneumol（2006）, 2016, 22（5）：266-272.

［28］MAO B, LU HW, LI MH, et al. The existence of bronchiectasis predicts worse prognosis in patients with COPD［J］. Sci Rep, 2015, 5：10961.

［29］NI Y, SHI G, YU Y, et al. Clinical characteristics of patients with chronic obstructive pulmonary disease with comorbid bronchiectasis：a systemic review and meta-analysis［J］. Int J Chron Obstruct Pulmon

Dis, 2015, 10: 1465-1475.

[30] Du Q, JIN J, LIU X, et al. Bronchiectasis as a Comorbidity of Chronic Obstructive Pulmonary Disease: A Systematic Review and Meta-Analysis [J]. PLoS One, 2016, 11 (3): e150532.

[31] CHAOUAT A, WEITZENBLUM E, KRIEGER J, et al. Association of chronic obstructive pulmonary disease and sleep apnea syndrome [J]. Am J Respir Crit Care Med, 1995, 151 (1): 82-86.

[32] SHEPARD JW JR, GARRISON MW, GRITHER DA, et al. Relationship of ventricular ectopy to nocturnal oxygen desaturation in patients with chronic obstructive pulmonary disease [J]. Am J Med, 1985, 78 (1): 28-34.

[33] ZHU S, XIA L, YU S, et al. The burden and challenges of tuberculosis in China: findings from the Global Burden of Disease Study 2015 [J]. Sci Rep, 2017, 7 (1): 14601.

[34] ZHANG CY, ZHAO F, XIA YY, et al. Prevalence and risk factors of active pulmonary tuberculosis among elderly people in China: a population based cross-sectional study [J]. Infectious Diseases of Poverty, 2019, 8 (1): 7.

[35] PAVORD ID, LETTIS S, ANZUETO A, et al. Blood eosinophil count and pneumonia risk in patients with chronic obstructive pulmonary disease: a patient-level meta-analysis [J]. Lancet Respir Med, 2016, 4 (9): 731-741.

[36] SORIANO JB, VISICK GT, MUELLEROVA H, et al. Patterns of comorbidities in newly diagnosed COPD and asthma in primary care [J]. Chest, 2005, 128 (4): 2099-2107.

[37] BOLTON CE, CANNINGS-JOHN R, EDWARDS PH, et al. What community measurements can be used to predict bone disease in patients with COPD? [J]. Respir Med, 2008, 102 (5): 651-657.

[38] BOLTON CE, IONESCU AA, SHIELS KM, et al. Associated loss of fat-free mass and bone mineral density in chronic obstructive pulmonary disease [J]. Am J Respir Crit Care Med, 2004, 170 (12): 1286-1293.

[39] BON J, FUHRMAN CR, WEISSFELD JL, et al. Radiographic Emphysema Predicts Low Bone Mineral Density in a Tobacco-exposed Cohort [J]. American Journal of Respiratory and Critical Care Medicine, 2011, 183 (7): 885-890.

[40] HANANIA NA, MULLEROVA H, LOCANTORE NW, et al. Determinants of depression in the ECLIPSE chronic obstructive pulmonary disease cohort [J]. Am J Respir Crit Care Med, 2011, 183 (5): 604-611.

[41] MAURER J, REBBAPRAGADA V, BORSON S, et al. Anxiety and depression in COPD: current understanding, unanswered questions, and research needs [J]. Chest, 2008, 134 (4 Suppl): 43S-56S.

[42] EISNER MD, BLANC PD, YELIN EH, et al. Influence of anxiety on health outcomes in COPD [J]. Thorax, 2010, 65 (3): 229-234.

[43] BAIRD C, LOVELL J, JOHNSON M, et al. The impact of cognitive impairment on self-management in chronic obstructive pulmonary disease: A systematic review [J]. Respir Med, 2017, 129: 130-139.

[44] COLLINS PF, ELIA M, STRATTON RJ. Nutritional support and functional capacity in chronic obstructive pulmonary disease: a systematic review and meta-analysis [J]. Respirology, 2013, 18 (4): 616-629.

[45] CORREIA MI, HEGAZI RA, DIAZ-PIZARRO GJ, et al. Addressing Disease-Related Malnutrition in Healthcare: A Latin American Perspective [J]. JPEN J Parenter Enteral Nutr, 2016, 40 (3): 319-325.

[46] ZHANG Y, ZUO H, TIAN D, et al. Correlation between peripheral skeletal muscle functions and the stable phase of COPD in older patients [J]. European review for medical and pharmacological sciences,

2018，22（16）：5317.

［47］RAMIRES BR，DE OLIVEIRA EP，PIMENTEL GD，et al. Resting energy expenditure and carbohydrate oxidation are higher in elderly patients with COPD：a case control study［J］. Nutr J，2012，11：37.

［48］戴圣婷，杨剑，邱卓英，等. 中国 ICF 的研究与发展——基于 CiteSpace Ⅲ 文献分析［J］. 中国康复理论与实践，2017，23（10）：1137-1144.

［49］A.CIEZA，G. STUCKI，张静，等. 国际功能、残疾与健康分类：发展过程和内容效度［J］. 中国康复理论与实践，2011，17（1）：11-16.

［50］BENNER JL，NOTEN S，LIMSAKUL C，et al. Outcomes in adults with cerebral palsy：systematic review using the International Classification of Functioning，Disability and Health［J］. Dev Med Child Neurol，2019，61（10）：1153-1161.

［51］ENGKASAN JP，AHMAD-FAUZI A，SABIRIN S，et al. Mapping the primary outcomes reported in Cochrane systematic reviews regarding stroke with the International Classification of Functioning，Disability and Health domains：current trend and future recommendations［J］. Eur J Phys Rehabil Med，2019，55（3）：378-383.

［52］STUCKI A，STOLL T，CIEZA A，et al. ICF Core Sets for obstructive pulmonary diseases［J］. J Rehabil Med，2004（44 Suppl）：114-120.

［53］JOBST A，KIRCHBERGER I，CIEZA A，et al. Content Validity of the Comprehensive ICF Core Set for Chronic Obstructive Pulmonary Diseases：An International Delphi Survey［J］. Open Respir Med J，2013，7（1）：33-45.

［54］MARQUES A，JACOME C，GONCALVES A，et al. Validation of the Comprehensive ICF Core Set for obstructive pulmonary diseases from the patient's perspective［J］. Int J Rehabil Res，2014，37（2）：152-158.

［55］LAGE SM，JACOME C，OLIVEIRA A，et al. Validation of the International Classification of Functioning，Disability and Health Core Set for obstructive pulmonary diseases in the perspective of adults with asthma［J］. Disabil Rehabil，2020，42（1）：86-92.

［56］HUANG J，REINHARDT JD，DAI R，et al. Validation of the brief international classification of functioning，disability，and health core set for obstructive pulmonary disease in the Chinese context［J］. Chron Respir Dis，2019，16（1）：1479973119843648.

［57］王岚，郑金萍，沈悦好，等. 基于 ICF 的慢性阻塞性肺疾病综合评估指标体系的构建研究［J］. 中国全科医学，2021，24（10）：1289-1293.

［58］PALADINI L，HODDER R，CECCHINI I，et al. The MRC dyspnoea scale by telephone interview to monitor health status in elderly COPD patients［J］. Respiratory Medicine，2010，104（7）：1027-1034.

［59］BLANKENBURG T，GUETTEL A，BUSCH C，et al. Six-minute walk distance and dyspnoea scores to assess the course of COPD exacerbation in elderly patients［J］. The Clinical Respiratory Journal，2013，7（3）：261-267.

［60］BENNELL K，DOBSON F，HINMAN R. Measures of physical performance assessments：Self-Paced Walk Test（SPWT），Stair Climb Test（SCT），Six-Minute Walk Test（6MWT），Chair Stand Test（CST），Timed Up & Go（TUG），Sock Test，Lift and Carry Test（LCT），and Car Task［J］. Arthritis Care & Research，2011，63（S11）：S350-S370.

［61］CORSONELLO A，PEDONE C，BATTAGLIA S，et al. C-reactive protein（CRP）and erythrocyte sedimentation rate（ESR）as inflammation markers in elderly patients with stable chronic obstructive pulmonary disease（COPD）［J］. Archives of Gerontology and Geriatrics，2011，53（2）：190-195.

［62］YOHANNES AM，ROOMI J，WINN S，et al. The Manchester Respiratory Activities of Daily Living questionnaire: development, reliability, validity, and responsiveness to pulmonary rehabilitation [J]. J Am Geriatr Soc, 2000, 48 (11): 1496-1500.

[63] ZACARIAS LC, CAMARA KJDC, ALVES BM, et al. Validation of the World Health Organization Disability Assessment Schedule (WHODAS 2.0) for individuals with COPD [J]. Disabil Rehabil, 2022: 44 (19): 5663-5668.

[64] CHOI JY, YOON HK, SHIN KC, et al. CAT Score and SGRQ Definitions of Chronic Bronchitis as an Alternative to the Classical Definition [J]. Int J Chron Obstruct Pulmon Dis, 2019, 14: 3043-3052.

[65] ANTONELLI-INCALZI R, PEDONE C, SCARLATA S, et al. Correlates of mortality in elderly COPD patients: Focus on health-related quality of life [J]. Respirology, 2009, 14 (1): 98-104.

[66] JOLLIFFE DA, GREENBERG L, HOOPER RL, et al. Vitamin D to prevent exacerbations of COPD: systematic review and meta-analysis of individual participant data from randomised controlled trials [J]. Thorax, 2019, 74 (4): 337-345.

[67] ZHANG L, YUAN QY. Vitamin D should be supplemented more actively in elderly patients with coronary heart disease combined with COPD [J]. International Journal of Chronic Obstructive Pulmonary Disease, 2016, 11: 1359-1365.

[68] ALBERTSON TE, SCHIVO M, ZEKI AA, et al. The Pharmacological Approach to the Elderly COPD Patient [J]. Drugs & Aging, 2013, 30 (7): 479-502.

[69] Long term domiciliary oxygen therapy in chronic hypoxic cor pulmonale complicating chronic bronchitis and emphysema. Report of the Medical Research Council Working Party [J]. Lancet, 1981, 1 (8222): 681-686.

[70] ALISON JA, MCKEOUGH ZJ, LEUNG R, et al. Oxygen compared to air during exercise training in COPD with exercise-induced desaturation [J]. Eur Respir J, 2019, 53 (5): 1802429.

[71] PISANI L, FASANO L, CORCIONE N, et al. Change in pulmonary mechanics and the effect on breathing pattern of high flow oxygen therapy in stable hypercapnic COPD [J]. Thorax, 2017, 72 (4): 373-375.

[72] CARLUCCI A, ROSSI V, CIRIO S, et al. Portable High-Flow Nasal Oxygen during Walking in Patients with Severe Chronic Obstructive Pulmonary Disease: A Randomized Controlled Trial [J]. Respiration, 2021, 100 (12): 1158-1164.

[73] MACREA M, OCZKOWSKI S, ROCHWERG B, et al. Long-Term Noninvasive Ventilation in Chronic Stable Hypercapnic Chronic Obstructive Pulmonary Disease. An Official American Thoracic Society Clinical Practice Guideline [J]. American Journal of Respiratory and Critical Care Medicine, 2020, 202 (4): e74-e87.

[74] REICHERT C, DÜRSCHMID S, HEINZE H, et al. A Comparative Study on the Detection of Covert Attention in Event-Related EEG and MEG Signals to Control a BCI [J]. Frontiers in Neuroscience, 2017, 11: 575.

[75] VOGIATZIS I, ROCHESTER C L, SPRUIT M A, et al. Increasing implementation and delivery of pulmonary rehabilitation: key messages from the new ATS/ERS policy statement [J]. Eur Respir J, 2016, 47 (5): 1336-1341.

[76] GARVEY C, BAYLES MP, HAMM LF, et al. Pulmonary Rehabilitation Exercise Prescription in Chronic Obstructive Pulmonary Disease: Review of Selected Guidelines: AN OFFICIAL STATEMENT FROM THE AMERICAN ASSOCIATION OF CARDIOVASCULAR AND PULMONARY REHABILITATION [J]. J Cardiopulm Rehabil Prev, 2016, 36 (2): 75-83.

[77] ALISON JA, MCKEOUGH ZJ, JOHNSTON K, et al. Australian and New Zealand Pulmonary Rehabilitation Guidelines [J]. Respirology, 2017, 22 (4): 800-819.

［78］SPRUIT MA，SINGH SJ，GARVEY C，et al. An Official American Thoracic Society/European Respiratory Society Statement：Key Concepts and Advances in Pulmonary Rehabilitation［J］. American Journal of Respiratory and Critical Care Medicine，2013，188（8）：e13-e64.

［79］HOLLAND AE，MAHAL A，HILL CJ，et al. Home-based rehabilitation for COPD using minimal resources：a randomised，controlled equivalence trial［J］. Thorax，2017，72（1）：57-65.

［80］MALTAIS F，BOURBEAU J，SHAPIRO S，et al. Effects of home-based pulmonary rehabilitation in patients with chronic obstructive pulmonary disease：a randomized trial［J］. Ann Intern Med，2008，149（12）：869-878.

［81］HORTON EJ，MITCHELL KE，JOHNSON-WARRINGTON V，et al. Comparison of a structured home-based rehabilitation programme with conventional supervised pulmonary rehabilitation：a randomised non-inferiority trial［J］. Thorax，2018，73（1）：29-36.

［82］NOLAN CM，KALIARAJU D，JONES SE，et al. Home versus outpatient pulmonary rehabilitation in COPD：a propensity-matched cohort study［J］. Thorax，2019，74（10）：996-998.

［83］WEDZICHA JA，MIRAVITLLES M，HURST JR，et al. Management of COPD exacerbations：a European Respiratory Society/American Thoracic Society guideline［J］. European Respiratory Journal，2017，49（3）：1600791.

［84］SPANNELLA F，GIULIETTI F，COCCI G，et al. Acute Exacerbation of Chronic Obstructive Pulmonary Disease in Oldest Adults：Predictors of In-Hospital Mortality and Need for Post-acute Care［J］. Journal of the American Medical Directors Association，2019，20（7）：893-898.

［85］LONG J，OUYANG Y，DUAN H，et al. Multiple Factor Analysis of Depression and/or Anxiety in Patients with Acute Exacerbation Chronic Obstructive Pulmonary Disease［J］. Int J Chron Obstruct Pulmon Dis，2020，15：1449-1464.

［86］ROSA F，BAGNASCO A，GHIROTTO L，et al. Experiences of older people following an acute exacerbation of chronic obstructive pulmonary disease：A phenomenological study［J］. Journal of Clinical Nursing，2018，27（5-6）：e1110-e1119.

［87］RYRSO CK，GODTFREDSEN NS，KOFOD LM，et al. Lower mortality after early supervised pulmonary rehabilitation following COPD-exacerbations：a systematic review and meta-analysis［J］. BMC Pulm Med，2018，18（1）：154.

［88］LINDENAUER PK，STEFAN MS，PEKOW PS，et al. Association Between Initiation of Pulmonary Rehabilitation After Hospitalization for COPD and 1-Year Survival Among Medicare Beneficiaries［J］. JAMA，2020，323（18）：1813-1823.

［89］STEFAN MS，PEKOW PS，PRIYA A，et al. Association between Initiation of Pulmonary Rehabilitation and Rehospitalizations in Patients Hospitalized with Chronic Obstructive Pulmonary Disease［J］. Am J Respir Crit Care Med，2021，204（9）：1015-1023.

［90］GREENING NJ，WILLIAMS JE，HUSSAIN SF，et al. An early rehabilitation intervention to enhance recovery during hospital admission for an exacerbation of chronic respiratory disease：randomised controlled trial［J］. BMJ，2014，349：g4315.

［91］CHEN KM，LIAO LY，CHUNG WS，et al. Efficacy of a respiratory rehabilitation exercise training package in hospitalized elderly patients with acute exacerbation of COPD：a randomized control trial［J］. International Journal of Chronic Obstructive Pulmonary Disease，2015，10（1）：1703-1709.

［92］SNIDER JT，JENA AB，LINTHICUM MT，et al. Effect of hospital use of oral nutritional supplementation on length of stay，hospital cost，and 30-day readmissions among Medicare patients with COPD［J］. Chest，2015，147（6）：1477-1484.

［93］HARRISON SL，LEE AL，ELLIOTT-BUTTON HL，et al. The role of pain in pulmonary rehabilitation：

a qualitative study［J］. Int J Chron Obstruct Pulmon Dis，2017，12：3289-3299.

［94］王娟，石婷婷. 气道廓清技术在慢性阻塞性肺疾病急性加重期患者中的效果观察［J］. 医学食疗与健康，2021，19（4）：56-57.

［95］MALTAIS F，DECRAMER M，CASABURI R，et al. An official American Thoracic Society/European Respiratory Society statement：update on limb muscle dysfunction in chronic obstructive pulmonary disease［J］. Am J Respir Crit Care Med，2014，189（9）：e15-e62.

［96］SEWELL L，SINGH SJ，WILLIAMS JEA，et al. Can Individualized Rehabilitation Improve Functional Independence in Elderly Patients With COPD？［J］. Chest，2005，128（3）：1194-1200.

［97］LI W，PU Y，MENG A，et al. Effectiveness of pulmonary rehabilitation in elderly patients with COPD：A systematic review and meta - analysis of randomized controlled trials［J］. International Journal of Nursing Practice，2019，25（5）：e12745.

［98］马军廷. 心肺康复运动训练对 COPD 稳定期患者肺功能的影响［J］. 中国卫生标准管理，2021，12（16）：51-54.

［99］MORRIS NR，HILL K，WALSH J，et al. Exercise & Sports Science Australia（ESSA）position statement on exercise and chronic obstructive pulmonary disease［J］. Journal of Science and Medicine in Sport，2021，24（1）：52-59.

［100］MCCARTHY B，CASEY D，DEVANE D，et al. Pulmonary rehabilitation for chronic obstructive pulmonary disease［J］. Cochrane Database of Systematic Reviews，2015，2（2）：CD003793.

［101］LACASSE Y，CATES CJ，MCCARTHY B，et al. This Cochrane Review is closed：deciding what constitutes enough research and where next for pulmonary rehabilitation in COPD［J］. Cochrane Database of Systematic Reviews，2015，11（11）：ED000107.

［102］BALTZAN MA，KAMEL H，ALTER A，et al. Pulmonary rehabilitation improves functional capacity in patients 80 years of age or older［J］. Can Respir J，2004，11（6）：407-413.

［103］BERRY MJ，REJESKI WJ，ADAIR NE，et al. Exercise rehabilitation and chronic obstructive pulmonary disease stage［J］. Am J Respir Crit Care Med，1999，160（4）：1248-1253.

［104］VERRILL D，BARTON C，BEASLEY W，et al. The effects of short-term and long-term pulmonary rehabilitation on functional capacity，perceived dyspnea，and quality of life［J］. Chest，2005，128（2）：673-683.

［105］HOLLAND AE，MALAGUTI C，HOFFMAN M，et al. Home-based or remote exercise testing in chronic respiratory disease，during the COVID-19 pandemic and beyond：A rapid review［J］. Chron Respir Dis，2020，17：1479973120952418.

［106］HILL K，CAVALHERI V，MATHUR S，et al. Neuromuscular electrostimulation for adults with chronic obstructive pulmonary disease［J］. Cochrane Database Syst Rev，2018，5（5）：CD010821.

［107］CELLI BR，DECRAMER M，WEDZICHA JA，et al. An Official American Thoracic Society/European Respiratory Society Statement：Research Questions in Chronic Obstructive Pulmonary Disease［J］. American Journal of Respiratory and Critical Care Medicine，2015，191（7）：e4-e27.

［108］VON TROTT P，OEI SL，RAMSENTHALER C. Acupuncture for Breathlessness in Advanced Diseases：A Systematic Review and Meta-analysis［J］. Journal of pain and symptom management，2020，59（2）：327-338.

［109］SUZUKI M，MURO S，FUKUI M，et al. Effects of acupuncture on nutritional state of patients with stable chronic obstructive pulmonary disease（COPD）：re-analysis of COPD acupuncture trial，a randomized controlled trial［J］. BMC Complementary and Alternative Medicine，2018，18（1）：287.

［110］WANG J，LI J，YU X，et al. Acupuncture Therapy for Functional Effects and Quality of Life in COPD Patients：A Systematic Review and Meta-Analysis［J］. BioMed Research International，2018，2018：

1-19.

［111］FAN Y, WEN X, ZHANG Q, et al. Effect of Traditional Chinese Medicine Bufei Granule on Stable Chronic Obstructive Pulmonary Disease: A Systematic Review and Meta-Analysis Based on Existing Evidence [J]. Evidence-Based Complementary and Alternative Medicine, 2020, 2020: 1-7.

［112］JO T, YASUNAGA H, YAMAUCHI Y, et al. Inhaled corticosteroid withdrawal may improve outcomes in elderly patients with COPD exacerbation: a nationwide database study [J]. ERJ Open Research, 2020, 6 (1): 00246-2019.

［113］JARVIS S, IND PW, SHINER RJ. Inhaled therapy in elderly COPD patients; time for re-evaluation? [J]. Age and Ageing, 2007, 36 (2): 213-218.

［114］CORSONELLO A, SCARLATA S, PEDONE C, et al. Treating COPD in Older and Oldest Old Patients [J]. Curr Pharm Des, 2015, 21 (13): 1672-1689.

［115］VOZORIS NT, WANG X, AUSTIN PC, et al. Serotonergic antidepressant use and morbidity and mortality among older adults with COPD [J]. The European respiratory journal, 2018, 52 (1): 1800475.

［116］LEVINE M. In older adults with COPD, new opioid use was linked to increased risk for respiratory and all-cause mortality [J]. Annals of Internal Medicine, 2017, 166 (2): JC11.

［117］BENZO R, VICKERS K, NOVOTNY PJ, et al. Health Coaching and Chronic Obstructive Pulmonary Disease Rehospitalization. A Randomized Study [J]. Am J Respir Crit Care Med, 2016, 194 (6): 672-680.

［118］EFFING TW, VERCOULEN JH, BOURBEAU J, et al. Definition of a COPD self-management intervention: International Expert Group consensus [J]. Eur Respir J, 2016, 48 (1): 46-54.

［119］LENFERINK A, BRUSSE-KEIZER M, VAN DER VALK PD, et al. Self-management interventions including action plans for exacerbations versus usual care in patients with chronic obstructive pulmonary disease [J]. Cochrane Database Syst Rev, 2017, 8: CD11682.

［120］FAN VS, GAZIANO JM, LEW R, et al. A comprehensive care management program to prevent chronic obstructive pulmonary disease hospitalizations: a randomized, controlled trial [J]. Ann Intern Med, 2012, 156 (10): 673-683.

［121］ABOUMATAR H, NAQIBUDDIN M, CHUNG S, et al. Effect of a Hospital-Initiated Program Combining Transitional Care and Long-term Self-management Support on Outcomes of Patients Hospitalized With Chronic Obstructive Pulmonary Disease: A Randomized Clinical Trial [J]. JAMA, 2019, 322 (14): 1371-1380.

［122］陈菊春, 牛丽娟, 张晓芳, 等. 老年慢阻肺晚期患者的临终关怀服务模式的讨论 [J]. 当代护士, 2020, 27 (8): 52-54.

［123］FERNER RE, ARONSON JK. Communicating information about drug safety [J]. BMJ, 2006, 333 (7559): 143-145.

［124］王丽, 高琳, 史莹, 等. 超声对老年 AECOPD 患者膈肌功能的评估价值 [J]. 中国老年学杂志, 2019, 39 (14): 3406-3409.

［125］LAHOUSSE L, ZIERE G, VERLINDEN VJA, et al. Risk of Frailty in Elderly With COPD: A Population-Based Study [J]. The Journals of Gerontology Series A: Biological Sciences and Medical Sciences, 2016, 71 (5): 689-695.

［126］OZALEVLI S, ILGIN D, NARIN S, et al. Association between disease-related factors and balance and falls among the elderly with COPD: a cross-sectional study [J]. Aging Clinical and Experimental Research, 2011, 23 (5): 372-377.

［127］IWAKURA M, OKURA K, SHIBATA K, et al. Relationship between balance and physical activity measured by an activity monitor in elderly COPD patients［J］. International Journal of COPD, 2016, 11: 1505-1514.

［128］ABBATECOLA AM, FUMAGALLI A, SPAZZAFUMO L, et al. Body composition markers in older persons with COPD［J］. Age and Ageing, 2014, 43（4）: 548-553.

［129］TAO YX, WANG L, DONG YX, et al. Psychometric properties of the Physical Activity Scale for the Elderly in Chinese patients with COPD［J］. International Journal of COPD, 2017, 12: 105-114.

［130］HALPIN D, CRINER GJ, PAPI A, et al. Global Initiative for the Diagnosis, Management, and Prevention of Chronic Obstructive Lung Disease. The 2020 GOLD Science Committee Report on COVID-19 and Chronic Obstructive Pulmonary Disease［J］. Am J Respir Crit Care Med, 2021, 203（1）: 24-36.

［131］YOHANNES AM, ALEXOPOULOS GS. Pharmacological treatment of depression in older patients with chronic obstructive pulmonary disease: impact on the course of the disease and health outcomes［J］. Drugs Aging, 2014, 31（7）: 483-492.

［132］YOHANNES AM, BALDWIN RC, CONNOLLY MJ. Depression and anxiety in elderly patients with chronic obstructive pulmonary disease［J］. Age Ageing, 2006, 35（5）: 457-459.

［133］POLLOK J, VAN AGTEREN JE, ESTERMAN AJ, et al. Psychological therapies for the treatment of depression in chronic obstructive pulmonary disease［J］. Cochrane Database Syst Rev, 2019, 3（3）: CD12347.

［134］CONNOLLY MJ, YOHANNES AM. The impact of depression in older patients with chronic obstructive pulmonary disease and asthma［J］. Maturitas, 2016, 92: 9-14.

［135］GOOD-FRATTURELLI MD, CURLEE RF, HOLLE JL. Prevalence and nature of dysphagia in va patients with copd referred for videofluoroscopic swallow examination［J］. Journal of Communication Disorders, 2000, 33（2）: 93-110.

［136］GONZALEZ LINDH M, BLOM JOHANSSON M, JENNISCHE M, et al. Prevalence of swallowing dysfunction screened in Swedish cohort of COPD patients［J］. 2017, 12: 331-337.

［137］CHAVES RD, CARVALHO CR, CUKIER A, et al. Symptoms of dysphagia in patients with COPD［J］. Jornal brasileiro de pneumologia, 2011, 37（2）: 176-183.

［138］VESPASIANI-GENTILUCCI U, PEDONE C, MULEY-VILAMU M, et al. The pharmacological treatment of chronic comorbidities in COPD: mind the gap!［J］. Pulmonary Pharmacology & Therapeutics, 2018, 51: 48-58.

［139］CVEJIC L, HARDING R, CHURCHWARD T, et al. Laryngeal penetration and aspiration in individuals with stable COPD［J］. Respirology, 2011, 16（2）: 269-275.

［140］CLAYTON NA, CARNABY GD, PETERS MJ, et al. Impaired laryngopharyngeal sensitivity in patients with COPD: The association with swallow function［J］. International Journal of Speech-Language Pathology, 2013, 16（6）: 615-623.

［141］YOSHIMATSU Y, TOBINO K, SUEYASU T, et al. Repetitive Saliva Swallowing Test Predicts COPD Exacerbation［J］. Int J Chron Obstruct Pulmon Dis, 2019, 14: 2777-2785.

［142］VAN DAM VAN ISSELT EF, GROENEWEGEN-SIPKEMA KH, SPRUIT-VAN EIJK M, et al. Pain in patients with COPD: a systematic review and meta-analysis［J］. BMJ Open, 2014, 4（9）: e5898.

［143］VAN DAM VAN ISSELT EF, GROENEWEGEN-SIPKEMA KH, VAN EIJK M, et al. Pain in patients with chronic obstructive pulmonary disease indicated for post-acute pulmonary rehabilitation［J］. Chron Respir Dis, 2019, 16: 396948112.

［144］LEWTHWAITE H, WILLIAMS G, BALDOCK KL, et al. Systematic Review of Pain in Clinical Practice Guidelines for Management of COPD: A Case for Including Chronic Pain?［J］. Healthcare

（Basel），2019，7（1）：15.

［145］JANSSEN DJ，MCCORMICK JR. Palliative care and pulmonary rehabilitation［J］. Clin Chest Med，2014，35（2）：411-421.

［146］MADDOCKS M，LOVELL N，BOOTH S，et al. Palliative care and management of troublesome symptoms for people with chronic obstructive pulmonary disease［J］. Lancet，2017，390（10098）：988-1002.

［147］FAGEVIK OM，LANNEFORS L，WESTERDAHL E. Positive expiratory pressure - Common clinical applications and physiological effects［J］. Respir Med，2015，109（3）：297-307.

［148］LEVINE M. In older adults with COPD，new opioid use was linked to increased risk for respiratory and all-cause mortality［J］. Ann Intern Med，2017，166（2）：JC11.

［149］PEREIRA EDB，VIANA CS，TAUNAY TCE，et al. Improvement of Cognitive Function After a Three-Month Pulmonary Rehabilitation Program for COPD Patients［J］. Lung，2011，189（4）：279-285.

［150］TORRES-SÁNCHEZ I，RODRÍGUEZ-ALZUETA E，CABRERA-MARTOS I，et al. Cognitive impairment in COPD：a systematic review［J］. Jornal Brasileiro de Pneumologia，2015，41（2）：182-190.

［151］OZGE C，OZGE A，UNAL O. Cognitive and functional deterioration in patients with severe COPD［J］. Behav Neurol，2006，17（2）：121-130.

［152］BOHNENKAMP TA，FORREST KM，KLABEN BK，et al. Lung volumes used during speech breathing in tracheoesophageal speakers［J］. Ann Otol Rhinol Laryngol，2011，120（8）：550-558.

［153］AQUINO G，IULIANO E，Di CAGNO A，et al. Effects of combined training vs aerobic training on cognitive functions in COPD：a randomized controlled trial［J］. International Journal of Chronic Obstructive Pulmonary Disease，2016，11：711-718.

［154］MORLINO P，BALBI B，GUGLIELMETTI S，et al. Gait Abnormalities of COPD Are Not Directly Related to Respiratory Function［J］. Gait & Posture，2017，58：352-357.

［155］GUPTA PP，SOOD S，ATREJA A，et al. Assessment of visual evoked potentials in stable COPD patients with no visual impairment［J］. Ann Thorac Med，2010，5（4）：222-227.

［156］KARTHIKKEYAN K，PADMA K，RAO BV. Evaluation of Visual Evoked Potential（VEP）in Patients With Chronic Obstructive Pulmonary Disease（COPD）［J］. Indian journal of physiology and pharmacology，2015，59（2）：182-188.

［157］黄向东，韩丽雅，陈秀芸，等. 慢性阻塞性肺病患者脑干听觉诱发及体表面感觉诱发电位检测的临床意义［J］. 临床医学，2005，25（2）：11-12.

［158］ARAS YG，AYDEMIR Y，GUNGEN BD，et al. Evaluation of central and peripheral neuropathy in patients with chronic obstructive pulmonary disease［J］. Int J Chron Obstruct Pulmon Dis，2018，13：1857-1862.

［159］SUN Y，ZHENG F，LI Y，et al. Correlation between lower gastrointestinal tract symptoms and quality of life in patients with stable chronic obstructive pulmonary disease［J］. J Tradit Chin Med，2013，33（5）：608-614.

［160］潘慧，文谦，王成伟，等. 慢性阻塞性肺疾病急性期便秘症状发生及相关性调查［J］. 中国中医急症，2014，23（8）：1414-1415，1476.

［161］GAU JT，ACHARYA UH，KHAN MS，et al. Risk factors associated with lower defecation frequency in hospitalized older adults：a case control study［J］. BMC Geriatr，2015，15：44.

［162］石丽娟. 慢性阻塞性肺疾病患者发生便秘的原因分析与护理［J］. 中国临床护理，2012，4（3）：219-220.

［163］AIGON A，BILLECOCQ S. Prevalence and impact on quality of life of urinary incontinence in an adult population with chronic obstructive pulmonary diseases，literature review［J］. Prog Urol，2018，28（17）：962-972.

［164］HRISANFOW E，HAGGLUND D. The prevalence of urinary incontinence among women and men with chronic obstructive pulmonary disease in Sweden［J］. J Clin Nurs，2011，20（13-14）：1895-1905.

［165］马慧敏. 慢性阻塞性肺疾病患者尿失禁现状及其对生活质量的影响［D］. 山东大学护理学，2016.

［166］中华医学会老年医学分会. 老年人慢性便秘的评估与处理专家共识［J］. 中华老年病研究电子杂志，2017，4（2）：7-15.

［167］WOODWARD S. Assessment and management of constipation in older people［J］. Nurs Older People，2012，24（5）：21-26.

［168］中华医学会老年医学分会. 老年人慢性便秘的评估与处理专家共识［J］. 中华老年病研究电子杂志，2017，4（2）：7-15.

［169］王璇. 穴位按摩治疗慢性阻塞性肺疾病稳定期患者便秘［J］. 湖北中医杂志，2016，38（10）：57-58.

［170］曹小丽. 中医辨证治疗慢性阻塞性肺疾病伴便秘患者的疗效及护理体会［J］. 中西医结合护理（中英文），2015，1（1）：6-8.

［171］张民，王格，张骅. 慢性阻塞性肺疾病与便秘［J］. 中国老年学杂，2016，36（16）：4130-4133.

［172］KOBASHI KC，ALBO ME，DMOCHOWSKI R R，et al. Surgical Treatment of Female Stress Urinary Incontinence：AUA/SUFU Guideline［J］. J Urol，2017，198（4）：875-883.

［173］张艳，易念华，吴兰，等. 盆底康复训练治疗中老年妇女压力性尿失禁的效果评价［J］. 实用老年医学，2014（10）：859-861.

［174］李红，朱明华，刘燕，等. 肺康复运动训练对稳定期COPD合并肺心病患者的辅助治疗作用观察［J］. 中国医刊，2018，53（1）：29-32.

［175］刘妮，郑则广. COPD患者口咽部吞咽障碍研究进展［J］. 国际呼吸杂志，2016，36（21）：1652-1656.

［176］邵雪波，陈琪，朱李俊，等. 不同早期营养治疗方案对吞咽困难的ICU慢性阻塞性肺疾病患者的影响［J］. 中国现代医生，2019，57（22）：89-92.

［177］於苏莉，周敏. COPD合并认知功能损害与阿尔兹海默病的关系［J］. 上海交通大学学报：医学版，2014，34（1）：4.

［178］杜井波，沈宏华，王年，等. 无创机械通气结合认知康复训练对稳定期重度慢性阻塞性肺疾病合并认知障碍患者的疗效评价［J］. 内科理论与实践，2018，13（1）：46-52.

［179］中华医学会老年医学分会中华老年医学杂志编辑委员会. 老年人慢性便秘的评估与处理专家共识［J］. 中华老年医学杂志，2017，36（4）：371-381.

［180］杨秀华. 临床护理对慢阻肺患者生活质量的影响［J］. 实用妇科内分泌电子杂志，2017，4（32）：151，153.

第三章
老年肺癌全周期康复专家共识

　　肺癌是全球癌症死亡的首位原因，也是我国发病率和死亡率增长最快的恶性肿瘤，呈现城市高于农村，男性高于女性的特征。由于人口老龄化和空气污染呈不断加重趋势，且吸烟率居高不下，2020 年我国肺癌的发病和死亡例数分别达 815 563 人和 714 699 人，发病率和死亡率非常接近，其原因主要是由于临床诊断病例多已是晚期，失去了手术机会。由于肺癌预后极差，我国肺癌的 5 年生存率仅为 16.1%。肺癌的防治已成为我国癌症防治的重中之重。

　　本章由国家重点研发计划"老年全周期康复技术体系与信息化管理研究"项目组牵头，由国内老年肺癌康复医学、呼吸内科及护理学等领域专家组多次讨论共同撰写完成。通过系统检索 PubMed、Medline、Embase、Cochrane Library、Web of Science 等英文数据库，中国知网、中国生物医学文献服务系统、维普网和万方数据知识服务平台等中文数据库，对国内外现有临床指南、专家共识、综述、系统评价、随机对照试验等进行梳理，如"中华医学会肿瘤学分会肺癌临床诊疗指南（2021 版）"[1]、"中国肺癌筛查与早诊早治指南（2021，北京）"[2]、"肺癌脑转移中国治疗指南（2021 年版）"[3]、"非小细胞肺癌分子病理检测临床实践指南（2021 版）"[4]、2021 年美国国家综合癌症网络肺癌临床实践指南等，并融合国内外近年来在老年肺癌康复领域的临床经验与研究成果，在经过共识专家组的投票、讨论、决策后撰写完成。本章旨在从全周期康复和功能障碍的角度提供老年肺癌的诊断、康复评估和康复治疗的规范，并为不同级别机构的康复人员提供系统、全面的学术性指导和临床实践推荐。

　　本章分为 5 个节，分别从老年肺癌概述、临床检查与治疗、老年肺癌常见功能障碍全周期康复概述、十大功能障碍评估与治疗及康复护理衔接等方面逐步展开讨论。

第一节　老年肺癌概述

一、老年肺癌定义

　　肺癌又称作原发性支气管癌或原发性支气管肺癌，世界卫生组织（WHO）定义为起源于呼吸道上皮细胞（支气管、细支气管和肺泡）的恶性肿瘤，是最常见的肺部原发性恶性肿瘤。因其发病高峰在 55 ~ 65 岁，故而将发生于 ≥ 65 岁人群的肺癌称为老年肺癌。近年来，老年肺癌的发生率呈明显上升趋势。

二、老年肺癌危险因素

老年肺癌的发生与长期吸烟、大气污染等密切相关。老年人免疫功能降低、代谢活动与内分泌功能失调、慢性肺疾病等因素可能与肺癌有一定联系。

1. 吸烟 吸烟与肺癌的关系密切，在 20 世纪 50 年代就已提出了"吸烟可导致肺癌"的推论，且可明显提高肺癌患者死亡率[5]。其中吸烟与鳞癌和小细胞癌的关系更为密切。吸烟者患肺癌危险度是不吸烟者的 9 ~ 10 倍，吸烟者年龄越小、吸烟量越大、持续时间越长，引起肺癌的相对危险度越高。有研究表示被动吸烟也会增加肺癌的发生[6]。

2. 环境污染 室外大环境污染如各种农业废气、工业废气、粉尘、汽车尾气等可导致呼吸系统疾病发病率的上升及肺癌死亡率的增加[7]。室内小环境污染如室内被动吸烟、室内烹饪的烟雾、燃烧的烟煤释放的苯并芘等均有致癌作用[8]。

3. 职业暴露 长期接触铀、镭等放射性物质衰变时产生的氡[9]和氦气、石棉[10]、砷及其化合物[11]等高致癌物质者更易罹患肺癌。对于发达国家的非吸烟人群而言，氡是仅次于被动吸烟的室内致肺癌发生因素。另外，经常接触柴油废气者的肺癌发病率也会升高[10]。

4. 遗传史与基因改变 肺癌可能是外因通过内因而发病的，外因可诱发细胞的恶性转化和不可逆的基因改变，包括原癌基因的活化、抑癌基因的失活、自反馈分泌环的活化和细胞凋亡的抑制。有研究显示，一级亲属被诊断为肺鳞状细胞癌的个体患肺癌的风险度明显升高[12]。

5. 年龄 在我国，45 岁以下人群肺癌发病率相对较低，45 岁及以上人群呈现明显增加趋势[13]。

6. 饮食 饮食差异被认为是具有类似肺癌危险因素（即吸烟和其他暴露）者肺癌发生率不同的一种原因。有研究表示，饮食中水果和蔬菜含量高可以降低肺癌风险，多食用绿色、黄色的含 β 胡萝卜素的蔬菜及水果可减少肺癌的发生[14]。

7. 其他呼吸系统疾病 肺结核、慢性阻塞性肺疾病、尘肺等慢性肺部疾病患者肺癌发病率高于健康人，这可能是通过慢性炎症介导的[15, 16]。肺支气管慢性炎症及肺纤维瘢痕病变在愈合过程中的鳞状上皮化生或增生可能发展成肺癌[17]。

三、老年肺癌分类[18]

高龄老人患肺癌的病理分型中，老年男性易患鳞癌，老年女性易患腺癌。

（一）按解剖学部位分类

1. 中央型肺癌 指发生在段支气管至主支气管的肺癌，约占 3/4，多见于鳞状上皮细胞癌和小细胞肺癌。

2. 周围型肺癌 指发生在段支气管以下的肺癌，约占 1/4，多见于腺癌。

（二）按组织病理学分类

肺癌的组织病理学分为非小细胞肺癌和小细胞肺癌两大类，其中，非小细胞肺癌最为常见，约占肺癌总发病率的 85%。

1. 非小细胞肺癌

（1）鳞状上皮细胞癌（鳞癌）：包括乳头状型、透明细胞型、小细胞型、基底细样型。占原发性肺癌的 40% ~ 51%。鳞癌与吸烟密切相关，且多见于老年男性，以中央型肺癌多见，多有管腔内生长的倾向，早期常引发支气管狭窄或阻塞性肺炎。其生长缓慢，转移较晚，手术切除机会较多，5 年生存率较高，对放化疗敏感性低。

（2）腺癌：是肺癌最常见的类型（图 3-1-1）。女性多见，非吸烟人群多见，由于腺癌富含血管，早期在引起症状前即可侵犯血管、淋巴管，出现转移，易累及胸膜引起胸腔积液。

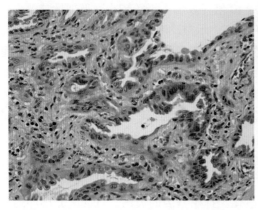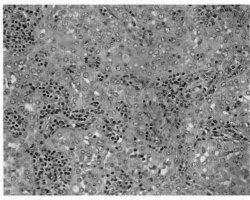

图 3-1-1　腺癌的组织学

左图示高倍显微镜照片，显示在腺癌中观察到的腺分化的典型腺泡模式。右图示肺实性腺癌苏木精 - 伊红染色切片的显微照片。

（3）大细胞癌：是一种未分化的非小细胞癌，较为少见。包括大细胞神经内分泌癌、基底细胞样癌、淋巴上皮瘤样癌、透明细胞癌等。转移较小细胞肺癌晚，手术切除机会大。

（4）其他：腺鳞癌、肉瘤样癌、淋巴上皮瘤样癌、睾丸核蛋白（nuclear protein of testis，NUT）癌、唾液腺型癌（腺样囊性癌、黏液表皮样癌）。

2. 小细胞肺癌（small cell lung cancer，SCLC）[19]　SCLC 包括燕麦细胞型、中间细胞型、复合燕麦细胞型。其属于恶性程度极高的神经内分泌肿瘤，是肺癌的一种特殊类型，约占肺癌的 15% ~ 20%，常于中老年时发病，男性多见，易出现早期转移，增长速度快，对初始化疗较敏感。

四、老年肺癌分期

肺癌 TNM 分期系统是国际公认的用于确定疾病范围的系统。TNM 分期的目的是提供可便于沟通的癌症范围描述，协助制订治疗方案，并作为预后指标（表 3-1-1）。

表 3-1-1　肺癌 TNM 分期[20]

原发肿瘤（T）分期
Tx：未发现原发肿瘤，或者通过痰细胞学检测或支气管灌洗发现癌细胞，但影像学及支气管镜未发现
T0：无原发肿瘤的证据
Tis：原位癌

原发肿瘤（T）分期

T1：肿瘤最长径≤ 3 cm，周围包绕肺组织及脏层胸膜，未累及叶支气管近端以上位置

    T1a：肿瘤最长径≤ 1 cm

    T1b：肿瘤最长径≤ 2 cm，且> 1 cm

    T1c：肿瘤最长径≤ 3 cm，且> 2 cm

T2：肿瘤最长径≤ 5 cm，且> 3 cm；或肿瘤有以下任意一项：侵犯主支气管，但未侵及隆突；侵及脏层胸膜；有阻塞性肺炎或者部分肺不张。符合以上任何一个条件即归为 T2

    T2a：肿瘤最长径≤ 4 cm，且> 3 cm

    T2b：肿瘤最长径≤ 5 cm，且> 4 cm

T3：肿瘤最长径≤ 7 cm，且> 5 cm；直接侵犯以下任何一个器官：胸壁（包含肺上沟瘤）、膈神经、心包；全肺肺不张；同一肺叶出现孤立性癌结节。符合以上任何一个条件即归为 T3

T4：肿瘤最长径> 7 cm；无论大小，侵及以下任何一个器官：纵隔、心脏、大血管、隆突、喉返神经、主气管、食管、椎体、膈肌；同侧不同肺叶内孤立癌结节

区域淋巴结（N）分期

Nx：无法评估

    N0：无区域淋巴结转移

    N1：同侧支气管周围和（或）同侧肺门淋巴结以及肺内淋巴结有转移

    N2：同侧纵隔内和（或）隆突下淋巴结转移

    N3：对侧纵隔、对侧肺门、同侧或对侧前斜角肌及锁骨上淋巴结转移

远处转移（M）分期

Mx：无法评估

M0：无远处转移

M1：

    M1a：胸腔或心包积液；对侧或双侧肺肿瘤结节；胸腔或心包结节；多种上述情况合并发生

    M1b：单个器官单处转移

    M1c：单个或多个器官多处转移

五、老年肺癌临床表现

临床表现与肿瘤大小、类型、发展阶段、所在部位、有无并发症或转移有密切关系。5% ~ 15% 的肺癌早期可无明显症状，随着病情的发展，可出现相应的呼吸道症状或转移相关症状[21]。

1. 原发肿瘤引起的症状和体征

（1）咳嗽、咳痰：咳嗽是肺癌患者就诊时最常见的症状，早期常表现为无痰或少痰的刺激性咳嗽，当肿瘤引起支气管狭窄后可加重咳嗽。气道分泌物过多或咳出大量稀薄的黏液样分泌物，可能是黏液腺癌的特征，通常提示晚期疾病。如果肿瘤增大影响到痰液引流，可继发阻塞性肺炎[21]。

（2）痰血与咯血：多见于中央型肺癌。由于肿瘤组织血管较为丰富，部分患者因肿瘤坏死可出现痰血，如果肿瘤侵袭较大血管可引起咯血[22]。

（3）气短或喘鸣：气短可能是由于气道管腔外或腔内梗阻、阻塞性肺炎或肺不张、淋巴管炎性肿瘤转移、肿瘤栓子、气胸、胸腔积液或伴有心包填塞的心包积液。呼吸气流通过气管受压或部分阻塞形成的狭窄处可引起喘鸣。对不明原因反复局部出现喘鸣者尤应警惕。肿瘤压迫可能导致肺呼吸面积减少，甚至引发胸腔积液，可表现为不断加重的胸闷、气急。

（4）发热：肿瘤组织坏死可引起发热。多数患者发热以阻塞性肺炎所致多见，抗生素治疗效果不佳。

（5）体重下降、乏力：为恶性肿瘤常见表现，晚期肿瘤可能引起消耗、食欲减退等，导致患者出现乏力伴体重下降。

2. 肿瘤局部扩展引起的症状和体征

（1）胸痛：肿瘤侵犯胸壁或胸膜时，产生不规则的钝痛、隐痛或剧痛，在呼吸、咳嗽时加重。肋骨、脊柱受侵犯时可有压痛点。若肿瘤压迫肋间神经，胸痛可累及其分布区域。肺上沟瘤位置较高，可能引起肩、胸背部持续疼痛或出现腋下放射性疼痛[23, 24]。

（2）声音嘶哑：多见于因肺癌转移至纵隔淋巴结后压迫或侵及喉返神经（多见左侧）而造成声带麻痹所致。而右侧喉返神经位置较高，在右侧上纵隔淋巴结转移时可能出现[25]。

（3）吞咽困难：多见于肿瘤或转移淋巴结压迫、侵犯食管，引起吞咽困难，还可引起气管 - 食管瘘，导致纵隔或肺部感染。

（4）上腔静脉阻塞综合征：多见于肿瘤或转移淋巴结压迫、侵犯上腔静脉。因血液不能顺畅回流，可出现颜面、颈部及上肢肿胀和胸壁血管怒张[26]。

（5）膈肌麻痹：多见于肿瘤侵犯膈神经而致其麻痹，可表现为顽固性呃逆、胸闷、气急，还可引起膈肌升高、运动消失或呼吸时的反常运动（吸气上升、呼气下降）。

（6）胸腔及心包积液：可由于肿瘤侵犯或转移至胸膜和心包引起，多表现为胸闷、胸痛、心动过速和心前区心音减弱。

（7）Pancoast 综合征：位于肺尖部的肺癌称为肺上沟瘤，因其周围空间狭小而易侵犯臂丛下神经根、星状神经节、交感神经节和肋间神经，产生肩部、肩胛骨内侧缘、上臂甚至前臂的疼痛，往往为阵发性加重的烧灼样痛，可伴皮肤感觉异常和不同程度的肌肉萎缩，又称 Paneoast 综合征。如病变累及交感神经，可出现同侧霍纳综合征，即同侧瞳孔缩小、眼球内陷、眼睑下垂、颜面无汗等。

3. 肿瘤远处转移引起的症状和体征

（1）颅内转移：肺癌是引起颅内转移的最常见原因之一，患者可无症状，常出现的中枢神经系统症状包括头痛、呕吐、眩晕、复视、共济失调、偏瘫及癫痫发作等，有时还会伴有精神状态改变和视觉障碍。

（2）骨转移：常见于肋骨或脊柱、盆骨与长骨，可无症状或伴有局部疼痛与压痛，若脊柱转移压迫或侵犯脊髓，可导致二便失禁或截瘫等。

（3）肝转移：可无症状，转移灶严重时可出现肝肿大和肝区疼痛，可伴有食欲减退、恶心和消瘦，及伴有门冬氨酸氨基转移酶或胆红素升高等表现。

（4）肾上腺转移：可呈现艾迪生病（Addison disease）症状，出现食欲减退、腹泻、皮肤色素增加、腋毛脱落、低血压。

（5）淋巴结转移：按照淋巴回流途径首先转移到肺门淋巴结，继而可达纵隔和锁骨上。肿大的浅表淋巴结多质地较硬，可融合成团，多不伴有压痛。

（6）其他：肺癌可转移至各个部位，导致多种征象，例如皮下结节、皮肤溃疡、腹痛等表现。

4. 肺癌的胸外表现　少数肺癌患者可出现一些少见的症状和体征，并非由肿瘤的直接作用或转移引起，可出现于肺癌发现前或后，也可同时出现，常表现于胸部以外的脏器。

（1）高钙血症：由肺癌导致的骨质破坏、肿瘤分泌甲状旁腺激素导致的骨重吸收钙等引起，可导致心电图 PR 间期和 QRS 时限延长，QT 间期缩短，心动过缓甚至传导阻滞。

（2）抗利尿激素分泌失调综合征（syndrome of inappropriate antidiuretic hormone secretion，SIADH）：源于肿瘤细胞异位分泌产生的抗利尿激素样物质。其好发于小细胞癌，常表现为稀释性低钠血症，严重时可致意识障碍。

（3）异位库欣综合征（Cushing syndrome，ECS）：源于肿瘤细胞异位分泌产生的促肾上腺皮质激素类物质，好发于小细胞癌和类癌等。可有低血钾和高血糖、高血压表现，有些患者可能出现特征性的"满月脸"。

（4）副肿瘤性神经综合征（paraneoplastic neurologic syndrome，PNS）：是恶性肿瘤间接效应引起的一组神经系统症状与体征，脑、脊髓、周围神经、神经肌肉接头及肌肉等多器官均可受累，临床表现多样，多见于小细胞癌患者，可表现为近端肌肉无力、反射降低和自主神经功能失常等，并往往发生于肺癌确诊之前。

（5）血液系统异常：表现多种多样，包括血小板的异常增多与减少、类白血病反应、凝血功能异常甚至弥散性血管内凝血（disseminated intravascular coagulation，DIC）等。

（6）皮肤表现：常见于腺癌患者，包括皮肌炎、黑棘皮症等。

第二节　老年肺癌的临床检查与治疗

一、老年肺癌的检查评估

1. 影像学检查

（1）胸部 X 线检查：是最基本的影像学检查方法之一，包括胸部正、侧位，但其分辨率较低，所以不常规用于肺癌的筛查和检查。

（2）胸部 CT 检查：可有效地检出早期周围型肺癌，验证病变所在的部位和累及范围，可帮助鉴别其良、恶性，是目前肺癌诊断、分期、疗效评价及治疗后随访最重要和最常用的影像学手段。CT 检查的特点包括：①可检出直径仅 2 mm 的微小结节及隐藏在隐蔽部位的肺癌；②高分辨率 CT（high resolution CT，HRCT）能发现对良、恶性肿瘤有鉴别意义的影像学表现；③增强 CT 可帮助判断肺癌的转移范围，对肺癌做出更准确的临床分期；④判断手术切除的可能性等。在对怀疑肺癌的患者进行诊治前，强烈推荐进行胸部增强 CT 检查。

（3）磁共振成像（magnetic resonance imaging，MRI）检查：不推荐用于肺癌的常规诊断，特别适用于判定脑、椎体有无转移。脑部增强 MRI 可作为肺癌术前或初治分期前的常规检查。MRI 对椎体及骨转移灵敏度和特异度均很高。

（4）超声检查：常用于检查腹部重要器官有无转移，也用于浅表部位淋巴结的检查。可较为安全地进行超声引导下穿刺活组织检查。还可用于检查有无胸膜转移、胸腔积液及心包积液，行超声定位抽取积液。

（5）骨扫描检查：是判断肺癌骨转移的常规检查，是筛查骨转移的首选方式。

（6）正电子发射计算机体层显像（positron emission computed tomography，PET-CT）检查：是肺癌诊断、分期与再分期、放疗靶区勾画、疗效和预后评估的最佳方法之一。有条件者推荐进行检查。

2. 组织学或细胞学检查

（1）痰液细胞学检查：是目前中央型肺癌最简单方便的无创诊断方法之一。

（2）胸腔穿刺术：可以获取胸腔积液，进行细胞学检查，以明确病理类型和进行肺癌分期。

（3）浅表淋巴结及皮下转移结节活组织检查：对于有肺部占位怀疑肺癌的患者，如果伴有浅表淋巴结肿大，可进行浅表淋巴结活组织检查，以获得病理学诊断。

（4）经胸壁肺穿刺术：在 CT 或超声引导下进行，是诊断周围型肺癌的首选方法之一。

（5）纤维支气管镜检查：是肺癌的主要诊断工具，可以进入到 4 ~ 5 级支气管，帮助肉眼观察大约 1/3 的支气管树黏膜。但检查范围有限，对于外周 2/3 的呼吸道无法进行肉眼观察，对于腔外病变及淋巴结等无法观察，对于呼吸道黏膜的上皮异型增生及原位癌的诊断率不高。

（6）经支气管针吸活组织检查术（transbronchial needle aspiration，TBNA）和超声支气管镜引导下经支气管针吸活组织检查技术（endo-bronchial ultrasound-guided transbronchial needle aspiration，EBUS-TBNA）：传统 TBNA 根据胸部 CT 定位操作，对术者要求较高，不作为常规推荐的检查方法。EBUS-TBNA 可在超声引导下实时进行胸内病灶的穿刺，对肺癌病灶及淋巴结转移灶能够明确诊断，且更具有安全性和可靠性。

（7）纵隔镜检查：纵隔镜检查取样较多，是鉴别伴有纵隔淋巴结肿大的良恶性疾病的有效方法，也是评估肺癌分期的方法之一，但操作创伤及风险相对较大。

（8）胸腔镜：内科胸腔镜可对于不明原因的胸腔积液、胸膜疾病等进行检查。外科胸腔镜可以进行肺癌诊断和分期，可安全有效地获取病变组织，提高诊断阳性率。但胸腔镜检查创伤较大、费用较高，在有其他检查方法可选的条件下，不作为常规推荐。

3. 肿瘤标志物检查　目前常用的原发性肺癌标志物有癌胚抗原（carcinoembryonic antigen，CEA）、神经元特异性烯醇化酶（neuron specific enolase，NSE）、细胞角蛋白 19 片段、胃泌素释放肽前体（progastrin releasing peptide，ProGRP）、鳞状上皮细胞癌抗原（squamous cell carcinoma antigen，SCC）等。

4. 活组织检查　通过手术等方法获取组织或细胞标本进行检测，用以肺癌的诊断与分类。

二、老年肺癌的治疗

1. 小细胞肺癌被发现时多数已经发生转移，难以手术根治，多以化疗或放化疗等综合治疗。

2. 非小细胞肺癌根据临床分期行不同的治疗方式，Ⅰ期、Ⅱ期主要行手术治疗，Ⅲ期、Ⅳ期主要行手术治疗、放疗、化疗、靶向治疗等综合治疗。

第三节　老年肺癌常见功能障碍全周期康复概述

一、老年肺癌全周期康复的概念

老年肺癌全周期康复包括疾病、机构、地域三方面。

1. 疾病全周期　肺癌疾病全周期指从预防 - 发病 - 死亡 / 治愈的整个过程，对肺癌的预防方面应从病因及高危因素入手，如告诫患者戒烟、改变饮食习惯、定期体检等预防肺癌的发生。对于已患肺癌的患者，应根据其病程给予相应的健康宣教、术前宣教与术前康复介入、放化疗药物的注意事项等，以此减轻患者的症状或延缓病情的发展。针对晚期肺癌患者主要给予镇痛、临终护理等以减轻患者痛苦为主的治疗方法。

2. 机构全周期　即三级医院 - 二级医院 - 社区医院及家庭的全周期。三级医院主要进行肺癌患者的手术操作、放化疗、术前与术后康复的评估或康复治疗方案的制订；二级医院可进行肺癌的筛查、部分用药的调理、肺癌的随访等；社区医院和家庭可根据康复治疗（包括家庭康复）方案进行相应的治疗。根据各级医院本身的医疗条件进行肺癌的康复。

3. 地域全周期　由于全国各地的医疗资源与医疗设备等均不统一，存在差异性，可通过外院会诊或网络视频会诊等多种方式进行肺癌的全周期康复（图 3-3-1）。

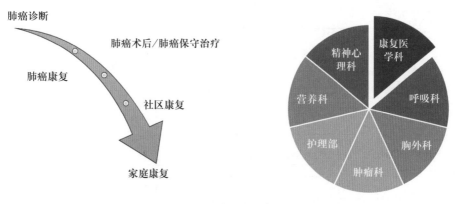

图 3-3-1　肺癌全周期模式

二、老年肺癌的功能障碍概述

随着年龄的增长，老年人的身体机能在逐渐退化，因此老年肺癌患者可出现多个功能障碍。一部分可由肺癌本身引起，如癌肿本身、手术麻醉和肺叶切除后有效容积减少及放化疗的不良反应可出现呼吸困难、运动耐量和生存质量降低，出现心肺功能障碍。还有一部分由肺癌出现远处转移引起，如脑转移引起的认知、感觉、语言等多种功能障碍。另有一部分由多种复合因素共同引起。此外，肺癌患者在接受治疗后出现的症状，如疼痛、呼吸困难、情绪困扰、睡眠障碍及乏力，这些情况会降低生存质量。虽然大多数这些症状会在初始治疗后 6 ~ 12 个月内逐步改善，但生存质量和身体机能受损可能持续数年[27-30]。当肺癌患者出现功能障碍时，康复评估与康复治疗可显著减轻患者的功能障碍，缓解症状，甚至可延长患者的生存期。

老年肺癌的康复评估应注重患者的整体评估，包括肺癌患者病史采集、体格检查、影像学检查、实验室检查、基因检测、评估量表等。

老年肺癌患者全周期康复流程图

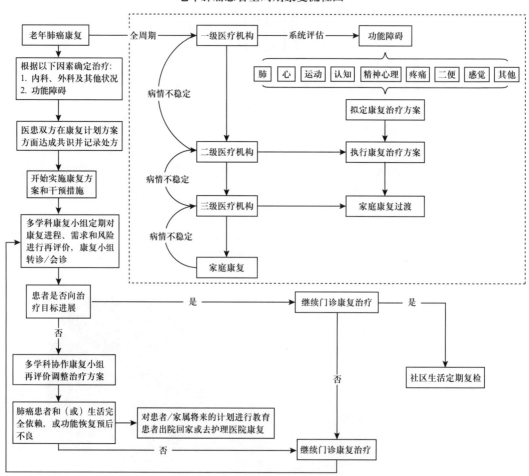

图 3-3-2　老年肺癌患者全周期康复流程图

老年肺癌患者心-肺-运动功能障碍康复流程图

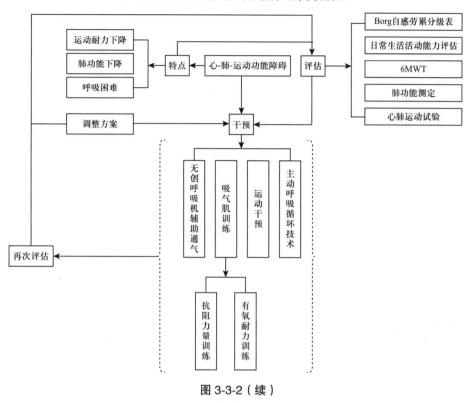

图 3-3-2（续）

　　老年肺癌的康复治疗将围绕 10 大功能障碍分别进行阐述，指导医护人员对肺癌整体手术治疗或放化疗的同时，对患者并发的功能障碍如心功能、感觉运动功能、肺功能、吞咽功能、认知功能、精神心理功能等分别制订康复治疗方案，详见第四节。

第四节　老年肺癌功能障碍的康复评估与治疗

一、老年肺癌肺功能障碍

（一）肺功能障碍

　　随着年龄的增加，老年肺癌患者容易出现肺功能障碍。这可能由于肿瘤向气管、支气管内生长引起部分气道阻塞，或转移至淋巴结压迫支气管或引起大量胸腔积液等原因造成[21, 31]。同时，由于人体肺组织对放射线较敏感，在放疗过程中，可引起肺组织不同程度的损伤，如放射性肺炎、肺纤维化等放射性肺损伤，均可导致患者肺功能下降[32, 33]。对于接受手术治疗的患者，肺叶切除术后肺有效容积减少，导致患者的肺活量降低、最大通气量下降、残气量增高，肺功能明显受限，最终导致肺通气量与换气量下降、有效呼吸减少。老年肺癌患者主要的肺功能障碍包括：呼吸困难，疲劳，活动受限，咳嗽咳痰，呼吸肌力下降等[34]。老年肺癌患者对于低氧血症或高碳酸血症的反应能力减低，其肺组织弹性下降，肺部通气 / 血流比例失调，以及用力呼气量的减少等原因均可导致其出现肺功能障碍。同时 COPD 等影响患者心肺功能的合并症往往是老年肺癌伴发的首要疾病之一[15]。

（二）康复评估

肺功能障碍评估详见表 3-4-1。

表 3-4-1　肺功能障碍评估

评估项	方式
肺功能障碍评估	
肺功能测定	重点关注 FVC，FEV_1 等指标
呼吸困难评估	改良版英国 MRC 呼吸困难指数（mMRC），改良 Borg 指数
运动耐量评估	6 分钟步行测试（6MWT）[35]
生活质量评估	欧洲癌症研究与治疗组织生活质量核心 30 问卷（EORTC QLQ-C30）[36]
基础评估	
BMI	可作为反映患者营养状况的指标之一
脉搏 / 血氧饱和度	通过指脉氧仪监测患者的脉搏和血氧饱和度
吸烟状态评估	记录患者的吸烟史，以及目前是否戒烟
咳嗽咳痰评估	咳嗽评估重点应关注咳嗽的强度和效力，以及是干咳还是湿咳；咳痰评估重点应关注痰液的性状，痰液的量和颜色等，痰液有气味可能意味着感染存在
呼吸肌评估	呼吸肌力量的评估有助于识别有低通气风险的患者，判断呼吸肌训练的效果，并可评估呼吸肌无力及其严重程度
躯体活动评估	国际体力活动量表 IPAQ 短问卷[37]

注：欧洲癌症研究与治疗组织生活质量核心 30 问卷（European Organization for Research and Treatment of Cancer Quality of Life Questionnaire-Core 30，EORTC QLQ-C30）。

1. 肺功能评估　采用一系列手段检测肺的气体交换功能，包括肺容量测定，肺通气功能测定，通气、血流在肺内分布及通气 / 血流比率测定，气体弥散、肺顺应性、气道阻力、小气道功能等的测定及运动试验、动脉血气分析等。肺功能不全可参考分级标准（表 3-4-2）。

表 3-4-2　肺功能不全分级标准

	VC 或 MVV（%）	FEV_1（%）	SaO_2（%）	PaO_2（%）	$PaCO_2$（%）
基本正常	＞ 80	＞ 71	＞ 94	＞ 87	＜ 45
轻度减退	80 ~ 71	70 ~ 61	＞ 94	＞ 87	＜ 45
显著减退	70 ~ 51	60 ~ 41	93 ~ 90	87 ~ 75	＜ 45
严重减退	50 ~ 21	＜ 40	89 ~ 90	74 ~ 60	＞ 45
呼吸衰竭	＜ 20		＜ 82	＜ 60	＞ 45

2. 体重指数（BMI）　通过记录受试者身高和体重，用体重（单位：kg）数除以身高（单位：米）的平方得出的。人体正常的 BMI 指数范围是 18 ~ 25，BMI 可作为反映

患者营养状况的指标。

3. 脉搏 / 血氧饱和度　通过指脉氧仪监测患者的脉搏和血氧饱和度。正常的动脉血氧饱和度为 95% ~ 100%。通常，任何血氧饱和度低于 89% ~ 90% 的人都需要进行补充性家庭氧疗，以便将血氧饱和度水平升回到 90% 以上。如果血氧饱和度水平低于 89%，患者则会出现各种严重症状，包括视觉变化、头晕、精神状态变化、缺乏意识、思考困难及其他症状。可以通过跟踪血氧饱和度随时间的变化来监测肺癌患者的血氧状态。这些测量有助于诊断新问题，还有助于在这些疾病变严重之前发现恶化情况。

4. 吸烟状态评估　记录患者的吸烟史，以及目前是否戒烟。

5. 呼吸困难评估

（1）改良英国 MRC 呼吸困难指数（mMRC）：mMRC 量表只能够用于呼吸困难的评估。mMRC 根据患者出现气短时的活动程度分为 0 ~ 4 个等级，4 级表示患者在最轻微的活动时即出现呼吸困难（表 3-4-3）。

表 3-4-3　改良英国 MRC 呼吸困难指数

分值	标准
0 分	无明显呼吸困难（剧烈运动除外）
1 分	快走或上缓坡时有气短
2 分	由于呼吸困难比同龄人走得慢，或者以自己的速度在平地上行走时需要停下来呼吸
3 分	在平地上步行 100 米或数分钟后需要停下来呼吸
4 分	明显呼吸困难而不能离开房屋，或者换衣服时气短

（2）改良 Borg 指数评估：Borg 量表由 Borg 于 1970 年设计，改良后的量表由 0 ~ 10 级构成，自下而上排列。量表的顶端即 10 级，用于描述患者在极度剧烈运动情况下的呼吸努力程度；量表的底端即 0 级，用于描述患者在休息时的呼吸情况。患者在运动时被要求选择最能描述他们呼吸努力程度的等级（表 3-4-4）。

表 3-4-4　改良 Borg 指数评估量表

Borg 呼吸困难评分标准：

分值	标准
0 分	完全没有（"没事"代表您没有感觉到任何费力，没有肌肉劳累，没有气喘吁吁或呼吸困难）
0.5 分	刚刚感觉到（非常微弱，刚刚有感觉）
1 分	非常轻微（"很微弱"代表很轻微的费力。按照您自己的步伐，您愿意走更近的路程）
2 分	轻微（"微弱"）
3 分	中等（代表有些但不是非常的困难。感觉继续进行是尚可的、不困难的）
4 分	稍微严重
5 分	严重（"强烈 - 严重"代表非常困难、劳累，但是继续进行不是非常困难。该程度大约是"最大值"的一半）
6 分	5 ~ 7 之间

续表

分值	标准
7 分	非常严重（"非常强烈"代表您能够继续进行，但是您不得不强迫自己而且您非常的劳累）
8 分	7 ～ 9 之间
9 分	非常非常严重（几乎达到最大值）
10 分	最大值（"极其强烈 - 最大值"是极其强烈的水平，对大多数人来讲这是他们以前生活中所经历的最强烈的程度）

6. 咳嗽咳痰评估　咳嗽评估重点应关注咳嗽的强度和效力，以及是干咳还是湿咳；咳痰重点应关注痰液的性状，痰液的量和颜色等，痰液有气味可能意味着感染存在。

7. 呼吸肌评估　呼吸肌力量是吸气或呼气时抵抗最大阻力产生的最大自主收缩，多采用最大吸 / 呼气压力作为评价方法。呼吸肌力量的评估有助于识别有低通气风险的患者，判断呼吸肌训练的效果，并可评估呼吸肌肌无力及其严重程度。

8. 运动耐量评估

（1）6 分钟步行测试（6-minute walk test，6MWT）：是让患者采用徒步运动方式，测试其在 6 分钟内以能承受的最快速度行走的距离（图 3-4-1）。此方法简单，不需特殊设备且容易被患者接受，比经典的更剧烈的运动试验能更好地反映患者的日常活动量（表3-4-5）。但是由于测定条件的限制，6 分钟步行试验仅能反映整体功能，不能像心肺运动试验一样对单个器官或系统进行评价，不能完全代替心肺运动试验。

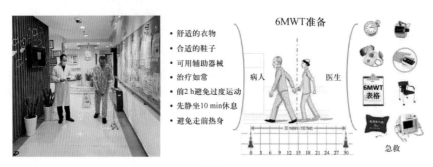

图 3-4-1　6 分钟测试的临床应用

表 3-4-5　6 分钟测试记录表

姓名		性别		年龄		病案号	
入院日期				记录日期			
试验前	心率（次 / 分）		血压（mmHg）			呼吸频率（次 / 分）	
试验后	心率（次 / 分）		血压（mmHg）			呼吸频率（次 / 分）	
试验前	血氧饱和度（%）			试验后		血氧饱和度（%）	
6 分钟步行距离（米）				是否完成试验　　是　　否			
试验后 Borg 呼吸困难评分							
试验后症状							

（2）2分钟步行测试：可作为6分钟步行测试的替代测试。受试者从起点开始，沿着路标到达圆锥体，围绕圆锥体快速旋转后继续前进，在两个圆锥体之间来回走动。

测试过程中评估者需用平静的语调对受试者进行提示。

1）开始30 s后，对受试者说："您做得不错，您还要走1分半钟。"

2）剩余1 min时，对受试者说："您做得很好，您已经走完一半了。"

3）剩余30 s时，对受试者说："您做得不错，只剩下30 s了。"

4）不要使用其他语言对受试者进行鼓励，避免做暗示受试者加速快走的肢体语言。当离2MWT结束只剩15 s时，对受试者说："过一会儿我需要您停下来，当喊停时，您就停在原地不要动，我会走到您那里。"

5）计时到2分钟时，对受试者说："停下！"评估者走到受试者停止处附近。如果受试者显得很疲惫，可以推一个轮椅，让他们坐在轮椅上休息。在他们停止的位置做好标记，例如在地上划一个标记或放置一个物体。

9. 躯体活动评估　国际体力活动量表IPAQ短问卷（表3-4-6）。

表3-4-6　国际体力活动量表IPAQ短问卷

1. 最近7天内，您有几天做了剧烈的体育活动，像是提重物、挖掘、有氧运动或是快速骑车？ 　每周 ＿＿＿ 天 　□无相关体育活动　→跳到问题3
2. 在这其中一天您通常会花多少时间在剧烈的体育活动上？ 　每天 ＿＿＿ 小时 ＿＿＿ 分钟 　□不知道或不确定
3. 最近7天内，您有几天做了适度的体育活动，像是提轻的物品、以平常的速度骑车或打双人网球？请不要包括走路。 　每周 ＿＿＿ 天 　□无适度体育活动　→跳到问题5
4. 在这其中一天您通常会花多少时间在适度的体育活动上？ 　每天 ＿＿＿ 小时 ＿＿＿ 分钟 　□不知道或不确定
5. 最近7天内，您有几天是步行，且一次步行至少10分钟？ 　每周 ＿＿＿ 天 　□没有步行　→跳到问题7
6. 在这其中一天您通常花多少时间在步行上？ 　每天 ＿＿＿ 小时 ＿＿＿ 分钟 　□不知道或不确定
7. 最近七天内，工作日您有多久时间是坐着的？ 　每天 ＿＿＿ 小时 ＿＿＿ 分钟 　□不知道或不确定

10. 生活质量评估　欧洲癌症研究与治疗组织生活质量核心30问卷（EORTC QLQ-C30）是欧洲癌症研究和治疗组织（EORTC）为癌症患者开发的生活质量测定量表体系中的核心量表。量表共30个条目，包括5个功能尺度（躯体功能、角色功能、认知功能、情绪功能、社会功能）、3个症状尺度（疲劳、疼痛、恶心呕吐）、6个单项测量项目（吞咽困难、食欲丧失、睡眠障碍、便秘、腹泻、经济困难）和1个患者自评项目（总健康状况）。各项原始得分需经线性公式转换成0~100的标化分，各功能维度得分越高，表面功能状态越好；症状量表及单项的得分越高，表明症状越明显，生活质量越差。

（三）康复治疗

1. 呼吸控制（呼吸再训练）　呼吸再训练的重点是慢速的呼吸频率，并通过延长呼气时间，从而有益于减少运动诱发的动态性肺过度通气，缓解呼吸困难。瑜伽呼吸、缩唇呼吸、节律性呼吸、计算机辅助的呼吸反馈训练等已被证明是有效的呼吸再训练的方式。

2. 气道廓清技术

（1）叩拍，振动：叩拍是用杯状手或治疗仪器给胸壁一个外在作用力，使分泌物从支气管壁松动。振动是指双手重叠放置于外胸壁，靠肩部和手臂肌肉用力，在呼气的同时进行振动，帮助分泌物排出。

（2）体位引流：利用患者不同体位时的重力作用，帮助分泌物从外周气道移动到大气道（有利于分泌物排出的气道）。

（3）咳嗽：患者处于放松姿势，坐位或身体前倾，颈部稍屈曲。患者需掌握膈肌呼吸，治疗师示范咳嗽及腹肌收缩。患者双手置于腹部且在呼气时做3次哈气以感觉腹肌的收缩。患者练习发"k"的声音以感觉声带绷紧、声门关闭及腹肌收缩。当患者将这些动作结合时，指导患者做深但放松的吸气。

（4）用力呼气技术（forced expiratory technique，FET）：FET由1~2次用力呼气组成，随后进行呼吸控制（breathing control，BC）一段时间再重新开始。操作时指导患者在吸气后进行用力呵气动作。呼气时间应该足够长，以便将位于更远端气道内的分泌物松动咳出。一般以中、低等深度的吸气开始，当分泌物已经达到中央气道时再进行高肺容积位的呵气或咳嗽。

（5）自主引流：在不同肺容积位进行呼吸，目的是增大呼气流速，以利于分泌物的排出。在低肺容积位松动更外周的分泌物，潮气容积位聚集分泌物于中心气道，高肺容积位使呼出气流达到最大，并帮助分泌物从中心气道排出，或者通过咳嗽动作排出。

（6）主动循环呼吸技术（ACBT）：ACBT每个周期分为3个部分：呼吸控制（BC）、胸廓扩张运动（TEE）和用力呼气技术（FET）。BC即正常呼吸，是通过最小的用力来达到最大程度的有效呼吸，常用腹式呼吸。BL在ACBT中介于2个主动部分之间的休息间歇，目的是使肺部和胸壁回复至其静息位置。TEE是指着重于吸气的深呼吸运动，在吸气末通常需屏气3 s，然后完成被动呼气动作。TEE有助于肺组织的重新扩张，并协助移除和清理过量的支气管分泌物。ACBT循环中，3次左右TEE后需暂停，然后进行BC。

3. 运动训练

（1）耐力训练：其目的是调节下肢肌肉运动并改善心肺功能，以增加与重新锻炼有关的体育活动，减少呼吸困难和疲劳。耐力训练的常见训练方式为功率自行车和步行。耐力训练的优点是减少症状和休息的时间。

（2）间歇训练：这是耐力训练的一种改良方法，即在高强度训练间歇配以休息或低强度运动的规律的训练方式，被证明可以明显改善症状评分。

（3）抗阻训练 / 力量训练：该训练是通过重复一定的负荷，作用于局部肌肉，以达到训练肌肉的目的。

（4）上 / 下肢训练：肺康复训练中，下肢训练一般采用步行或自行车的耐力训练方式，以及针对局部肌群，如股四头肌的抗阻训练。

4. 呼吸肌训练　呼吸肌训练主要强调以膈肌为主的吸气肌的训练，吸气肌的活动不足会导致运动耐受低和呼吸困难，进而造成恶性循环。吸气肌训练最常见的方法为使用施加电阻或阈值负载的设备。

5. 药物治疗　通过吉非替尼、益气养阴方、顺铂联合伊立替康和依托泊苷治疗小细胞肺癌，可有效缓解病情，改善肺功能，降低不良反应。

6. 康复治疗方案　老年肺癌的肺康复方案主要包括手术治疗与放化疗两方面。目前早期阶段的老年肺癌患者均建议进行手术治疗，对于提高生存率具有较大意义。

（1）术前

评估：除了传统的用于评估术前肺康复疗效外，也是用于预测老年患者是否可以接受手术治疗以及手术治疗的价值，减少术后并发症。①咳嗽能力的评估；②运动耐量测试：6 分钟步行试验；③呼吸困难评估：改良 Borg 呼吸困难量表；④血氧饱和度评估：采用指脉氧仪进行评估；⑤生活质量评估：EORTC QLQ-C30。

治疗方案：①宣教：包括戒烟，术前定期的规律运动，正确的咳嗽咳痰方式，术后早期的踝泵训练，呼吸再训练（用于术后疼痛时的呼吸放松）；②运动训练：以步行、功率自行车等有氧耐力训练为主，每周 2～3 次，每次持续 30 分钟及以上；③咳嗽咳痰训练；④呼吸控制：包括缩唇呼吸或腹式呼吸训练，鼓励患者处于放松体位，用鼻子吸气，嘴巴呼气，来回重复三次，减轻气短发生。

（2）术后

评估：用于评估术后肺康复的疗效，以及监测手术带来的不良反应等。①咳嗽咳痰评估；②呼吸困难评估：采用改良 Borg 呼吸困难量表；③运动耐量评估：6 分钟步行测试；④脉搏 / 血氧饱和度：采用指脉氧仪进行评估，主要用于监测运动或休息时的生命体征；⑤术后住院时间；⑥术后并发症的发生率等。

治疗方案：①床旁活动：术后踝泵训练、身体活动、床边坐站、步行，在撤除胸腔引流管后进行肩部 / 胸廓的运动，鼓励患者术后第一天尽快开始步行训练。②辅助咳嗽训练：在控制伤口疼痛的情况下，可用枕头或毛巾对伤口进行保护，进行咳嗽训练。③呼吸控制训练：与上述相同，进行腹式呼吸训练，或可借助激励性的肺量计进行训练。④运动耐量训练：主要采用步行或功率自行车、快走或慢跑训练，遵循 FITT 的运动处方原则［运动频率（frequency）、运动强度（intensity）、运动时间（time）、运动类型（type）]，可因人而异。⑤上下肢的抗阻肌力训练：采用弹力带，以不同颜色作为训练的强度指标，循序渐进；或采用哑铃等器械，以负重的方式进行局部肌肉力量训练。⑥呼吸肌力的训练：采用负荷的膈肌运动训练，负荷方式可以采用沙包、枕头或人工施加阻力等方式。

（3）放、化疗：晚期的 NSCLC，或早期 NSCLC 未接受手术治疗，以及 SCLC 的老年患者，均可以进行放化疗治疗。

评估：呼吸困难评估，咳嗽咳痰评估，运动耐量评估，疲劳度评估，躯体活动能力评估。

治疗方案：①呼吸控制训练：与上述相同；②咳嗽咳痰训练；③运动耐量训练：一般采用步行等训练方式。

二、老年肺癌心功能障碍

（一）心功能障碍

随着肺癌发病率的逐年提高，老年及伴有心肺疾病的肺癌患者人数也在增加。高龄及心肺疾病合并症可导致患者心肺功能损害，呼吸困难等症状加重，增加了手术风险及术后肺部并发症的发生率。目前研究肺癌心功能障碍多指肺癌术后心功能的变化，康复方案作为术前准备或术后干预措施的较多，还有少量研究关注肺癌临床治疗手段对心脏功能的损害[38]。

1. 在高龄肺癌患者术后并发症中，心律失常的发生率占首位，这是围手术期死亡的重要原因，目前报道的发生率差异较大。高龄肺癌合并室性心律失常患者由于手术创伤、全身麻醉、术中操作对纵隔的牵拉、术中和术后失血、术后疼痛、乏氧以及内环境紊乱，常可以诱发严重心律失常甚至突然死亡。肺切除手术时极有可能损伤到迷走和交感神经在主动脉弓与支气管分叉处构成的心丛，从而引起交感神经张力增高导致心律失常。

2. 疼痛会导致交感神经兴奋，从而引起外周小动脉血管收缩、阻力增加，进一步增加了心脏的前负荷，诱发心律失常。因此对于术后疼痛剧烈者给予自控式微量镇痛泵，此种方式镇痛效果明显，在减轻患者术后痛苦的同时也大大降低了心律失常的发生率。

3. 肺叶切除术后肺血管减少，肺血管总直径减小，肺血管阻力升高，肺动脉压明显升高，右心后负荷增加，影响左心室充盈，最后导致每搏输出量减少。

4. 心肌梗死是肺切除术后围手术期死亡的第二大常见原因。由于肺癌手术有重要的血流动力学负担，术前心脏功能评估是一个关键问题。然而，目前的肺癌术前检查主要关注肺功能，而对心功能的研究还需要进一步的深入研究。

5. 长期化疗后肺癌患者由于药物毒性蓄积导致的心肺并发症发生率可高达 50%，放射性治疗所带来的不良反应包括放射性肺功能损伤和放射性心功能损伤。

（二）康复评估

1. 常规评估手段　心电图（常规及运动负荷），超声心动图，6 分钟步行实验，心肺运动试验，NYHA 心功能分级（表 3-4-7）。

表 3-4-7 NYHA 心功能分级

分级	功能状态
Ⅰ级	体力活动不受限，日常活动不引起明显的气促、疲乏、心悸
Ⅱ级	体力活动轻度受限，休息时无症状，日常活动可引起明显的气促、疲乏、心悸
Ⅲ级	体力活动明显受限，休息时可无症状，轻于日常活动即引起显著气促、疲乏、心悸
Ⅳ级	无法从事任何体力活动，静息状态下亦出现显著气促、疲乏、心悸，稍有体力活动即加重

2. 术前评估 良好的心肺功能储备是肺癌患者耐受手术的必要条件之一，因此在术前对患者进行心肺功能评估是明确手术适应证及预测术后心肺并发症的主要方法。①不论是否存在已知的心血管疾病，在肺癌手术前应进行常规的 12 导联心电图检查（证据等级：B）。②对不明原因呼吸困难或疑似心力衰竭的患者进行超声心动图筛查；超声心动图也应用于有心脏衰竭病史、目前病情稳定且在过去 12 个月内未进行评估的患者（证据级别：C）。③有危险因素但无症状的患者应进行心肺运动测试、6 分钟步行测试或爬楼梯测试（证据等级：B）。④术前不需要常规冠状动脉造影。然而，冠状动脉造影应该对已知的冠心病患者进行（证据等级：C）。

（1）心肺运动试验（cardiopulmonary exercise testing，CPET）：CPET 的目的是努力模仿围手术期患者的心肺负荷来预测手术危险性及术后生活质量，是预测肺切除术后并发症及病死率的重要手段（图 3-4-2）。

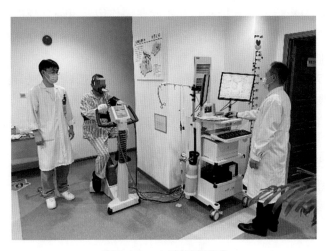

图 3-4-2 心肺运动测试

（2）6MWT 是一项简单易行、安全、方便的运动试验，通过对运动耐力的检测，反映受试者的心肺功能状态，可以综合评估受试者的全身功能状态，如运动能力、心肺功能，以及骨骼、肌肉功能和营养水平，是生命质量评估的一项重要内容。

3. 术后评估 肺癌手术后，应重视患者的心功能评估，因为肿瘤的生长方式、与胸腔大血管和心包的关系、合并的其他心肺疾病均可对患者的心功能造成不同程度的影响，术后心功能评价将为减少术后心血管并发症的发生提供依据。

（三）康复治疗

运动训练是综合性肺康复治疗的基石，上肢运动训练可改善机体对上肢运动的适应能力而降低氧耗，增强通气效能；下肢大肌群活动可改善生理性的肌肉功能，提高运动能力，从而增强患者心肺功能。

1. 运动方式

（1）有氧运动：步行、游泳、跑步机、平板运动、爬楼梯、骑车等，以达到最大耗氧量（VO_{2max}）的 60% ~ 80% 为高强度运动，40% ~ 60% 为中强度运动。指南推荐成人每周至少进行中强度运动 150 min 或高强度运动 75 min，每个运动周期至少为10 min。针对老年肺癌患者可适当调整强度，如减小运动强度而延长运动时间。

（2）抗阻训练：包括上肢、下肢的训练，一般建议 1 周 2 次即可，可根据自身情况调整强度，老年患者在抗阻训练中要做好监护，避免屏气等不良习惯。

（3）中医传统运动：常见的主要有太极、气功等，目前此方面对于肺癌心功能障碍的相关研究较少。呼吸训练与呼吸控制训练均可有效改善患者的运动耐力，提高心肺功能。电刺激呼吸训练可以改善肺癌术后康复期患者的心肺功能。

2. 药物治疗

（1）在肺癌切除术后运用小剂量地高辛，能够有效改善患者术后右心室功能，降低术后并发症发生率。运用地高辛时要求小剂量，充分给氧，并加强对患者心电图、电解质等监测，及时观察是否发生洋地黄类药物中毒反应。

（2）氨力农是磷酸二酯酶（phosphodiesterase，PDE）抑制剂，为一种非洋地黄、非儿茶酚胺类正性肌力药物，兼有扩血管和正性肌力作用，目前广泛应用于充血性心力衰竭的治疗。且降低肺动脉压效果确切，降低心肌耗氧量，对肺切除术后患者能明显改善心功能，使心排血量增加。

3. 康复治疗方案　术前爬楼梯、院内步行或快走（摆臂快速步行法：快步行走时，双臂做较大幅度摆动，与躯干约呈 45° 角）、坐位功率自行车。术后未下床活动时采取卧位功率自行车、直腿抬高、膝关节自主屈伸等运动。下床活动后同术前。

三、老年肺癌运动功能障碍

（一）运动功能障碍

1. 肺癌脑转移

1）脑实质转移：运动功能障碍表现为肿瘤对侧肢体肌力减弱或完全性上运动神经元瘫痪。

2）脑干转移瘤大都出现交叉性瘫痪，即病灶侧脑神经周围性瘫痪和对侧肢体中枢性瘫痪及感觉障碍。

3）脑实质受累及脑膜刺激表现：头痛、呕吐、颈项强直、脑膜刺激征、精神状态改变、意识蒙眬、认知障碍、癫痫发作和肢体活动障碍等。

4）小脑转移瘤：①小脑半球肿瘤，可出现患侧肢体协调动作障碍、同侧肌张力减低、腱反射迟钝、易向患侧倾倒等；②小脑蚓部肿瘤，主要表现为步态不稳、行走困难、站立时向后倾倒等。

2. 肺癌骨转移

1）骨转移会引起病理性骨折、疼痛和运动障碍等多种并发症，降低患者的生活质量，是导致患者死亡的重要因素。

2）肺癌脊柱转移压迫或侵犯脊髓，也会导致二便失禁或截瘫等。

3. 副肿瘤性神经综合征　这是恶性肿瘤间接效应引起的一组神经系统症状与体征，脑、脊髓、周围神经、神经肌肉接头及肌肉等多器官均可受累，如 Lambert-Eaton 肌无力综合征（Lambert-Eaton myasthenic syndrome，LEMS），约 50% 的 LEMS 患者存在癌症，几乎均为小细胞肺癌（small cell lung cancer，SCLC），LEMS 患者存在抗 SOX1 抗体则提示有 SCLC，可表现为近端肌肉无力[39]、反射降低和自主神经功能失常等，并往往发生于肺癌确诊之前。

4. 治疗相关　癌症治疗会导致骨骼肌损伤和肌肉功能下降。接受靶向治疗的 NSCLC 患者可能由于既往的抗癌治疗、缺乏活动、肺与其他器官病变或靶向治疗本身而导致运动能力受损。在观察的 NSCLC 患者中近一半的存在骨骼肌萎缩，这些患者可能会出现进一步的运动耐受不良。肌肉萎缩和有限的运动能力与炎症、代谢和神经内分泌变化相关，这些变化共同影响患者的生活质量。肺癌转移放疗可损伤肌肉或神经组织，出现运动功能障碍。肺癌患者在使用肺叶切术除治疗后，肺功能、呼吸功能及运动功能均显著下降，严重影响患者的生活质量[40]。

5. 失用性萎缩　晚期肺癌患者长期卧床或制动（如肺癌病理性骨折），运动量减少可出现肌肉失用性萎缩。

越来越多的研究显示，肺癌患者术前参加运动项目可显著改善肺癌切除术后的结局和缩短住院时长[41, 42]。

（二）康复评估

运动功能障碍评估如下（表 3-4-8）。

表 3-4-8　运动功能障碍评估

项目	评估方式
肌力肌张力	徒手肌力；关节活动度；肌张力、握力
平衡与步态	静态平衡：坐 / 站位；自动态平衡：坐 / 站位；他动态平衡：坐 / 站位；步态分析仪器（Vicon 系统、三维步态分析仪）
运动耐力测试	6 分钟步行测试；心肺运动试验（CPET）
日常生活	ADL 量表评估；EORTC 生活质量核心 30 问卷（EORTC QLQ-C30）（V3.0）

1. 肌力评定　肌力指在肌肉骨骼系统负荷的情况下，肌肉为维持姿势、启动或控制运动而产生一定张力的能力。肌肉力量的临床评定是在肺癌患者肌力明显减弱或功能活动受到影响时，检查相关肌肉或肌群的最大收缩力量。

临床最常用的肌力评定方法为徒手肌力检查，这是通过被检查者自身重力和检查者用手施加阻力而产生的主动运动来评定肌肉或肌群的力量和功能的方法。徒手肌力检查法简单、科学、实用，成为临床工作中无以替代的评定方法。

2. 6分钟步行试验 这是一种简便、易行、安全有效的心功能评估方法，要求患者在走廊里尽可能行走，测定6分钟内步行的距离。如果不能耐受，可停下休息，也可以吸氧。在测试过程中，每2分钟提示患者一次剩余时间。运动试验前后监测生命体征，如果患者出现明显的不适症状，如头晕、胸闷、气短等，立即停止试验。6分钟内，若步行距离 < 150米表明心功能衰退严重，150 ~ 425米为中度心功能衰退，426 ~ 550米为轻度心功能衰退。6分钟步行试验结果可用于评定患者心脏储备功能，评价肺癌患者术后的恢复情况。6分钟步行试验能全面反映运动过程中所有系统的功能，包括心血管系统、体循环、神经肌肉单元、外周循环等，也能反映患者的体力和体能状态。

3. 心肺运动试验（CPET） 按照以下步骤进行（图3-4-3）。

（1）打开气体容量定标按钮，对系统进行标准3 L容量定标。

（2）进行环境参数定标，包括湿度、温度、海拔定标。

（3）进行标准气体定标：链接气体定标管道，打开标准气体瓶，选择1.5 L/min。点击气体定标按钮。待完成定标后关闭气体阀。

（4）输入患者资料（注意数据与单位）。

（5）按照标准12导联位置备皮。

（6）贴电极片。

（7）佩戴便携式心电监护仪，固定好监护仪以防运动等因素干扰。

（8）戴面罩，注意不能漏气。

（9）测试肺通气功能，完成后保存。

（10）测最大通气功能，完成后点追加。

（11）开始心肺运动测试：静息期（3分钟）-运动期-恢复期（3分钟）-结束，过程中注意观察血压、心率、心电图、血氧饱和度情况。

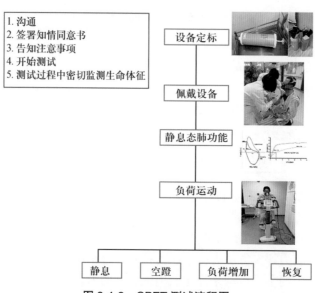

图 3-4-3 CPET 测试流程图

（三）康复治疗

由于肺癌是消耗性疾病，且手术中对机体组织造成创伤，术后易出现疼痛、胸腔积液、肺炎等并发症，因此肺癌患者术后常常出现体力体能明显下降，睡眠质量下降。在临床中推荐有氧运动作为康复治疗的方案之一。有氧运动对提高肺癌康复期患者生命质量的作用如下。

1. 有氧运动改善肺癌患者体力体能状态　①有氧运动可以改善心肺功能：通过有氧运动，患者可逐步增强心功能，延缓肺功能的下降趋势，从而提高患者的运动耐力，改善体力体能状态。②肌肉适应性改善：有氧训练后毛细血管开放的数量和口径增加，血液与组织细胞气体交换的面积和效率相对增加，骨骼肌氧利用率提高，从而增强运动耐力。③通过有氧运动可以加快血液循环，改善新陈代谢，提高机体抵抗力，促进患者运动耐力提高，从而改善患者体力体能。④有氧运动可以增强患者骨密度，改善体能：癌症是消耗性疾病，会导致患者骨矿物质含量的减少，且由于化疗药物的影响，常易导致继发性骨质疏松。

2. 有氧运动可以改善癌因性疲乏　癌因性疲乏又称为癌症疲劳综合征，表现为痛苦、持续、主观上的疲倦劳累感，其会严重影响患者的生活质量，危及患者生命。癌因性疲乏的发生率高达 80% ~ 90%，接受化疗或放疗的患者发生率可达 95% 以上，有关癌症的综合报道表示，运动是非药物治疗癌因性疲乏最为有效的措施之一。

其主要原因为：有氧运动能够提高机体的心肺功能，促进机体循环系统，减轻患者的肢体疼痛，缓解器官功能衰退，促进患者体力恢复；肌肉训练系统通过收缩和舒张肌肉可以改善患者肌肉紧张状态，降低患者的应激水平，提高自我掌控感，增强应对疾病的自信心，从而综合改善患者癌因性疲乏症状。

3. 康复治疗方案

（1）有氧运动方法

1）知识宣教：向肺癌化疗患者讲解化疗期间有氧运动的重要性、益处及方法。

2）制订运动方案：根据有氧运动处方，结合患者的年龄、病情等情况，由医护人员为患者制订适宜且个性化的运动方案，并教会患者如何测量桡动脉脉搏，患者自行按照制订的运动处方进行运动。

3）运动强度及频率：有氧运动的运动强度为中等强度，即运动时心率达到最大心率的 55% ~ 75%（最大心率 =220 - 年龄）；每周 3 ~ 5 次，持续 6 周。

4）运动形式：根据患者的日常运动习惯，指导患者分别选择步行、爬楼梯或骑自行车等运动形式。推荐有氧健身操、步行训练、抗阻运动、跑步机跑步、骑自行车、太极拳、以家庭为基础的体能活动等。

5）运动时间：根据患者情况逐渐增加，一般为每次 20 ~ 30 min，在此期间心率应达到处方的规定。

（2）肌肉放松训练

1）向患者讲解渐进性肌肉放松训练流程，指导患者做好训练前准备，鼓励其认真训练，仔细体会放松的感觉。

2）提供安静、舒适的放松环境，室温保持在 24 ~ 26℃。嘱患者排空大小便，平卧位休息 10 min，思想集中，排除杂念。

3）指导患者跟随自我放松教程进行渐进性肌肉放松训练，确保每个动作做到位（参考中华医学会音像出版社出版的相关教程）。

基本动作要领：逐步紧张全身各部位肌肉，注意这种紧张的感觉；保持这种紧张感 10 s，然后放松 5 ~ 10 s；体验放松时肌肉的感觉。由家人督促患者每天练习渐进性肌肉放松训练 1 次，于每天睡前进行。

四、老年肺癌疼痛

（一）疼痛功能障碍

肺癌疾病本身（肿瘤及转移）和治疗（放疗、化疗和手术）都可能会导致患者感到疼痛。骨转移引起的骨痛、神经结构受压、胸膜和内脏受累是最常见的疼痛原因。转移引起的骨痛、神经结构受压、胸膜和内脏受累是最常见的疼痛原因。90% 的患者在肺癌晚期会出现疼痛，近半数患者可有模糊或难以描述的胸痛或钝痛[43]。这可能是由于肿瘤细胞侵犯胸膜或胸壁所致。若肿瘤位于胸膜附近，则产生不规则的钝痛或隐痛，在呼吸或咳嗽时加重；肿瘤压迫肋间神经，疼痛可累及其分布区，出现肋间神经痛；肿瘤压迫臂丛神经可出现手臂或肩膀灼痛[44]。肿瘤转移其他器官、软组织也会引起疼痛，其中骨转移是肺癌患者疼痛的主要诱因，胸椎和腰椎是最常见的疼痛部位。骨转移引起的疼痛可产生多种形式，可能会有牵涉性疼痛、肌肉痉挛或刺痛，特别是当骨性病变伴有神经压迫时[45]。肺癌肝转移可无症状，严重时可出现肝肿大和肝区疼痛。肺癌转移压迫或浸润迷走神经可出现颜面部疼痛或颜面放射痛。抗癌治疗引起的疼痛常见于放射治疗、化疗和手术等。化疗引起的周围神经病变，其典型表现为使用长春新碱、顺铂、紫杉醇治疗期间和治疗后出现远端疼痛性感觉异常和感觉丧失。约 60% 的患者在放射治疗后表示有腋窝疼痛，症状通常在 3 ~ 6 个月后改善，但也可能进展为肌无力。开胸手术被认为是与持续性术后疼痛相关的手术之一。遗传、年龄、性别、心理或术前疼痛被认为是术后持续疼痛的危险因素[46, 47]。

（二）康复评估

1. 量化评估中应重点评估最近 24 h 内患者最严重和最轻的疼痛程度，以及平常情况的疼痛程度。数字分级法（numerical rating scale，NRS）疼痛的强度：以无痛的 0 依次增强到最剧烈疼痛的 10 的 11 个点来描述，疼痛程度随着数字增大而增加，让患者根据自己的疼痛情况选择数字评价；面部表情评估量表法及主诉疼痛程度分级法（verbal rating scales，VRS）（图 3-4-3）。

2. 评估内容还包括疼痛病因和类型、疼痛发作情况（疼痛的部位、性质、程度、加重或减轻的因素）、镇痛治疗情况、重要器官功能情况、心理精神情况、家庭及社会支持情况以及既往史（如精神病史、药物滥用史）。

3. 评估中需要注意暴发性发作的原因，如有无急需处理的病理性骨折及脊髓压迫等急症[48]。

（三）康复治疗

1. 认知行为疗法　其重点是改变对行为的认知，并向患者证明，他们可以实施这些

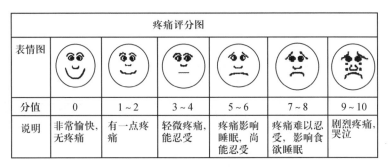

图 3-4-4 面部表情评估量表法及主诉疼痛程度分级法

行为，一旦实施就会得到想要的改变。疼痛管理的认知行为疗法侧重于改变一个人思考和对原因、意义及治疗效果的理解方式。人对疼痛的感知受到信念、评价和应对反应的影响。认知行为疗法可以帮助肺癌患者改变对疼痛的理解，增加对疼痛的耐受性，调节情绪反应，转移对疼痛的注意力。治疗的内容包括关于疼痛的教育，对行为和思想的反思，缓解情绪和心理紧张的策略（放松和分散注意力的技巧等），以及认知和体育锻炼。每天治疗半小时，一周 5 次，共 6 ～ 8 周。

2. 身心训练　该方法为专注于大脑、思想、身体和行为之间相互作用的实践，目的是利用思想影响身体功能和促进健康。一些研究发现，瑜伽包含特殊体位训练、呼吸控制和冥想，因此瑜伽对化疗引起的恶心、预期恶心的频率和强度、疼痛、接受度、疲劳、食欲下降等有益处。太极拳和气功对癌症患者来说是安全有益的，但目前相关研究较少。

3. 按摩　该方法可作用于肌肉和软组织，以减少肌紧张和疼痛，改善血液循环，使患者得到放松。

4. 药物治疗　药物镇痛治疗应遵循口服给药、按阶梯给药、按时给药、个体化给药和注意具体细节五大基本原则（表 3-4-9）。

表 3-4-9　镇痛三阶梯

阶梯	常见镇痛药物
第一阶梯	阿司匹林、对乙酰氨基酚、布洛芬、吲哚美辛、萘普生、塞来昔布
第二阶梯	可待因、布桂嗪、曲马多、氨酚羟考酮片
第三阶梯	吗啡、硫酸吗啡缓释片、盐酸羟考酮缓释片、芬太尼透皮贴剂、美沙酮等

（1）非甾体类抗炎药物：如阿司匹林、布洛芬、塞来昔布、依托考昔等和对乙酰氨基酚是治疗癌痛的常用药物，具有镇痛和抗炎（对乙酰氨基酚无）作用，常用于缓解轻度疼痛，或与阿片类药物联合应用于缓解中、重度疼痛。非甾体类抗炎药常见不良反应包括消化性溃疡、消化道出血、血小板功能障碍、肾功能损伤、肝功能损伤以及心脏毒性等。

（2）阿片类药物：如吗啡、羟考酮缓释片和芬太尼透皮贴剂等，是中、重度癌痛的首选治疗药物。阿片类药物的常见不良反应包括便秘、恶心、呕吐、嗜睡、瘙痒、头晕、尿潴留、谵妄、认知障碍以及呼吸抑制等。（应把预防和处理阿片类镇痛药不良反应作为镇痛治疗计划和患者宣教的重要组成部分。恶心、呕吐、嗜睡和头晕等不良反应，大多出现在未曾使用过阿片类药物患者用药的最初几天。便秘症状通常会持续发生于阿片类药物镇痛治疗的全过程，多数患者需要使用缓泻剂来防治便秘，因此，在应用阿片类药物镇痛时宜常规合并应用缓泻剂。）

（3）辅助镇痛药物：能够辅助性增强阿片类药物的镇痛效果，或直接产生一定的镇痛作用，包括抗惊厥类药物、抗抑郁类药物、皮质激素、N-甲基-D-天冬氨酸受体拮抗剂和局部麻醉药等。

（4）双膦酸盐：可改善肿瘤骨组织的酸性微环境，导致骨溶解减少，减轻癌痛。

（5）利尿剂：如呋塞米。

（6）中药治疗：藏药日白丸、通络散结凝胶、中药止痛巴布贴、温阳行气膏等。贴敷的方式在一定程度上避免了口服药物经消化道所致的副作用。

五、老年肺癌精神心理功能障碍

（一）精神心理功能障碍

肺癌的各种症状如咯血、呼吸困难、胸痛、头痛、头晕和疼痛，及在治疗期间可能出现疲劳、恶心、呕吐和吞咽困难会让患者产生焦虑、抑郁和对死亡的恐惧。相比于其他癌症，肺癌患者在诊断时病情已不容乐观，预后往往较差，其心理困扰更明显，女性更易受到焦虑与抑郁的影响。不同的研究中肺癌患者的心理异常发生率不一，可能与调查方法不同、年龄、癌症分期或功能状态有关。抑郁症在老年肺癌患者中普遍存在，发生率从 14% ~ 42% 不等。在年龄大于 50 岁的癌症患者中，肺癌的自杀率排名前三，且老年肺癌患者焦虑症或抑郁症通常难以及时诊断，无法得到治疗。此外，肺癌患者常有明显的病耻感，觉得外界把他们当作特殊群体对待，认为吸烟是导致罹患肺癌的原因而懊悔。由于肺癌与吸烟关系密切，肺癌患者往往将其患病归咎于自身过错。而且其他癌症相比，肺癌更容易造成病耻感。病耻感对肺癌患者的心理健康产生不利影响，并且会引起焦虑和抑郁[49]。病耻感可导致社会孤立和回避，会妨碍患者寻求医学治疗和心理社会支持。

研究表明非小细胞肺癌患者的焦虑和抑郁症状水平较低，他们更倾向表现出积极应对策略，降低焦虑和抑郁的预测因素包括对症治疗和良好的营养状况，而疼痛、化疗和糟糕的表现状况则加剧了消极情绪。接受了手术治疗的患者可能发生术后谵妄，且老年肺癌患者的术后并发症较其他人群高，患者对术后并发症的恐惧会影响手术的开展。

睡眠障碍也是值得关注的问题，据报道超过 50% 的晚期肺癌患者有失眠症状、睡眠效率低、日间小睡增加等，与疲劳、焦虑、抑郁、功能状态不佳关系密切[40]。

（二）康复评估

在癌症患者的精神心理评估中，医院焦虑抑郁量表（hospital anxiety and depression scale，HADS）与心理痛苦温度计（distress thermometer）的特异性与敏感性较好，应用广泛。其他的心理评估量表如老年抑郁量表、焦虑/抑郁自评量表、汉密尔顿焦虑/抑郁量表、贝克抑郁量表、状态 - 特质焦虑问卷等在肺癌患者精神心理筛查与评估的特异性及敏感性有待研究。

1. 抑郁自评量表（self-rating depression scale，SDS） SDS 是 1965 年 Zung 发表的（表 3-4-10）一种由患者自己进行的抑郁自我评定量表。此量表简短，一般在 10 分钟内就可以完成，不用任何仪器设备，方法简单。SDS 由 20 个问题组成，每一个问题代表着抑郁症的一个症状特点，合起来就可以反映抑郁症的抑郁心情、躯体不舒服的症状、精神运动、行为症状以及心理方面的症状。此量表不仅可以帮助诊断患者是否有抑郁症状，还可以判定抑郁程度的轻重。因此，一方面可以用来作为辅助诊断的工具；另一方面可以用来观察在治疗过程中抑郁的病情变化，用来作为疗效的判定指标。但是，此量表不能用来判断抑郁的性质，所以不是抑郁症的病因及疾病诊断分类用表。此量表评定的时间范围一般应该至少是一周的时间，如果是第一次评定，最好是两周的时间。

表 3-4-10 抑郁自评量表（SDS）

注意事项：				
下面有 20 条题目，请仔细阅读每一条，把意思弄明白，每一条文字后有 4 个选项，分别表示：A. 没有或很少时间（过去一周内，出现这类情况的日子不超过一天）；B. 小部分时间（过去一周内，有 1 ~ 2 天有过这类情况）；C. 相当多时间（过去一周内，有 3 ~ 4 天有过这类情况）；D. 绝大部分或全部时间（过去一周内，有 5 ~ 7 天有过这类情况）。				
施测时间建议：5 ~ 10 分钟。				
1. 我觉得闷闷不乐，情绪低沉	1	2	3	4
2. 我觉得一天之中早晨最好	4	3	2	1
3. 我一阵阵哭出来或觉得想哭	1	2	3	4
4. 我晚上睡眠不好	1	2	3	4
5. 我吃的跟平常一样多	4	3	2	1
6. 我与异性亲密接触时和以往一样感觉愉快	4	3	2	1
7. 我发觉我的体重在下降	1	2	3	4
8. 我有便秘的苦恼	1	2	3	4
9. 我心跳比平时快	1	2	3	4
10. 我无缘无故地感到疲乏	1	2	3	4
11. 我的头脑跟平常一样清楚	4	3	2	1
12. 我觉得经常做的事情并没有困难	1	2	3	4
13. 我觉得不安而平静不下来	1	2	3	4
14. 我对将来抱有希望	4	3	2	1
15. 我比平常容易生气激动	1	2	3	4
16. 我觉得作出决定是容易的	4	3	2	1
17. 我觉得自己是个有用的人，有人需要我	4	3	2	1
18. 我的生活过得很有意思	4	3	2	1
19. 我认为如果我死了别人会生活得好些	1	2	3	4
20. 平常感兴趣的事我仍然照样感兴趣	4	3	2	1
结果：1）原始分 _____ 2）标准分（原始分 × 1.25 取整数）_____				

2. 焦虑自评量表（self-rating anxiety scale ，SAS） SAS 由华裔教授 Zung 于 1971 年编制（表 3-4-11），可测量有无焦虑症状及严重程度，从量表构造的形式到具体评定的方法，都与抑郁自评量表（SDS）十分相似，是一种分析患者主观症状的相当简便的临床工具。适用于具有焦虑症状的成年人，具有广泛的应用性。国外研究认为，SAS 能够较好地反映有焦虑倾向的精神心理疾病求助者的主观感受。而焦虑是心理咨询门诊中较常见的一种情绪障碍，所以近年来 SAS 是咨询门诊中了解焦虑症状的自评工具。

表 3-4-11　焦虑自评量表（SAS）

项目、定义和评分标准：SAS 采用 4 级评分，主要评定项目所定义的症状出现的频度。其标准为："1"没有或很少时间；"2"小部分时间；"3"相当多的时间；"4"绝大部分或全部时间（其中"1""2""3""4"均指计分分数）。

填表注意事项：下面有二十条文字（括号中为症状名称），请仔细阅读每一条，把意思弄明白，每一条文字后有四级评分，分别表示：没有或偶尔；有时；经常；总是如此。然后根据您最近一星期的实际情况，在分数栏 1 ~ 4 分适当的分数下划"√"。			
1. 我觉得比平时容易紧张和着急（焦虑）	1	2	3	4
2. 我无缘无故地感到害怕（害怕）	1	2	3	4
3. 我容易心里烦乱或觉得惊恐（惊恐）	1	2	3	4
4. 我觉得我可能将要发疯（发疯感）	1	2	3	4
5. 我觉得一切都很好，也不会发生什么不幸（不幸预感）	4	3	2	1
6. 我手脚发抖打颤（手足颤抖）	1	2	3	4
7. 我因为头痛、颈痛和背痛而苦恼（躯体疼痛）	1	2	3	4
8. 我感觉容易衰弱和疲乏（乏力）	1	2	3	4
9. 我觉得心平气和，并且容易安静坐着（静坐不能）	4	3	2	1
10. 我觉得心跳得快（心悸）	1	2	3	4
11. 我因为一阵阵头晕而苦恼（头昏）	1	2	3	4
12. 我有晕倒发作，或觉得要晕倒似的（晕厥感）	1	2	3	4
13. 我呼气吸气都感到很容易（呼吸困难）	4	3	2	1
14. 我手脚麻木和刺痛（手足刺痛）	1	2	3	4
15. 我因胃痛和消化不良而苦恼（胃痛或消化不良）	1	2	3	4
16. 我常常要小便（尿意频数）	1	2	3	4
17. 我的手常常是干燥温暖的（多汗）	4	3	2	1
18. 我脸红发热（面部潮红）	1	2	3	4
19. 我容易入睡并且一夜睡得很好（睡眠障碍）	4	3	2	1
20. 我做噩梦（噩梦）	1	2	3	4
结果：1）原始分 _____　　　　　　2）标准分（原始分 ×1.25 取整数）_____			

3. 汉密尔顿抑郁量表（Hamilton depression scale，HAMD） HAMD 是 1960 年由汉密尔顿（Hamilton）编制，是临床上评定抑郁状态时最常用的量表。本量表有 17 项、21 项和 24 项 3 种版本。HAMD 大部分项目采用 0 ~ 4 分的 5 级评分法（0：无；1：可疑或

轻微；2：轻度；3：中度；4：重度），少数项目采用 0 ~ 2 的 3 级分法（0：无；1：可疑或轻微；2：有明显症状）。

HAMD 属于他评量表，适用于有抑郁症状的成年患者。HAMD 评分能较好地反映抑郁病情的严重程度，其变化可以反映病情的演变。同时，HAMD 的问题也可归纳为 7 个亚类：焦虑 / 躯体化、体重、认知障碍、日夜变化、阻滞、睡眠障碍、绝望感。

4. 汉密尔顿焦虑量表（Hamilton anxiety scale，HAMA）　HAMA 于 1959 年由 Hamilton 编制，最早是精神科临床中常用的量表之一，主要用于评定神经症及其他患者的焦虑症状的严重程度，包括 14 个项目。"中国精神障碍分类与诊断标准第三版（CCMD-3）" 将其列为焦虑症的重要诊断工具，临床上常将其用于焦虑症的诊断及程度划分的依据。HAMA 的评分为 0 ~ 4 分的 5 级评分法（0：无症状；1：轻；2：中等；3：重；4：极重）。评定时应由经过训练的两名评定员进行联合检查，采用交谈与观察的方式，检查结束后，两名评定员各自独立评分。若需比较治疗前后的症状和病情的变化，则于入组时，评定当时或入组前一周的情况，治疗后 2 ~ 6 周，再次评定，以资比较。

5. 老年抑郁量表（geriatric depression scale，GDS）　GDS 由 Brank 等在 1982 年创制，专用于老年人抑郁的筛查。针对老年人一周以来最切合的感受进行测评。该量表共有 30 个条目，包括症状为：情绪低落，活动减少，容易激惹，退缩痛苦的想法，对过去、现在与未来的消极评价。但老年人主诉食欲下降、睡眠障碍等症状属于正常现象，使用该量表有时易误评为抑郁症。因此分数超过 11 分者应做进一步检查。GDS 是专为老年人创制并在老年人中标准化了的抑郁量表，在对老年人的临床评定上，它比其他抑郁量表有更高的符合率，在年纪较大的老年人中这种优势更加明显。本量表为抑郁筛查量表，而非抑郁症的诊断工具，每次检查需 15 分钟左右。

6. 简短老年抑郁量表（short geriatric depression scale，SGDS）　SGDS 是老年抑郁量表的简化版。该量表已有多种语言版本，操作仅需 5 分钟，且在社区人群、住院患者及疗养院群体中的效度均已得到验证。该量表包含 15 个是非题，其中并未聚焦于躯体症状，这些症状可能是老年个体躯体疾病的结果。使用该量表可将被检查者分为正常、轻度抑郁及重度抑郁三档，而诊断抑郁的临界值为 6 分，这一数值与更长版本的 GDS 具有高度相关性，且针对轻到中度认知损害个体的敏感性及特异性也令人满意。对于 MMSE 得分 > 15 分的个体，该量表效度良好。该量表既可以由患者自评，也可通过口头提问的形式完成。

7. 健康问卷 9 项（patient health questionnaire-9，PHQ-9）　PHQ-9 在初级卫生机构筛查抑郁症时有较高的敏感性和特异性，用于评估过去两周内的抑郁症状。第 9 个条目评估受试者是否认为自己死了会更好或是想自残的频率，采用 0 ~ 3 分的 4 级评分法，0 表示"完全不是"，3 表示"几乎每天都是"，较高的分数反映了更频繁的自杀意念。

8. 呼吸系统疾病焦虑量表（anxiety inventory for respiratory disease，AIR）　AIR 由 10 个条目组成，每个条目按 0 ~ 3 分评分，得分越高说明慢阻肺患者的焦虑症状越严重。

（三）康复治疗

1. 心理干预　目前专门针对老年癌症患者情绪困扰的心理治疗干预措施较少，团体心理治疗在肺癌患者的应用较多。一项 RCT 以"癌症与衰老：对老年人的反思（cancer

and aging：reflections for elders，CARE）"为主题对老年肺癌、前列腺癌、乳腺癌、淋巴瘤患者开展了为期 7 周共 5 次，每次 45 分钟的团体治疗课程，治疗主题包括：①患者癌症的故事和叙述；②应对癌症和衰老；③孤独、衰老与癌症病耻感；④平静地对待生活；⑤反思与回顾。结果表明，以 CARE 为主题的团体治疗课程能够满足老年癌症患者的心理需求，切实可行[9]。支持性团体心理疗法（supportive group psychotherapy，SGP）也能够改善患者的生活质量，减轻患者因疼痛症状或其他原因引起的心理压力，提高患者的应对技能，具体的治疗主题包括：探索人生故事；与癌症共存的意义；应对压力；正念和焦虑；关系和社会支持；自我认同；希望；前进等[10]。

2. 运动疗法　运动对心理健康及其他身体功能均有明显的益处，一项 Cochrane 评价认为运动训练对呼吸困难、疲劳、焦虑和抑郁的感觉或肺功能没有显著影响，但由于研究之间的异质性、样本量小以及纳入研究的高偏倚风险，需要更大的、高质量的随机对照试验研究明确运动疗法对老年肺癌患者的影响。

3. 音乐疗法 + 放松训练

（1）在进行音乐疗法前与患者、家属沟通，了解患者喜欢的音乐类型与曲目。

（2）治疗期间病房环境应安静舒适、空气清新、温度和湿度适宜，让患者放松心情。

（3）嘱患者尽量排空膀胱和肠道，然后穿着宽松的衣服并去除一切的束缚因素，平躺在病床上，引导患者进行放松训练，提高感官的敏感性，让患者能够尽可能好地体验周围的细节。

（4）以患者的喜好或表现选定适宜的音乐，如情绪起伏不定的患者可选取类似"梅花三弄"的音乐；情绪比较焦躁的患者可选取类似"天路"的音乐；精神过度紧张的患者可选取类似"雨打芭蕉"的音乐。音量不宜过大，以患者舒服为宜。

（5）伴随轻柔的音乐，治疗师及时引导患者放松全身肌肉，指导患者依次对全身 16 组肌群按照紧绷、保持和放松的过程进行锻炼，让患者充分体会放松和紧张的感觉。

（6）每周 5 次，每次治疗时间控制在 30 ~ 40 分钟，总共干预时间 1 ~ 4 周不等。

4. 药物治疗

（1）中药治疗：解郁安神汤、全福安汤等。

（2）西药治疗：①富马酸喹硫平：老年人使用时应注意，将喹硫平与其他已知会延长 QTC 间期的药物合用时可能会出现心血管事件，因为药物清除率较低，故肝肾功能较差的患者也应慎用。②氟西汀：不良反应较少，患者的耐受性较好，可出现失眠、恶心、易激动、头痛、运动性焦虑等不良反应，大剂量使用时应谨慎。③奥氮平：肾肝功能损伤和老年患者起始剂量应减半，低血压及脑血管患者应慎用。

六、老年肺癌认知功能障碍

（一）认知功能障碍

随着癌症发病率的提升，颅内转移瘤的患病率越来越高。颅内转移瘤作为癌症的晚期阶段，往往提示患者的预后不良，但也有部分患者在颅内转移瘤早期发现时，通过积极手术或放化疗得以长期生存。颅脑是恶性肿瘤中最常见的远处转移器官之一，

20%～40%会发生颅内转移，其中40%～50%颅内转移来自肺癌。肺癌是颅内转移瘤最常见的原发灶，其发病率最高。10%～15%的非小细胞肺癌（NSCLC）患者在初诊时已发生颅内转移，在整个疾病病程中约50%的患者会发生颅内转移。

认知功能障碍通常是颅内转移瘤最早的表现。肺癌脑膜转移后由于患者脑实质受累及，脑膜刺激表现为：头痛、呕吐、颈项强直、脑膜刺激征、精神状态改变、意识模糊、认知障碍、癫痫发作和肢体活动障碍等。颅内转移瘤患者会有不同程度的认知功能障碍，这是由肿瘤的破坏和侵蚀效应引起的。颅内转移瘤患者在时空定向、连续计算、延迟记忆、句子书写等认知方面更容易出现缺陷。肺癌颅内转移瘤患者在头部放疗前大多已出现程度不同的神经认知功能损害。有试验证明，年龄大于60岁是神经认知功能损害的独立危险因素[49, 50]。

放射治疗是肺癌颅内转移患者的最常用治疗手段之一，但患者在接受脑部放疗后，绝大部分在6个月以后会发生性情改变以及认知功能障碍等症状，24个月后认知功能障碍的发生率达到50%～90%。随着肺癌颅内转移患者的生存时间逐渐延长，必须注意到全脑放疗导致的神经认知功能损伤，主要表现为短期及晚期记忆力下降，降低患者的生活质量，这可能与照射诱导海马结构损伤有关。

开胸手术后，患者容易出现精神障碍、人格改变、记忆改变、时空定向障碍等多种变化，好发于老年患者，尤其是既往存在神经功能减退或伴有脑血管疾病患者的发病率更高。术后认知功能障碍与患者的年龄呈正相关，作为一种独立危险因素而被临床重视。

总体而言，许多癌症生存者报道存在注意力、专注力和短期记忆相关的主观问题。在NSCLC患者中，手术和化疗都与认知功能减退有关，一些数据表明，化疗（尤其是常用于肺癌患者治疗的顺铂）能促进患者认知功能恶化。遗憾的是，颅内转移在NSCLC和SCLC中都很常见。除了颅内转移本身引起的症状外，放疗也可能促进认知功能障碍。SCLC患者进行预防性脑照射可能引起慢性神经毒性和认知功能障碍。

（二）康复评估

1. 简明精神状态量表（mini-mental state examination，MMSE）　MMSE是国内外应用最广泛的认知筛查量表（表3-4-12），内容覆盖定向力、记忆力、注意力、计算力、语言能力和视空间能力。缺点是对识别正常老人和轻度认知功能报告（mild cognitive impairment，MCI）以及区别MCI和痴呆的作用有限。MMSE操作简便，耗时5～10分钟，特别适合老年患者。其包括定向能力、即刻回忆、注意力和计算力、延迟回忆、语言功能和视空间知觉等，最高分为30分，27～30分为正常，<27分为认知功能障碍。痴呆划分标准为：文盲≤17分，小学程度≤20分，中学程度（包括中专）≤22分，大学程度（包括大专）≤23分；痴呆严重程度分级为：轻度MMSE≥21分，中度MMSE 10～20分，重度MMSE≤9分。注意MMSE评估过程需要使用统一的指导语，其容易受教育程度、年龄等多因素影响，文化程度较高的人群可能出现假阴性（天花板效应），文化程度较低的人群可能出现假阳性（地板效应）。MMSE对语言功能及执行功能的监测不够敏感，在鉴定早期痴呆，特别是轻度认知损伤方面较差。

表 3-4-12 简明精神状态量表

文化程度：□文盲　□小学（受教育程度≤6年）　□中学以上（受教育年限＞6年）

序号	项目	评定时间		
时间定向		/	/	/
1	今年的年份？			
2	现在是什么季节？			
3	今天是几号？			
4	今天是星期几？			
5	现在是几月份？			
地点定向				
6	现在我们在哪里（省、市）？			
7	你住在什么地方（区、县）？			
8	你住在什么街道（乡、村）？			
9	我们现在在第几层楼？			
10	这是什么地方（地址名称）？			
语言即刻记忆				
11	复述：皮球			
12	复述：国旗			
13	复述：树木			
注意和计算				
14	100-7=?（93）			
15	93-7=?（86）			
16	86-7=?（79）			
17	79-7=?（72）			
18	72-7=?（65）			
短时记忆				
19	回忆（皮球）			
20	回忆（国旗）			
21	回忆（树木）			
物体命名				
22	（检查者出示自己的手表）请问这是什么			
23	（检查者出示自己的铅笔）请问这是什么			
语言复述				
24	请您跟我说"四十四只石狮子"			

续表

序号	项目	评定时间		
阅读理解				
25	"请闭上您的眼睛"请您念一念这句话，并按上面的意思去做			
语言理解				
26	用右手拿着这张纸			
27	将纸对折			
28	将折好的纸放在左腿上			
言语表达				
29	写一句完整句子（要有主语、谓语和宾语）			
图形描画				
30	请您照着这个样子把它画下来			
	总分			
	评定员			

2. 蒙特利尔认知功能评估量表（MoCA） 该量表覆盖注意力、执行功能、记忆、语言、视空间结构技能、抽象思维、计算力和定向力等认知领域，旨在筛查 MCI 患者（表 3-4-13），其敏感性和特异性都明显优于简易精神状态检查（MMSE）。MoCA 可以对认知功能异常进行快速筛查，耗时约 15 分钟，包括了 8 个认知领域的 11 个检查项目。总分 30 分，≥ 26 分正常。MoCA 检出 MCI 和轻度 AD 的敏感性分别为 90% 和 100%，特异性分别为 87% 和 100%。MoCA 同样也会受到教育程度的影响，只能作为 MCI 和 AD 诊断的筛查工具，对痴呆的病因诊断方面作用有限，对于各种原因（如血管因素、脑炎、帕金森病、轻度 AD）导致的 MCI 的检测敏感性显著优于 MMSE。在监测认知功能损害的最早期阶段，MoCA 量表可能比 MMSE 量表更合适。

3. Mattis 痴呆评分量表 包括注意、起始与保持、概念形成、结构和记忆 5 个因子。①注意 37 分，包括数字广度、执行比较复杂的口头指令、数出随机排列的 7 的个数、读一组词语和图片匹配；②起始与保持 37 分，包括言语流畅性、语言重复、两手交替运动和书写运动；③概念形成 39 分，包括词语归类、图片相似性和自发语言；④结构 6 分；⑤记忆 25 分，包括定向、句子延迟回忆、词语即刻再认、无意义图案即刻再认等。总分 144 分。

4. 韦氏成人智力量表 量表包括 11 项，分别为：知识、领悟、算术、相似、数字广度、词汇、数字符号、填图、木块图、图片排列、图形拼凑。前 6 项组成语言分，后 5 项组成作业分。医生按要求根据测验结果分别计算出总智商（FIQ）、言语智商（VIQ）和操作智商（PIQ）。

5. 波士顿命名测试 测试主要包括听理解、复述、命名、说、朗读、阅读理解、写 7 个组成部分，针对语言的听、说、读、写 4 个方面进行全面考察（表 3-4-14）。

表 3-4-13　蒙特利尔认知功能评估量表

姓名：_____　性别：_____　年龄：_____　教育年限：_____　评估日期：_____

视空间与执行功能		得分
（连线图：戊 甲 2 乙 1开始 丁 4 丙 3 结束 5；复制立方体）	画钟表（11点过10分）（3分）	__/5
[　]	[　]　　轮廓[　]　指针[　] 数字[　]	

命名				__/3
（狮子）[　]	（犀牛）[　]	（骆驼）[　]		

记忆	读出下列词语，然后由患者重复上述过程重复2次，5分钟后回忆。		面孔	天鹅绒	教堂	菊花	红色	不计分
		第一次						
		第二次						

注意	读出下列数字，请患者重复（每秒1个）。	顺背[　]　　21854	__/2
		倒背[　]　　742	

读出下列数字，每当数字出现1时，患者敲1下桌面，错误数大于或等于2不给分。 [　] 52139411806215194511141905112	__/1

100 连续减7　　[　]93 [　]86 [　]79 [　]72 [　]65 4～5个正确得3分，2～3个正确得2分，1个正确得1分，0个正确得0分	__/3

语言	重复：	"我只知道今天张亮是帮过忙的人"[　] "当狗在房间里的时候，猫总是藏在沙发下"[　]	__/2
	流畅性：	在1分钟内尽可能多地说出动物的名字。[　]_____ [N≥11名称]	__/1

抽象	词语相似性：香蕉—橘子＝水果 [　]火车—自行车 [　]手表—尺子	__/2

延迟回忆 选项	没有提示：	面孔 [　]	天鹅绒 [　]	教堂 [　]	菊花 [　]	红色 [　]	只在没 有提示 的情况 下给分	__/5
	类别提示：							
	多选提示：							

定向	[　]星期 [　]月份 [　]年 [　]日 [　]地点 [　]城市	__/6

正常 ≥ 26/30	总分　__/30 教育年限 ≤ 12 年加 1 分

表 3-4-14　波士顿命名测试

指导语："我现在给你看一些图片，请你告诉我这些图片是什么"

图片	回答	图片	回答	图片	回答
1. 树		11. 羽毛球拍		21. 听诊器	
2. 笔		12. 蜗牛		22. 金字塔	
3. 剪刀		13. 海马		23. 漏斗	
4. 花		14. 飞镖		24. 手风琴	
5. 锯子		15. 口琴		25. 圆规	
6. 扫把		16. 犀牛		26. 三脚架	
7. 冬菇		17. 冰屋		27. 钳	
8. 衣架		18. 仙人掌		28. 花棚	
9. 轮椅		19. 扶手电梯		29. 量角器	
10. 骆驼		20. 竖琴		30. 算盘	

注：20 秒内答对得分，提示后答对不得分；要求患者具有初中及以上学历。

（三）康复治疗

1. 高压氧治疗　有文献报道高压氧治疗联合放射疗法可以降低脑细胞损伤。由于恶性肿瘤组织中存在乏氧细胞，其对放射线的敏感性仅为有氧状况下的 1/3，从而影响放射治疗的疗效，仍有相当一部分患者病情不能得到缓解，且部分患者容易发生放射性脑损伤，产生严重的神经症状和体征，影响患者的生活质量。

一般加压时间为 15 ~ 20 min，减压时间为 20 ~ 25 min，治疗时高压氧舱内空气压力为 0.20 ~ 0.25 Mpa（2.0 ~ 2.5 标准大气压）。患者戴口鼻面罩吸纯氧，吸氧 60 min，休息 10 min 后改吸空气 10 min，1 次 / 天，10 天 1 个疗程，共计 2 ~ 3 个疗程。

2. 个体化认知功能训练　包括定向障碍、语言障碍、思维障碍、记忆力障碍、注意力障碍的康复训练。

（1）定向障碍的康复训练（时间、地点）：反复训练患者识记时钟，并经常提醒患者时间观念，定时起床、进食、训练、睡觉；识记从走廊到病房、从病房到运动治疗室、从运动治疗室到作业治疗室的路线；模拟地铁示意图，进行路线规划。

（2）语言障碍的康复训练：通过 Schuell 法进行刺激，如利用强的听觉刺激、适当的语言刺激、多途径的语言刺激、反复刺激，根据刺激引出的反应对刺激进行强化矫正。同时用电脑反复播放识记人物，使患者尽量记住重要人物，如家人、床位医师、床位护士、治疗师及明星等。以及通过反复训练，辨别物品、形状、颜色等。

（3）思维障碍的康复训练：包括解决问题能力的训练、数字排序、物品分类等。

（4）记忆力障碍的康复训练：通过反复电脑播放来帮助患者进行记忆训练。

（5）注意力障碍的康复训练：通过反复电脑播放，选择患者感兴趣的节目、图片。引导患者讲述看到的人物、情景，并复述主要内容。

对于一些术后认知功能障碍患者，主要通过数字按序排列、物品分类等方式训练患者的执行能力；采用写字板或日历等训练患者定向力；采取传统刺激 - 反应方法训练患者注意力；训练患者数字计算能力；利用语音记忆法训练患者记忆力；通过划消字母或数字训练患者视空间能力；与患者进行谈话训练语言功能。

训练内容：数字按序排列、物品分类、语音记忆法、划消字母或数字、训练患者和与患者谈话。训练时间与强度：20 ～ 30 min/d，每个星期训练 5 次，训练时间为 1 个月。

3. 运动训练　运动可以通过多种途径改善认知。导致脑血流量增加，脑源性神经营养因子、胰岛素生长因子 -1 等脑生长因子水平升高。这些生长因子涉及许多对认知很重要的功能。它们影响大脑细胞的分化和凋亡的速度，调节海马神经发生的长期增强。之前的多项研究已经表明，锻炼对肺癌患者的认知功能有好处。

4. 药物治疗　鸦胆子油属于中成药，是一种非细胞毒性广谱抗肿瘤药物，具有亲脂性，能透过亲脂性的血脑屏障，使鸦胆子油抑癌有效成分通过血脑屏障到达癌灶，与放疗同步治疗颅内转移疗效明显，无明显不良反应，疗效基本等同于放疗联合化疗，是一种安全、经济、高效的治疗手段，其毒副作用低，能够提高患者的生活质量，改善患者的认知功能。

七、老年肺癌语言功能障碍

（一）语言功能障碍

肺癌的原发症状无语言功能障碍，多见于肺癌颅内转移及淋巴结转移。许多病例报道中提到肺癌颅内转移被误诊为脑血管病，其中一项 24 例病例报道中提到有 15 例（62.5%）存在语言功能障碍。肺癌的语言功能障碍主要表现以下两种形式。

1. 失语症、言语不利　肺癌脑实质转移所致，见于优势大脑半球语言中枢区转移瘤，可表现为运动性失语、感觉性失语、混合性失语和命名性失语等。

2. 声音嘶哑[51]　多见于因肺癌转移淋巴结压迫或侵及左侧喉返神经而造成声带麻痹所致；而右侧喉返神经位置较高，多在右侧上纵隔淋巴结转移时可能出现。

（二）康复评估

目前未检索到关于肺癌引起的语言障碍特异性评估量表。患者因颅内转移引起语言障碍可根据脑卒中失语症或构音障碍的评定程序进行。声音嘶哑可通过嗓音声学分析、声带的形态与振动检查。

（三）康复治疗

颅内转移所致的语言功能障碍多以颅内转移的整体治疗为主，未查到关于语言功能障碍的特异性治疗。针对声音嘶哑可进行注射喉成形术，以减少声门间隙和改善声带内收。术后可进行发声训练：基础发声功能训练（体位与呼吸功能的改善、放松训练、持续发声训练），以及有针对性训练（音量异常的训练、音调异常的寻常、痉挛性发声训练、异常音质的训练）。

八、老年肺癌吞咽功能障碍

（一）吞咽功能障碍

不超过 2.2% 的肺癌患者会出现吞咽困难，且多于疾病后期出现。肺癌患者病程中出现吞咽困难的原因最常见的是纵隔肿瘤外压食管，其次是颈部淋巴结转移压迫上段食道，较少见的是前纵隔放射治疗后引起。①肺癌压迫食管：可引起间歇性吞咽困难、偶有呕吐。②肺癌脑膜转移后累及颅神经：可出现视力下降、复视、面部麻木、味觉和听觉异常、吞咽和发音困难等。③放疗引起吞咽困难：纵隔放射治疗（mediastinal radiation therapy，MRT）可引起食道毒性，出现放射性食管炎，由此食道会变狭窄，导致吞咽障碍。④肺癌术后：可能会出现骨骼肌减少性吞咽困难。

（二）康复评估

1. 临床吞咽评估（clinical swallow evaluation，CSE） CSE 又称为非仪器评估（clinical non-instrumental evaluation）或床旁检查（bedside examination）。CSE 视为所有确诊或疑似吞咽障碍患者干预的必要组成部分。CSE 包括全面的病史评估、口颜面功能和喉部功能评估及进食评估 3 个部分。

全面的病史评估包括吞咽相关的病史查阅、主观评估（患者精神状态、合作度、认知、沟通能力、目前营养状况、口腔卫生、呼吸功能、一般运动功能）、精神状态评估、依从性评估、沟通能力评估、营养状况评估、口腔卫生评估、呼吸功能评估、吞咽相关一般运动功能评估。

口颜面功能和喉部功能评估包括下颌、软腭、舌等与吞咽有关的解剖结构的检查，包括组织结构的完整性、对称性、感觉敏感度、运动功能等，以及咀嚼肌的力量。同时检查吞咽反射、咽反射、咳嗽反射。喉的评估包括音质 / 音量的变化，发音控制 / 范围，主动的咳嗽 / 喉部的清理，喉上抬能力等方面。

床旁进食评估即容积 - 黏度测试（volume-viscosity swallow test，VVST）是 20 世纪 90 年代西班牙的 Pere Clave 教授设计，主要用于吞咽障碍安全性和有效性的风险评估，帮助患者选择摄取液体量最合适的容积和稠度。对有进食能力的患者，需要进行直接摄食评估。观察患者将食物送入口中的过程，是否有意识地进食，包括摄食过程中流畅地抓取食物，将食物正常地送入口中，进食哪种质地的食物。应重点观察患者的一口量、进食吞咽时间、呼吸和吞咽的协调情况、适合患者安全吞咽的食物性状、口服药物等。亦可采用洼田饮水试验，该试验由日本人洼田俊夫在 1982 年设计并提出，可通过饮用 30 ml 水来筛查患者有无吞咽障碍及其程度，安全快捷。

2. 吞咽造影检查（video fluoroscopic swallowing study，VFSS） 此项检查是在模拟生理进食时，观测有无异常的病理变化。在 X 线透视下，针对口、咽、喉、食管的吞咽运动所进行的特殊造影，可以通过录像来动态记录所看到的影像，并加以定性和定量分析的一种检查方法。VFSS 是检查吞咽功能最常用的方法，被认为是吞咽障碍检查和诊断的"金标准"。该方法可对整个吞咽过程进行详细地评估和分析，通过观察侧位及正位成像可对吞咽的不同阶段（包括口腔准备期、口腔推送期、咽期、食管期）的情况进行评估，也能对舌、软腭、咽部和喉部的解剖结构和食团的运送过程进行观察。

3. 软式喉内窥镜吞咽功能检查（flexible endoscopic examination of swallowing，FEES） 通过软管喉镜，在监视器直视下观察患者基本自然状态下平静呼吸、用力呼吸、咳嗽、说话和食物吞咽过程中，鼻、咽部、喉部各结构如会厌、杓状软骨和声带等功能状况；了解进食时色素食团残留的位置及量，判断是否存在渗漏或误吸。可在一段时间内多次重复评估各种吞咽策略的效果，包括头的转向、屏气等方式。附带的视频系统可以将内窥镜所见内容录制，便于反复观看与详细分析。

4. 营养状态评估 吞咽功能障碍常常合并营养不良，针对肺癌后的营养状况，可用的简单营养评价指标包括体质量指数、肱三头肌皮脂厚度（triceps skin fold，TSF）、平均上臂肌围（mid-arm muscle circumference，MAMC）和平均上臂周径（mid-upper arm circumference，MAC）。MAMC（cm）=MAC（cm）– 0.314 × TSF（mm）。实验室检查指标包括血浆蛋白、肌酐、身高指数、尿羟脯氨酸指数、氮平衡、机体免疫功能检测。营养所需量如下，病情平稳者：$25 \sim 35 \ kcal \cdot kg^{-1} \cdot d^{-1}$；重症、病情不稳者：标准热量的80%；蛋白质：$1 \sim 2 \ g \cdot kg^{-1} \cdot d^{-1}$；水：$30 \ ml \cdot kg^{-1} \cdot d^{-1}$。所有患者必须在入院后48 h内进行营养筛查，之后每周进行1次营养筛查。

（三）康复治疗

吞咽障碍的治疗与管理的最终目的是使患者能够安全、充分、独立摄取足够的营养及水分，避免误吸、营养不良及脱水，尽可能恢复正常进食。吞咽障碍的管理由多学科人员共同参与，根据吞咽功能仪器检查结果制订。吞咽障碍的治疗涉及代偿性及治疗性方法。代偿性方法包括保持口腔卫生、进食姿势的改变、食物性状的调整等。治疗性方法主要是通过直接（有食）及间接（无食）训练来改变吞咽的过程，改善患者的运动及感觉，包括温度触觉刺激、吞咽手法等方法，两者也可结合使用。代偿性方法可以在短时间内帮助患者克服感觉运动障碍，有效地改进食物性状、应用姿势或手法对于特定患者来说是有益的，这一点已经通过电视透视检查得到证实。然而这些技术不能使患者吞咽生理的变化持续较长时间，因此常短期应用。没有充分证据证实温度刺激和生物反馈方法对吞咽延迟治疗有效。其他治疗方法的应用例如感觉强化或者促进性锻炼，也缺乏证据支持。此外，国外指南一般不推荐进行针灸及物理因子治疗，而国内相关共识则强调多种训练方式联合物理因子治疗。

1. 代偿性方法 旨在用一定的方式代偿口咽功能，改善食团摄入，而并不会改变潜在的吞咽生理的治疗技术。包括：食物调整（液体稠度、食物质地、一口量）、吞咽姿势的调整、进食工具的调整和环境改造。

2. 营养管理 首先要成立营养管理小组，必须有专业营养师参与。营养是吞咽障碍患者需首先解决的问题，若无禁忌证，推荐使用肠内营养。对于肠内营养不能满足需求或有禁忌证的，可选择部分或全肠道外营养。对于吞咽障碍患者营养的管理不仅需要考虑营养的量，而且需要考虑营养的供给方式、食物的性状、膳食的合理调配等内容。

3. 促进吞咽功能训练 旨在通过改善生理功能来提高吞咽的安全性和有效性。如提高吞咽肌肉收缩力量、速率和肌肉的协调能力，以达到安全有效的吞咽。推荐使用的训练与治疗手段包括：口腔感觉训练、口腔运动训练、气道保护方法、低频电刺激、表面肌电生物反馈训练、球囊扩张术、针刺治疗、通气吞咽说话瓣膜的应用等。

（1）口腔感觉训练技术是针对口腔期吞咽障碍患者的口腔浅深感觉、反射异常设计的一系列训练技术，旨在帮助改善口腔器官的各种感觉功能。目前行之有效的口腔感觉训练技术包括冷刺激训练、嗅觉刺激、K点刺激、振动训练、气脉冲感觉刺激训练等。

（2）口腔运动训练技术包括口腔器官运动体操、舌压抗阻反馈训练、舌肌的康复训练、Masako训练法、Shaker锻炼。

（3）气道保护方法旨在增加患者口、咽、舌骨喉复合体等结构的运动范围，增强运动力度，增强患者的感觉和运动协调性，避免误吸。正确应用保护气道的徒手操作训练方法，可提高吞咽的安全性和有效性。

（4）体表的低频电刺激只是作为吞咽障碍治疗的辅助手法，并无循证支持的效果，不提倡广泛使用。

（5）表面肌电生物反馈训练可以通过电子仪器记录口咽喉部表面肌肉的肌电信号，以视、听觉信号等方式显示并反馈给患者。根据这种反馈信号及治疗师的语言提示，使患者学会控制这些肌肉的活动，训练患者提高吞咽肌群的力量和协调性。

（6）食管扩张术包括改良的导管球囊扩张术、内镜下扩张术、胃咽橡胶梭子扩张术和支架置放术，其中导管球囊扩张术适用于环咽肌或贲门失弛缓症引起的吞咽障碍的治疗。

（7）针刺作为中国传统治疗方法，在吞咽障碍中应用广泛。电针除了常规的中医穴位作用之外，还有低频电刺激作用。国内大量的文献报道其有效，基于经验推荐使用，应强调中医理论辨证施治。

4. 重复经颅磁刺激（repetitive transcranial magnetic stimulation，rTMS）与经颅直流电刺激（transcranial direct current stimulation，tDCS）等，通过改变脑的兴奋性诱导脑可塑性的变化，结合吞咽训练对吞咽功能的恢复有效，目前正处于临床研究与初步应用阶段，值得关注与应用。

九、老年肺癌感觉功能障碍

（一）感觉功能障碍

颅内转移瘤包括脑实质转移和脑膜转移。

1. 脑实质转移中，大脑半球功能区附近的转移瘤早期可出现局部刺激症状，晚期则出现神经功能破坏性症状，且不同部位肿瘤可产生不同的定位症状和体征。其中感觉障碍为顶叶转移瘤的常见症状，表现为两点辨别觉、实体觉及对侧肢体的位置觉障碍；视野损害：枕叶及顶叶、颞叶深部肿瘤因累及视辐射，而引起对侧同象限性视野缺损或对侧同向性偏盲。脑干转移瘤大都出现交叉性瘫痪，即病灶侧脑神经周围性瘫痪和对侧肢体中枢性瘫痪及感觉障碍。

2. 脑膜转移中，常见的受累脑神经有视神经、动眼神经、滑车神经、展神经、面神经、听神经等，表现为视力下降、复视、面部麻木、味觉和听觉异常、吞咽和发音困难等。

由上可知，肺癌颅内转移可表现为：痛觉减退、痛觉过敏（肿瘤侵犯壁层胸膜）、感觉障碍、味觉异常、视觉模糊（副肿瘤综合征、侵犯视神经）、深感觉障碍。

（二）康复评估

评估前需要准备的物品：大头钉若干个（一端尖，一端钝），两支测试管及试管架，一些棉花、纸巾或软刷；4～5件常见物：钥匙、钱币、铅笔、汤勺等；感觉丧失测量器、纸夹和尺子；一套形状、大小相同，重量不同的物件，几块不同质地的布。

1. 轻触觉　让患者闭目，检查者用棉花或软毛笔对其体表的不同部位依次接触，询问患者有无感觉，并且在两侧对称的部位进行比较。刺激的动作要轻，刺激不应过频。检查四肢时刺激的方向应与长轴平行，检查胸腹部时刺激的方向应与肋骨平行。检查顺序为面部、颈部、上肢、躯干、下肢。检查时可采用 Semmes-Weinstein 单丝法测量。

2. 痛觉　让患者闭目，检查者用大头针或尖锐的物品（叩诊锤的针尖）轻轻刺激皮肤，询问患者有无疼痛感觉。先检查面部、上肢、下肢，然后进行上下和左右的比较，确定刺激的强弱。对痛觉减退的患者要从有障碍的部位向正常的部位检查，而对痛觉过敏的患者要从正常的部位向有障碍的部位检查，这样容易确定异常感觉范围的大小。

3. 压觉　让患者闭眼，检查者用大拇指使劲地去挤压肌肉或肌腱，请患者指出感觉的部位。对瘫痪的患者进行压觉检查常从有障碍部位到正常的部位。

4. 温度觉　包括冷觉与温觉。冷觉用装有 5～10℃ 的冷水试管，温觉用装有40～45℃ 的温水试管。在患者闭目的情况下交替接触其皮肤，嘱其说出冷或热的感觉。选用的试管直径要小。管底面积与皮肤接触面不要过大，接触时间以 2～3 秒为宜，检查时两侧部位要对称。

5. 关节觉　是指关节所处的角度和运动方向的感觉，包括位置觉和运动觉。

6. 位置觉　患者闭目，检查者将患者手指、脚趾或一侧肢体被动摆在一个位置上，让患者说出肢体所处的位置，或用另一侧肢体模仿出相同的角度。

7. 运动觉　患者闭目，检查者以手指夹住患者手指或足趾两侧，上下移动5°左右，让患者辨别是否有运动及移动方向，如不明确可加大幅度或测试较大关节，让患者说出肢体运动的方向。检查者将患肢做 4～5 次位置的变化，记录患者准确回答的次数，将检查的次数作为分母，准确地回答出关节位置的次数作为分子记录（如上肢关节觉4/5）。

8. 震动觉　让患者闭目，检查者用每秒震动 128 次或 256 次的音叉置于患者骨骼突出部位上，请患者指出音叉有无震动和持续时间，并做两侧、上下的对比。检查时常选择的骨突部位：胸骨，锁骨，肩峰，鹰嘴，桡、尺骨小头，棘突，髂前上棘，股骨粗隆、腓骨小头，内外踝等。

9. 复合感觉　是指大脑皮质（顶叶）对感觉刺激的综合、分析、统一与判断的能力，因此又称为皮层感觉。必须在深、浅感觉均正常时检查才有意义。

10. 两点辨别觉　检查者用特制的两点辨别尺、双脚规或叩诊锤两尖端，将两点分开至一定距离，同时轻触患者皮肤，患者在闭目的情况下，若感到两点时，再缩小两点的距离，直至两个接触点被感觉为一点为止，测出两点间最小的距离。两个接触点必须同时刺激，用力相等。正常人全身各部位的数值不同，正常值：口唇为 2 ~ 3 mm；指尖为 3 ~ 6 mm；手掌、足底为 15 ~ 20 mm；手背、足背为 30 mm；胫骨前缘为 40 mm；背部为 40 ~ 50 mm。

11. 图形觉　患者闭目，检查者用铅笔或火柴棒在患者皮肤上写数字或画图形（如圆形、方形、三角形等），询问患者能否感觉并辨认，也应双侧对照。

12. 实体觉　患者闭目，检查者将日常生活中患者熟悉的某物品放于其手中（如火柴盒、刀子、铅笔、手表等）。让患者辨认该物的名称、大小及形状等。两手比较。

13. 定位觉　让患者闭目，检查者用手指或棉签轻触患者一处皮肤，请其说出或指出受触的部位，然后测量并记录所刺激部位之间的距离。正常误差手部小于 3.5 mm，躯干部小于 1 cm。

14. 重量识别觉　给患者有一定重量差别的数种物品，请其用单手掂量后，比较、判断各物品的轻重。

15. 质地识别觉　检查者分别将棉、毛、丝、橡皮等不同质地的物质放入患者手中，让患者分辨。

（三）康复治疗

老年肺癌患者感觉功能障碍的康复治疗原则为：患者应进行有意义的、参与性的、重复性的、逐步适应的、任务特异性的、以目标为导向的训练，以加强运动控制，恢复感觉运动功能。训练期间，应鼓励患者在功能任务期间使用患肢，并设计成模拟日常生活活动（如折叠、扣、倒、提）所需的部分或全部技能。

1. 动作想象疗法　应鼓励患者进行心理意象，以增强上肢、感觉运动恢复。

2. 功能性电刺激（functional electric stimulation，FES）　针对腕部和前臂肌肉的功能性电刺激（FES）应考虑减少运动损伤，改善功能。

3. 传统的或改良的约束诱发运动疗法（constraint-induced movement therapy，CIMT）对于那些至少有 20° 活动腕关节伸展和 10° 活动手指伸展，且感觉或认知缺陷的特定人群或障碍人群，应考虑采用传统的或改良的约束诱发运动疗法。

4. 镜像治疗　对于特定的患者，镜像治疗应被视为运动神经刺激术的辅助手段，有助于改善上肢运动功能和 ADL。

5. 感觉刺激如经皮神经电刺激疗法（transcutaneous electrical nerve stimulation，TENS）、针刺、肌肉刺激、生物反馈等是否能改善上肢运动调节尚不明确。

6. 虚拟现实技术　可以辅助其他康复治疗手段提供治疗机会，反馈重复、强度和面向任务的训练。

十、老年肺癌二便功能障碍

（一）二便功能障碍

1. 肺癌伴小便及膀胱功能障碍　肺癌伴小便功能障碍多发生于围手术期，表现形式为尿潴留，未检索到其他小便功能障碍问题。肺癌介入术后常发生尿潴留，发生原因主要与以下几点有关：①焦虑情绪：焦虑可造成大脑皮层高度兴奋，从而抑制排尿反射，发生尿潴留；②疼痛：疼痛使支配膀胱的神经功能紊乱，反射性引起膀胱括约肌痉挛而发生尿潴留；③术前未排尿及术中有尿意：术前残留的尿液及术中紧张心理导致产生尿意，但因各种医源性限制，患者采取憋尿方式，从而产生尿潴留；④不习惯床上排尿：术后患者平卧床 24 h，术肢伸直制动 6 ~ 8 h，患者不习惯睡在床上排尿。其中患者不习惯床上卧位排尿为主要因素。一项研究表示，263 例肺癌患者术后有 65 例发生尿潴留，占全部患者的 24.71%，但尚未检索到有权威流行病学数据。

（1）尿潴留的评估：病史采集；有频率 - 容积图的排尿日记；超声波残余尿测定；尿流动力学检查；膀胱测压法；膀胱镜检查；肾超声或 CT 扫描的上尿路成像等。

（2）尿潴留的治疗：间歇导尿、留置导尿以及清洁间歇导尿。所有患者的急性尿潴留必须立即经尿道或耻骨上导尿减压治疗，留置导尿与复发性复杂尿路感染、膀胱结石和膀胱刺激的风险增加相关。应避免长期导尿，以免有尿道糜烂或膀胱颈破坏的危险。

（3）盆底肌功能训练：患者于床上平卧姿势，双脚屈曲分开，用力收紧肛门周围、阴道口及尿道口骨盆底肌肉 5 ~ 10 s，然后放松休息 10 s 为一次。每天分 5 节时间做此运动，每节 10 次。注意臀部紧贴床面，大腿内侧及腹部肌肉应保持放松。

（4）排尿干预：对卧床患者进行训练，使其习惯排尿姿势或习惯床上排尿姿势，可以改善尿潴留。

（5）反射排尿：通过让患者听流水声、刺激会阴部位、轻叩会阴及膀胱区、牵拉阴毛等方法刺激患者的排尿反射，达到排尿目的。

（6）热敷：研究报道，使用热毛巾等热敷耻骨上膀胱区或会阴区可以缓解尿潴留症状。

（7）心理干预：尿潴留患者多伴有焦虑、紧张等不良情绪，应当对其心理进行疏导，使其心情平稳以免不良情绪进一步加重尿潴留。

（8）药物治疗：α 受体阻滞剂的使用可以减少术后残余尿量，增加最大流速，潜在地改善生活质量，降低尿路感染的发生率。胆碱能药物被认为能改善逼尿肌收缩力，增强逼尿肌活动不足患者的膀胱排空。

（9）外科手术干预：手术主要用于治疗慢性、复发性尿潴留患者，常见手术治疗方法有经尿道膀胱颈切开术、骶神经调节以及尿道扩充术等。

2. 肺癌伴大便及直肠功能障碍　便秘是肺癌大便功能障碍的主要形式，未查询到肺癌伴大便失禁的文章。肺癌患者服用阿片类镇痛药物是导致阿片诱导便秘的重要原因之一。临床研究发现，化疗时应用的止吐剂 5-HT3 受体拮抗剂可延迟结肠以及全肠道传输时间，抑制肠动力，也证实其能增加肠水分吸收与大便黏稠度，抑制餐后肠蠕动，引起不同程度的便秘。

（1）便秘评估：排便日记、排便次数、排便习惯及排便困难的程度，是否伴随腹胀、腹痛、腹部不适以及胸闷、胸痛、气急、头晕等症状；罗马 IV 评估量表；粪便性状可采用 "Bristol 粪便形态分型" 进行评估；肠道动力和肛门直肠功能检测，包括结肠传输试验、肛门直肠测压、球囊逼出试验等；肛门直肠（或盆底肌）表面肌电测量。

（2）便秘治疗

1）生活方式改变：膳食纤维食物摄取、饮水量增加、合理运动、建立正确的排便习惯。

2）传统疗法：包括中成药制剂和汤剂、针灸和推拿等中医药治疗。

3）心理治疗：加强心理疏导，提高患者对便秘的认知水平，使患者充分认识到便秘是可防可治的，良好的心理状态、睡眠及饮食习惯有助于缓解便秘。对有明显心理障碍的患者给予抗抑郁、焦虑药物治疗，存在严重精神心理异常的患者应转至精神心理科接受专科治疗。

4）生物反馈治疗：生物反馈是一种基于行为修正的学习策略。肠道定向生物反馈再训练已成为治疗慢性特发性便秘的一种治疗方法，在这种疗法中，由专业人员引导患者收缩腹壁肌肉和有效放松盆底肌肉来达到有效排便的目的。

5）药物治疗：可选择容积性泻药、渗透性泻药、润滑性药物、刺激性泻药、促动力药、促分泌药、微生态制剂。

6）手术干预：慢传输型便秘患者的手术治疗术式包括结肠部分或全部切除术；排便障碍型便秘患者的手术主要针对直肠脱垂和直肠前突进行治疗；存在耻骨直肠肌综合征的患者可选择经肛门或经骶尾入路的耻骨直肠肌部分肌束切断术和闭孔内肌筋膜、耻骨直肠肌融合术等。手术治疗应充分考虑老年人群特点，结合患者情况进行。

第五节　老年肺癌的康复护理衔接技术

一、康复护理衔接技术概述

老年肺癌患者的治疗需要临床 - 康复 - 护理的无缝衔接，只有三者无缝衔接才能实现全周期管理患者。所谓临床康复护理衔接，其核心是临床诊疗、康复理念和技术在患者基础护理活动中的传递与体现，通过将临床诊疗计划、康复理念和技术贯彻给不同康复阶段的主要护理人员（如护士、护工、普通照顾者、患者本人等），增强康复意识，促进康复行为的发生，可以帮助老年肺癌患者取得更大化的康复效果，最大限度地恢复功能，并为康复治疗与护理从医院向社区、家庭延伸提供基础。

临床、康复与护理三个方面需要互相合作。对于临床方面，医师应该精准把握老年肺癌患者的病情，给予针对性的手术或药物干预，减轻患者的临床症状，防止并发症，加强老年肺癌的预防、药物管理、合并症的处理。对于康复方面，康复医师与治疗师应根据患者目前的功能障碍制订相应的康复治疗方案，并对治疗过程中存在的问题及时讨论和随访，不断修订治疗计划，减轻患者及家属的负担。对于护理方面，护理人员应参与从临床到康复的整个过程，监测患者的生命体征，协助临床与康复的进行，在辅助临床诊疗、减轻患者痛苦、促进肺癌康复、提高医疗水平等方面发挥着重要作用，同时也能给予患者一定的安全感。三者相辅相成，缺一不可。

二、老年肺癌患者住院期间的康复护理

老年肺癌患者在住院期间的康复护理至关重要。护士应指导患者进行咳嗽训练、深呼吸训练和肺扩张训练，还可以根据患者情况进行早期体能训练，包括：配合呼吸节律情况下进行上肢与下肢的主动运动、床上的体位转移训练、床边的站立训练和小范围床旁步行训练等。常规来说，成年人每周至少进行 150 min 的中等强度有氧运动或 75 min 的剧烈强度有氧运动，而抗阻训练对运动能力的提升具有明显效果，成年人应每周至少进行 2 次抗阻运动。术后患者的运动量要循序渐进，术后 5 天的步行运动从每天 5 min 开始，每周增加时间，以达到第 6 周每天持续 30 min 的目标。其次，护士应帮助患者进行雾化吸入，及时观察患者的病情和血氧饱和度，防止发生肺部感染等术后并发症。

1. 术前康复　入院当天，由护士向患者进行常规入院宣教和评估，告诫患者戒烟限酒，鼓励患者吹气球。术前一天，由护士指导患者有效咳嗽，在时间有限的情况下，可在术前进行高强度间歇训练替代有氧训练。

2. 术后康复　由护士向患者及其家属进行床旁术后宣教。患者麻醉清醒后取半卧位，给予患者引流管护理。护士给予患者雾化和氧气吸入，鼓励患者有效咳嗽咳痰，排气后进流质饮食，按需做好镇痛，卧床休息。病情许可的情况下，待拔除尿管和心电监护后鼓励患者下床活动。

三、老年肺癌患者院外的康复护理

当老年患者出院回归社区与家庭后，仍然需要长期护理来确保手术后生活的顺利进行，应该提倡鼓励多类型人员共同协作。在康复护理过程中，应视患者及家属为一体，根据患者及家属接受能力的高低进行有针对性的健康教育，避免由于患者及家属对康复训练的重要性和正确性认识不足导致的被动接受，使患者及家属主观能动地参与到康复训练中，充分调动患者的主动性和积极性。社区照护工作者应该与患者家庭建立稳定联系，担任指导者、倾听者、合作伙伴等多层面角色，熟悉相关社会福利政策，与患者、家庭成员形成团队协作，一同面对并调整被改变的生活，确保这种调整可以持之以恒。必要时可以使用数字化医疗手段对出院患者进行家庭肺康复护理的管理，患者在出院后 1 个月、3 个月、半年需复查。

肺癌生存者的治疗需要不同医务人员间协作，包括肿瘤专科医师［外科医师、肿瘤内科医师和（或）放射肿瘤科医师］和初级保健专科医师。肺癌生存者能得到有相关专业知识的精神卫生医师进行心理社会支持时，也很有可能帮助其应对肺癌生存相关困难。肺癌生存者很可能共存慢性医学问题，主要是由于这类人群年龄较大且有吸烟史的比例较高。最常见的共存疾病是心血管和肺部疾病，而且合并肺部疾病的生存者可能报告久坐的生活方式和治疗后生存质量的下降[22]。

肺癌生存者的医疗保健需要考虑多个因素。手术、放疗和（或）化疗的治疗相关症状、副作用和后遗症的处理常最好由进行治疗的临床医生负责。然而，肺癌生存者往往年龄较大，且有慢性共存疾病。这些问题由患者的初级保健医务人员（primary care provider，PCP）进行处理可能更适当，因为 PCP 与患者保持有长期关系。癌症监测可由 PCP 或癌症专科医师进行，只要其遵守推荐的监测方案并在有可疑发现时及时会诊。

因此，肺癌初始治疗者和 PCP 之间的协作极其重要。虽然外科医师、放射肿瘤科医师或肿瘤内科医师理解治疗和癌症监测方面的问题，但他们可能并不能充分关注患者的健康行为调整或慢性症状控制。另外，PCP 可为患者提供更好的预防保健，但可能不熟悉肺癌治疗和肿瘤治疗后遗症的处理。

参考文献

［1］中华医学会肿瘤学分会，中华医学会杂志社 . 中华医学会肿瘤学分会肺癌临床诊疗指南（2021版）［J］. 中华医学杂志，2021，101（23）：1725-1757.

［2］中国肺癌筛查与早诊早治指南制定工作组 . 中国肺癌筛查与早诊早治指南（2021，北京）［J］. 中华肿瘤杂志，2021，43（3）：243-268.

［3］中国医师协会肿瘤医师分会，中国医疗保健国际交流促进会肿瘤内科分会 . 肺癌脑转移中国治疗指南（2021年版）［J］. 中华肿瘤杂志，2021，43（3）：269-281.

［4］中国胸部肿瘤研究协作组 . 非小细胞肺癌分子病理检测临床实践指南（2021版）［J］. 中华病理学杂志，2021，50（4）：323-332.

［5］DOLL R，HILL AB. Smoking and carcinoma of the lung；preliminary report［J］. Br Med J，1950，2（4682）：739-748.

［6］PETO R，DARBY S，DEO H，et al. Smoking，smoking cessation，and lung cancer in the UK since 1950：combination of national statistics with two case-control studies［J］. BMJ（Clinical research ed），2000，321（7257）：323-329.

［7］RAASCHOU-NIELSEN O，ANDERSEN ZJ，BEELEN R，et al. Air pollution and lung cancer incidence in 17 European cohorts：prospective analyses from the European Study of Cohorts for Air Pollution Effects（ESCAPE）［J］. Lancet Oncol，2013，14（9）：813-822.

［8］RAASCHOU-NIELSEN O，ANDERSEN ZJ，BEELEN R，et al. Air pollution and lung cancer incidence in 17 European cohorts：prospective analyses from the European Study of Cohorts for Air Pollution Effects（ESCAPE）［J］. The Lancet Oncology，2013，14（9）：813-822.

［9］GROSCHE B，KREUZER M，KREISHEIMER M，et al. Lung cancer risk among German male uranium miners：a cohort study，1946-1998［J］. British journal of cancer，2006，95（9）：1280-1287.

［10］CAMUS M，SIEMIATYCKI J，MEEK B. Nonoccupational exposure to chrysotile asbestos and the risk of lung cancer［J］. The New England journal of medicine，1998，338（22）：1565-1571.

［11］LAMM SH，FERDOSI H，DISSEN EK，et al. A Systematic Review and Meta-Regression Analysis of Lung Cancer Risk and Inorganic Arsenic in Drinking Water［J］. Int J Env Res Public Health，2015，12（12）：15498-15515.

［12］MATAKIDOU A，EISEN T，HOULSTON RS. Systematic review of the relationship between family history and lung cancer risk［J］. Br J Cancer，2005，93（7）：825-833.

［13］CHEN W，ZHENG R，BAADE PD，et al. Cancer statistics in China，2015［J］. CA：a cancer journal for clinicians，2016，66（2）：115-132.

［14］BRASKY TM，WHITE E，CHEN C-L. Long-Term，Supplemental，One-Carbon Metabolism-Related

Vitamin B Use in Relation to Lung Cancer Risk in the Vitamins and Lifestyle（VITAL）Cohort［J］. Journal of clinical oncology：official journal of the American Society of Clinical Oncology，2017，35（30）：3440-3448.

［15］HOUGHTON AM. Mechanistic links between COPD and lung cancer［J］. Nature reviews Cancer，2013，13（4）：233-245.

［16］HOPKINS RJ，DUAN F，CHILES C，et al. Reduced Expiratory Flow Rate among Heavy Smokers Increases Lung Cancer Risk. Results from the National Lung Screening Trial-American College of Radiology Imaging Network Cohort［J］. Ann Am Thorac Soc，2017，14（3）：392-402.

［17］BRENNER DR，BOFFETTA P，DUELL EJ，et al. Previous lung diseases and lung cancer risk：a pooled analysis from the International Lung Cancer Consortium［J］. Am J Epidemiol，2012，176（7）：573-585.

［18］MOREIRA AL，OCAMPO PSS，XIA Y，et al. A Grading System for Invasive Pulmonary Adenocarcinoma：A Proposal From the International Association for the Study of Lung Cancer Pathology Committee［J］. Journal of thoracic oncology：official publication of the International Association for the Study of Lung Cancer，2020，15（10）：1599-1610.

［19］RUDIN CM，BRAMBILLA E，FAIVRE-FINN C，et al. Small-cell lung cancer［J］. Nat Rev Dis Primers，2021，7（1）：3.

［20］AMIN MB ES，GREENE FL ET AL . American Joint Committee on Cancer（AJCC）Cancer Staging Manual［M］. 8th ed.Chicago：Springer，2017.

［21］KOCHER F，HILBE W，SEEBER A，et al. Longitudinal analysis of 2293 NSCLC patients：a comprehensive study from the TYROL registry［J］. Lung cancer（Amsterdam，Netherlands），2015，87（2）：193-200.

［22］HIRSHBERG B，BIRAN I，GLAZER M，et al. Hemoptysis：etiology，evaluation，and outcome in a tertiary referral hospital［J］. Chest，1997，112（2）：440-444.

［23］CHUTE CG，GREENBERG ER，BARON J，et al. Presenting conditions of 1539 population-based lung cancer patients by cell type and stage in New Hampshire and Vermont［J］. Cancer，1985，56（8）：2107-2111.

［24］KUO CW，CHEN YM，CHAO JY，et al. Non-small cell lung cancer in very young and very old patients［J］. Chest，2000，117（2）：354-357.

［25］RAMADAN HH，WAX MK，AVERY S. Outcome and changing cause of unilateral vocal cord paralysis［J］. Otolaryngol Head Neck Surg，1998，118（2）：199-202.

［26］EREN S，KARAMAN A，OKUR A. The superior vena cava syndrome caused by malignant disease. Imaging with multi-detector row CT［J］. Eur J Radiol，2006，59（1）：93-103.

［27］COLT HG，MURGU SD，KORST RJ，et al. Follow-up and surveillance of the patient with lung cancer after curative-intent therapy：Diagnosis and management of lung cancer，3rd ed：American College of Chest Physicians evidence-based clinical practice guidelines［J］. Chest，2013，143（5 Suppl）：e437S-e454S.

［28］JAKLITSCH MT，JACOBSON FL，AUSTIN JH，et al. The American Association for Thoracic Surgery guidelines for lung cancer screening using low-dose computed tomography scans for lung cancer survivors and other high-risk groups［J］. The Journal of thoracic and cardiovascular surgery，2012，144（1）：33-38.

［29］LOU F，SIMA CS，RUSCH VW，et al. Differences in patterns of recurrence in early-stage versus locally advanced non-small cell lung cancer［J］. The Annals of thoracic surgery，2014，98（5）：1755-1760；discussion 1760-1751.

［30］VANSTEENKISTE J，CRINÒ L，DOOMS C，et al. 2nd ESMO Consensus Conference on Lung Cancer：early-stage non-small-cell lung cancer consensus on diagnosis，treatment and follow-up［J］. Ann Oncol，2014，25（8）：1462-1474.

［31］HYDE L，HYDE CI. Clinical manifestations of lung cancer［J］. Chest，1974，65（3）：299-306.

［32］GROSS NJ. Pulmonary effects of radiation therapy［J］. Ann Intern Med，1977，86（1）：81-92.

［33］LEHRER EJ，SINGH R，WANG M，et al. Safety and Survival Rates Associated With Ablative Stereotactic Radiotherapy for Patients With Oligometastatic Cancer：A Systematic Review and Meta-analysis［J］. JAMA Oncology，2021，7（1）：92-106.

［34］HA D，MAZZONE PJ，RIES AL，et al. The Utility of Exercise Testing in Patients with Lung Cancer［J］. Journal of thoracic oncology，2016，11（9）：1397-1410.

［35］HOLLAND AE，SPRUIT MA，TROOSTERS T，et al. An official European Respiratory Society/American Thoracic Society technical standard：field walking tests in chronic respiratory disease［J］. The European respiratory journal，2014，44（6）：1428-1446.

［36］AARONSON NK，AHMEDZAI S，BERGMAN B，et al. The European Organization for Research and Treatment of Cancer QLQ-C30：a quality-of-life instrument for use in international clinical trials in oncology［J］. J Natl Cancer Inst，1993，85（5）：365-376.

［37］LEE PH，MACFARLANE DJ，LAM TH，et al. Validity of the International Physical Activity Questionnaire Short Form（IPAQ-SF）：a systematic review［J］. Int J Behav Nutr Phys Act，2011，8：115.

［38］BROCKI BC，ANDREASEN JJ，LANGER D，et al. Postoperative inspiratory muscle training in addition to breathing exercises and early mobilization improves oxygenation in high-risk patients after lung cancer surgery：a randomized controlled trial［J］. European journal of cardio-thoracic surgery，2016，49（5）：1483-1491.

［39］SABATER L，TITULAER M，SAIZ A，et al. SOX1 antibodies are markers of paraneoplastic Lambert-Eaton myasthenic syndrome［J］. Neurology，2008，70（12）：924-928.

［40］POZO CLP，MORGAN MAA，GRAY JE. Survivorship issues for patients with lung cancer［J］. Cancer control：journal of the Moffitt Cancer Center，2014，21（1）：40-50.

［41］STEFFENS D，BECKENKAMP PR，HANCOCK M，et al. Preoperative exercise halves the postoperative complication rate in patients with lung cancer：a systematic review of the effect of exercise on complications，length of stay and quality of life in patients with cancer［J］. Br J Sports Med，2018，52（5）：344.

［42］GRANGER CL，MCDONALD CF，BERNEY S，et al. Exercise intervention to improve exercise capacity and health related quality of life for patients with Non-small cell lung cancer：a systematic review［J］. Lung cancer（Amsterdam，Netherlands），2011，72（2）：139-153.

［43］POZO CL，MORGAN MA，GRAY JE. Survivorship issues for patients with lung cancer［J］. Cancer Control，2014，21（1）：40-50.

［44］DI MAIO M，GRIDELLI C，GALLO C，et al. Prevalence and management of pain in Italian patients with advanced non-small-cell lung cancer［J］. Br J Cancer，2004，90（12）：2288-2296.

［45］TOLOZA EM，HARPOLE L，MCCRORY DC. Noninvasive staging of non-small cell lung cancer：a review of the current evidence［J］. Chest，2003，123（1 Suppl）：137S-146S.

［46］MERCADANTE S，VITRANO V. Pain in patients with lung cancer：pathophysiology and treatment［J］. Lung cancer（Amsterdam，Netherlands），2010，68（1）：10-15.

［47］HOFFMAN AJ，GIVEN BA，VON EYE A，et al. Relationships among pain，fatigue，insomnia，and gender in persons with lung cancer［J］. Oncol Nurs Forum，2007，34（4）：785-792.

［48］北京医学奖励基金会肺癌青年专家委员会，中国胸外科肺癌联盟．肺癌骨转移诊疗专家共识（2019 版）［J］．中国肺癌杂志，2019，22（4）：187-207.

［49］SHEN MJ，HAMANN HA，THOMAS AJ，et al. Association between patient-provider communication and lung cancer stigma［J］. Supportive care in cancer：official journal of the Multinational Association of Supportive Care in Cancer，2016，24（5）：2093-2099.

［50］WHITNEY KA，LYSAKER PH，STEINER AR，et al. Is "chemobrain" a transient state? A prospective pilot study among persons with non-small cell lung cancer［J］. J Support Oncol，2008，6（7）：313-321.

［51］OKUDA B，KAWABATA K，TACHIBANA H，et al. Postencephalitic pure anomic aphasia：2-year follow-up［J］. J Neurol Sci，2001，187（1-2）：99-102.

第四章
老年冠心病全周期康复专家共识

　　全周期康复是围绕疾病引起的功能障碍，根据疾病、人员、机构以及地区的特点，实施全方位、全流程的康复介入。在国家重点研发计划"主动健康与老龄化科技应对"专项"老年全周期康复技术体系与信息化管理研究"中，我们提出了老年全周期康复技术体系这一概念，倡导开展全周期康复模式以促进康复诊疗流程的规范化并提升其疗效。开展老年冠心病患者的全周期康复应从疾病全周期、参与人员全周期、机构全周期和区域全周期四个维度进行理解和实施[1]，以全周期模式为患者提供全方位和多维度的康复治疗。老年冠心病康复的全周期管理是综合性心血管疾病管理的医疗模式，涵盖发病前的预防和发病后的康复，不是单纯的运动治疗，而是包括运动治疗在内的心理 - 生物 - 社会综合医疗保健[2]。全周期模式的提出对提高冠心病的诊疗水平、实施分级诊疗策略、人员的功能定位、消除地区间医疗资源的不平衡提供了建设性意见（图 4-1-1）。

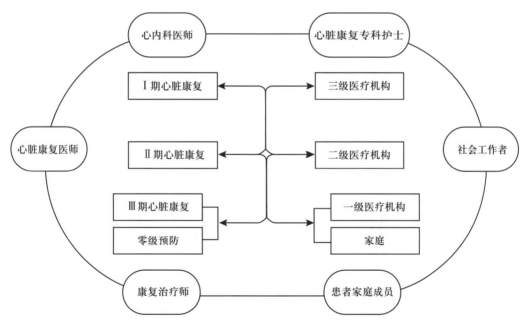

图 4-1-1　老年冠心病的全周期康复概念图

一、全周期康复的四个维度

1. 疾病全周期通常指根据疾病发生、发展各阶段（包括疾病前的预防与后期的家庭康复管理）功能障碍的变化特点，采用有针对性的康复介入措施。疾病全周期是本章的重点内容，本章详述了老年冠心病的三级预防及三期康复，分别阐述了院内康复期（Ⅰ期）、院外早期康复期/门诊康复期（Ⅱ期）、社区/家庭长期康复期（Ⅲ期）的适宜人群、介入目标、介入手段。

2. 参与人员全周期是指医务工作者、患者、家属及社会工作者等全程或部分参与的团队康复模式[3]。老年冠心病全周期康复团队由心内科医师、心脏康复医师、康复治疗师、心脏康复专科护士、营养师、心理医师、全科医师、家庭签约医生、社会工作者和患者家庭成员等组成。这是一个多学科的团队合作，团队要有共同的目标，对治疗计划的共同承担，对管理质量的共同监控和有效的沟通。

3. 机构全周期可理解为全周期康复中的分级诊疗，是指从三级医疗机构到社区卫生服务中心以及家庭等不同层级的全程康复管理。机构全周期涵盖发病前的自我危险因素控制、发病时临床诊治及发病后的医院、社区、居家康复各阶段。老年冠心病患者全周期康复需要各级医疗机构配合，由于全国各地生活水平、地域特点、医疗水平、诊疗模式等存在差异，不同地区可根据各自特点完善康复体系和流程。对于病情复杂、技术要求高的病例可形成全国医疗体系的全周期。

4. 区域全周期可以理解为在实施上述全周期模式时结合地方特点，因地制宜，形成各自适合的全周期康复推广及应用模式。老年冠心病的全周期康复需要考虑不同地区经济、人文的发展水平及地域特点对老年冠心病康复策略的影响。另外，由于各地区医疗资源配备、医疗系统建设存在一定差异性，其诊疗模式也存在不同，而老年冠心病患者全周期康复需要各级医疗机构配合，可根据各地区特点完善康复体系和流程，形成独特的"区域全周期"。"区域"可以简单以行政区域进行划分，也可以根据人文环境或气候条件等进行分类，形成各自独特的全周期模式。同时，在健康中国战略的指引下，可充分利用远程医疗、数字医疗、大数据、人工智能等新技术，实现地区医疗资源再配置，显著提升偏远地区老年冠心病的康复水平[4]。针对严重的老年冠心病或伴随严重功能障碍的患者可形成全国范围内的区域全周期。

二、全周期康复参与人员的具体分工

在参与人员全周期中，心内科医师负责针对疾病进行诊断和临床治疗。心内科医师需对患者进行一般状态及临床评定以判断病情严重程度，并进行相应的药物治疗及必要时的介入治疗和冠状动脉旁路移植术等。心脏康复医师负责对冠心病引起的功能障碍程度进行系统评估、把控风险、制订个体化心脏康复处方及心脏康复的全周期康复方案、康复期间急性心血管事件的救治、病情变化患者的实时评估和康复指导、康复团队的运营和管理。

康复治疗师负责物理治疗、作业治疗等。在患者的康复过程中，康复治疗师需详细记录患者的治疗进展及存在的问题，并进行阶段性的康复评估，以便后续康复方案的调整。除此以外，还需对患者进行健康宣教。物理治疗（physical therapy, PT）是康复治疗的关键角色，包括运动疗法（有氧运动和力量训练）、平衡训练等，能显著改善患者的运动功能、心肺功能等。对于开胸心脏术后、依赖呼吸机辅助呼吸以及全身衰竭、呼吸肌无力的冠心病患者，PT 治疗师提供专业物理康复治疗[5]。作业治疗（occupational therapy，OT）与 PT 密切相关，但治疗目标不同。PT 旨在通过提高基本技能（如转移）来改善日常功能，而 OT 侧重于能够使用这些技能，指导患者仔细规划每日和每周的训练活动，同时应考虑到能量水平、药物效果和任务执行速度等因素。言语治疗（speech therapy，ST）则负责患者的认知训练。其他功能障碍皆由康复小组依据患者出现的症状和主诉制订个性化的康复方案[6]。

心脏康复专科护士负责建立心脏康复患者档案，记录评估数据，监测并指导患者心脏康复治疗。在老年冠心病患者的护理过程中，护理人员应该时刻关注患者的生命体征变化，以免在康复治疗期间出现并发症。同时，护理人员还应该加强对患者的心理护理、运动护理、饮食护理以及健康教育等。心理护理的开展可有效缓解患者的不良情绪，改善心理状态，促使患者可以更好地配合治疗及护理。健康教育干预可以提高患者对疾病相关知识的了解程度，增加患者平时自我管理能力[7]。

患者从综合医院或康复医院出院后，可由社区全科医师根据评估结果制订相应的康复治疗计划，保证康复治疗的延续性。全科医师是社区医疗机构的关键角色，其职责包括通过门诊或者家访处理居民的常见病、多发病及一般急症，在社区建立居民的健康档案，为广大居民提供健康咨询、健康教育，并合理分诊患者等[8]。随着中国人口老龄化加剧，慢性疾病和重大疾病后遗症的病患人群快速增长，全科医师的角色越来越突显出重要地位[9]。社区全科医师须接受正规且系统的康复培训，才能胜任康复医师的岗位要求。因此，综合医院的康复诊疗中心的康复专业团队，需结合社区全科医师的工作特点系统设计康复理论培训内容，内容应涵盖康复概论、康复评定、康复治疗、康复护理技术和常见疾病的临床康复五个方面，定期对社区全科医师进行系统化、规范化的培训。提高社区全科医师的康复诊疗与服务的能力，是扩大社区医疗机构康复服务范围的重要举措[10]。

冠心病的全周期康复需要患者签约家庭医生，由综合医院对家庭签约医生进行专业的系统康复培训。家庭签约医生负责将康复服务送至患者家庭中，通过家庭环境改造和居家康复训练的监督，保证患者真正回归家庭和社会。家庭签约医生是患者居家环境评估改造、居家康复方案落实的执行人，是老年冠心病患者全周期康复进程中最基层的角色。家庭签约医生不仅可以为居民提供个性化的预防、保健、治疗、健康教育等服务，还具备居家环境改造和监督居家康复训练的能力。家庭签约医生需指导患者每天坚持居家训练，并每个月赴患者住处随访一次，进行持续性康复评估。医务工作者与社会工作者因所处机构不同，适时参与患者全周期康复的相应阶段。社会工作者和家庭成员则是老年冠心病患者社区家庭预防及康复的核心力量。而全程参与全周期康复的患者及照护者，其核心的职责是理解并实施宣教内容。

三、机构全周期的协作与实施

在综合医院住院期间，患者在完成一般状态及临床评定后，由心内科医师给予相应的临床治疗与常规的药物治疗，必要时进行介入治疗或冠脉搭桥手术。患者病情稳定，进入疾病康复期后即可转入专门的康复医学科进行康复治疗。在康复医学科由康复医师进行全面的功能障碍筛查与评估，包括运动功能、心肺功能、疼痛、认知功能、精神心理、二便功能、吞咽功能、言语功能、日常生活能力和社会参与能力等。需要注意的是，冠心病的康复必须建立在药物治疗的基础上，因此评估患者是否根据指南循证规范用药是心脏康复评估的重要组成部分[2]。基于评估结果成立康复小组，包括心内科医师、心脏康复医师、康复治疗师、心脏康复专科护士、营养师、心理医师等。小组召开评定会，综合评定患者情况并为其制订康复计划。患者出院前，由康复小组针对其遗留的运动功能障碍制订后续康复方案，为下一个阶段的社区康复做准备[11]。

通常，三级医疗机构医疗资源紧张且住院周期短，针对的是病情控制不佳或功能障碍严重的患者，可予以老年冠心病患者全面精准的康复评估，并进行复杂的诊疗和康复计划的制订。二级医疗机构/康复医院资源相对宽裕，可对病情较为稳定或功能障碍好转的患者进行系统、长期跟踪，且在患者出院前予以家庭康复指导[12]。

一级医疗机构/社区卫生服务中心是"三级康复网络"的"拐点"，在机构全周期中除了靶向追踪和随访患者外，还应起到转介的作用[13]。根据1994年WHO、国际劳工组织和联合国教科文组织的联合声明，社区康复是社区发展计划中的核心策略之一，其目标是帮助所有存在功能障碍的患者享有获得平等康复服务的机会，实现自我的充分参与。发展老年冠心病的全周期康复，应强调社区康复等基层医疗服务所起的延伸作用，引入社区拐点康复理念，使老年冠心病的康复真正下沉到基层，从而完善老年冠心病的全周期康复体系。

患者转至社区康复机构后，由社区全科医师主导后续的康复治疗。社区全科医师通过临床信息化平台查看患者的病史资料、诊疗经过和前期康复情况，结合综合医院康复医学科在患者出院时制订的社区康复方案，再次对患者进行全面的社区康复评估。社区全科医师需针对性地制订康复方案，以贴近生活场景的日常活动训练为主，并由社区康复治疗师结合社区康复条件开展训练。在经过一段时间的康复治疗后需再次评价患者的功能恢复情况，并调整康复计划。社区康复需要对患者的家庭环境进行深入的评价，针对性地纠正患者的不良生活习惯，控制心血管疾病的危险因素。当患者基本具备了回归家庭的条件后，由全科医师针对患者功能恢复情况和居家环境制订相应的环境改造和居家康复初步方案，由康复治疗师指导患者和家属掌握家庭康复的原则、方法、训练内容和注意事项，并转达给家庭签约医生负责落实居家康复方案的实施[14]。

现有的三级医院的康复医疗资源十分有限，老年冠心病患者若要真正回归家庭与社会，就必须强化社区卫生服务中心在老年冠心病全周期康复中承上启下的作用，建立起社区到居家的康复衔接，重点需要建设适宜老年冠心病患者的社区康复技术和家庭康复指导方案。社区机构作为患者从医疗向家庭回归的桥梁，需要承担起家庭宣教、家庭自我康复训练指导的重要任务。社区康复工作者相较于综合医院康复工作者有更多的时间向患者科普冠心病的病理生理机制、发作症状，以及冠心病的诱因、危险因素、心理因素等知识，提高老年患者对冠心病的全面认知。

老年冠心病患者回归社区、家庭后，常缺乏自我管理与照护，因此家庭康复的延伸必不可少。家庭康复是指者回归家庭后面向本人或其家人/照护者的康复教育与指导、科普等。家庭康复治疗是缓解冠心病症状、减少心血管疾病复发的重要措施。家庭康复需要把训练延伸到家庭和社会中，通过对患者和家属的康复宣教，使患者在家庭环境中坚持规范的康复训练，并通过家庭签约医生的定期随访，针对患者在康复过程中出现的情况，及时调整康复计划，从而实现及时、长期、连续、综合的康复医疗服务[13]。签约家庭医生应根据疾病和人员及机构全周期，为老年冠心病患者在家庭及社会的康复提供综合方案，主动对患者开展居家康复指导，切实完成全周期康复模式并延伸其深度。

基层康复医疗是我国医疗服务体系中的薄弱环节，基层康复医学的建设和发展要纳入医疗改革的方案中，重点是要建设和发展社区康复，关键在于构建并完善分级医疗体系以及双向转诊体系[15]。全周期康复模式的推广可以促进基层康复医疗科学、系统、规范、可持续性的发展，为建立专业素质高、服务能力强及社区居民满意度高的基层康复服务提供新的思路。

迄今为止，国内尚无针对老年冠心病患者康复治疗的指南。因此，为进一步规范老年冠心病患者的康复治疗，在国家卫生健康委员会相关部门的支持下，由国家重点研发计划"老年全周期康复技术体系与信息化管理研究（2018YFC2002300）"项目组牵头，组织国内老年冠心病康复、心内科、护理学等多领域的专家组，撰写了本章，旨在为老年冠心病患者康复治疗的安全性与有效性提供科学指导与帮助，推动老年冠心病全周期康复工作的进一步开展。本章分为5个节，详述了老年冠心病的特点、临床检查与治疗、老年冠心病常见功能障碍、老年冠心病各功能障碍的全周期评估与康复治疗以及康复护理衔接技术。

第一节　老年冠心病的概述

冠心病（coronary artery disease，CAD）是冠状动脉粥样硬化性心脏病的简称，是指冠状动脉粥样硬化使血管腔狭窄（或闭塞）和（或）冠状动脉功能性改变（痉挛）导致心肌缺血、缺氧或坏死而引起的心脏病，也称冠状动脉性心脏病或缺血性心脏病。年龄超过65岁的人群发生冠心病即为老年冠心病。冠状动脉痉挛是指心外膜下的中小冠状动脉发生一过性收缩，引起血管部分或完全闭塞，从而导致心肌缺血、心绞痛，超过20分钟或更长时间冠状动脉痉挛可引起急性心肌梗死或心脏猝死。冠状动脉痉挛是导致不稳定型心绞痛以及急性心肌梗死的常见病因之一。冠状动脉痉挛通常发生在冠状动脉粥样硬化基础之上，其次是自主神经调节功能异常，冠状动脉造影或介入治疗时导管等对冠状动脉的机械性刺激亦可诱发痉挛[16]。

冠心病的临床表现主要取决于受累心脏缺血的程度。冠心病主要症状为心绞痛，表现为心前区压迫、缩窄、烧灼性疼痛，可以向左上肢尺侧、左颈部等部位放射，持续时间一般为数分钟，通常不超过25～30分钟。若为心肌梗死，胸痛呈压榨性，持续的时间往往在20分钟以上，休息或含服硝酸甘油疼痛不能缓解，伴有恶心、呕吐，疼痛往往向背部、肩部、左前臂、指端放射，疼痛剧烈的时候，患者会有濒死感，大汗淋漓甚至休克。稳定型心绞痛常见的发病诱因为劳累、情绪激动、突然用力等，通常去除诱因或服用药物后疼痛症状可突然缓解，而不稳定型心绞痛无明确诱因。冠心病的其他症状包括胸闷、乏力、心慌等[17]。

美国一项对 60 万例老年住院的冠心病患者 5 年随访的研究发现，心脏康复组患者 5 年病死率较非心脏康复组患者减少 21% ~ 34%，并且不论康复次数的多少均可获益，其中高康复次数（25 次以上）组降低 34%，低康复次数（1 ~ 24 次）组降低 21%，效果与心血管疾病预防用药（如他汀类药物或 β 受体阻滞剂）相当，而费用显著低于预防用药[18]。这并不意味着进行心脏康复的老年冠心病患者不需要药物预防，但康复治疗可以让老年冠心病患者获益更多。

一、老年冠心病的流行病学特点

据 2020 年第七次全国人口普查报告，我国 65 岁以上人口约 1.9 亿，占总人口数的 13.50%。早在 1999 年前后，我国就进入了传统意义上的老龄化社会[19]，由此不难看出，我国老龄化进程不断加快，面向老年人的健康管理已迫在眉睫。

当今，我国心血管病患病人数至少 2.3 亿，每年我国因心血管病而死亡的人数达 300 万人。冠心病主要是中老年疾病，在老年人群中属常见病、高发病，有易发病、易反复、住院率高、死亡率高等特点[20]。冠心病的发生发展受到多种危险因素的影响，由于老年人常合并有高血压、糖尿病、高脂血症等多种危险因素，易于进展为急性心肌梗死，极大地增加了死亡风险[21]。根据《中国卫生和计划生育统计年鉴》和《中国心血管病报告》，我国冠心病死亡率随年龄增长而升高，其递增趋势近似于指数关系。全球急性冠状动脉事件注册（global registry of acute coronary events，GRACE）研究表明，即使经过手术治疗和药物治疗，冠心病患者出院后 6 个月内死亡、卒中和再住院率仍高达 25%，4 年累计病死率高达 22.6%，而且死亡患者中 50% 死于再发心肌梗死[22]。即使存活，30% 的冠心病患者活动受限，30% 的患者无法正常工作，45% 的患者存在焦虑抑郁。而且，国内外研究显示，冠心病患者认知障碍的发病率为 28% ~ 41.89%[23]，认知障碍的风险随着心绞痛程度的加重而上升[24]。因此，如何减少老年人群冠心病的发生率，改善冠心病后的功能障碍，延长患者寿命，提高生存质量尤为重要。

二、老年冠心病的临床分型

老年冠心病可以按传统分为五类，分别为隐匿型冠心病（或称无症状型冠心病）、心绞痛、心肌梗死、缺血性心肌病、冠心病猝死[16]。

隐匿型冠心病是指无临床症状，但客观检查有心肌缺血表现的冠心病，亦称无症状型冠心病。其心肌缺血的心电图表现见于静息时或在增加心脏负荷时才出现，常被 24 小时动态心电图记录所发现，因此又被称为无症状性心肌缺血，亦称为静息性心肌缺血或无痛性心肌缺血。隐匿型冠心病可以表现为有冠状动脉狭窄引起心肌缺血的客观证据，但从未有心肌缺血的症状；或者曾患心肌梗死，现在有心肌缺血，但无心绞痛症状；或者有心肌缺血发作，但有时有症状，有时无症状，此类患者临床最多见。

心绞痛的特点为阵发性的前胸压榨样疼痛感觉，可放射到左上肢，常发生于劳力、受寒、情绪激动、饱食时，可持续数分钟，休息或舌下含服硝酸甘油等症状可消失。心绞痛可分为稳定型心绞痛和不稳定型心绞痛。稳定型心绞痛是由于劳力引起心肌缺血，导致胸部及附近部位的不适，可伴心功能障碍，但没有心肌坏死。其特点为前胸阵发性的压榨性窒息样感觉，主要位于胸骨后，可放射至心前区和左上肢尺侧面，也可放射至右臂和两臂的外侧面或颈与下颌部，持续数分钟，往往经休息或舌下含服硝酸甘油后迅速消失。不稳定型心绞痛是指除稳定型心绞痛以外的缺血性胸痛，它是介于稳定型心绞痛和急性心肌梗死之间的一组临床心绞痛综合征。不稳定型心绞痛疼痛性质同稳定型心绞痛，但程度加重，引起心绞痛发作的体力活动量下降，甚至不活动亦可出现心绞痛。胸痛持续时间常大于 20 分钟，对硝酸甘油反应较差[25]。

心肌梗死是在冠状动脉病变的基础上，由于某些诱因致冠状动脉粥样斑块破裂形成血栓或心肌耗氧量剧烈增加或冠状动脉痉挛，导致冠状动脉血供急剧减少或中断，使相应的心肌严重而持久地急性缺血，所致的部分心肌急性坏死。

缺血性心肌病是指由冠状动脉粥样硬化引起长期心肌缺血，导致心肌弥漫性纤维化，产生与原发性扩张型心肌病类似的临床综合征。1995 年世界卫生组织和国际心脏病学会（World Health Organization/ International Society and Federation of Cardiology，WHO/ISFC）对缺血性心肌病的描述为：表现为扩张型心肌病，伴收缩功能损害，是由于心肌长期缺血引起的。其特点为心脏变得僵硬，逐渐扩大，发生心律失常和心力衰竭。

冠心病猝死好发于隆冬季节，患者年龄多不大，是由于在动脉粥样硬化的基础上，发生冠状动脉痉挛或栓塞，导致心肌急性缺血，造成局部电生理紊乱，引起暂时的严重心律失常（如心室颤动）等所致。

2019 年欧洲心脏病学会（European Society of Cardiology，ESC）发布的指南还提出了慢性冠脉综合征（chronic coronary syndrome，CCS）的概念[26, 27]。CCS 涵盖了除急性冠脉血栓形成主导的临床表现，包括无症状心肌缺血、血管痉挛与微循环病变的冠心病的不同发展阶段。此次修订依据于冠心病是一个动脉粥样硬化斑块积累和冠脉循环功能改变的动态过程，其有相对稳定期，也可由于斑块破裂、斑块侵蚀及钙化结节等不稳定因素，强调了冠心病的动态性。最常见的 6 种 CCS 临床情况包括如下。

（1）疑似 CAD 和有"稳定"心绞痛症状，无论有无呼吸困难的患者。

（2）新出现的心力衰竭或左心室功能障碍，怀疑 CAD 的患者。

（3）在急性冠脉综合征（acute coronary syndrome，ACS）后 1 年内无症状或症状稳定的患者，或近期行血运重建的患者。

（4）无论有无症状，在最初诊断或血运重建后 1 年以上的患者。

（5）心绞痛、疑似血管痉挛或微循环疾病的患者。

（6）筛查时发现冠心病无症状患者。

冠心病相关诊断及治疗指南详见：美国心脏病学会／美国心脏协会（American College of Cardiology/ American Heart Association，ACC/AHA）发布的 2011 年"不稳定型心绞痛诊断与治疗指南"、2012 年"非 ST 段抬高型心肌梗死诊断和治疗指南"、2015 年"急性 ST 段抬高型心肌梗死诊断和治疗指南"，我国中华医学会心血管病学分会于 2018 年发布的"中国慢性稳定性冠心病诊断与治疗指南"及台湾省发布的"非 ST 段抬高型急性冠脉综合征管理指南"，欧洲心脏病学会（ESC）发布的"2015 ESC 急性冠脉综合征指南"与"2019 ESC 慢性冠状动脉（冠脉）综合征（chronic coronary syndrome，CCS）的诊断和管理指南"等。

三、老年冠心病的诊疗特点

老年人因其自身的特点，在冠心病的临床表现、患病程度、发病特点、治疗方法、预后等方面都与典型冠心病有所不同[28]。

在老年人群中隐匿型冠心病发生率高。由于年龄的原因，老年人的心脏已经出现不同程度的退行性改变，多存在脂肪浸润、心肌细胞增大、淀粉样变、心肌硬度增加等症状，使老年人的心脏出现供需不平，应激反应减弱等现象，导致老年人在发生冠心病时的症状不如中年人明显和激烈。也可因老年人冠脉病变多见于小分支而非主支，其心脏传出神经阻断，或对痛觉敏感性下降。老年人合并糖尿病较多，糖尿病可累及感觉神经，也是造成无痛性心梗的原因之一。另外老年人常合并有脑动脉硬化，脑供血不全导致感觉迟钝，故心梗发作时可能无疼痛感。

老年冠心病患者临床症状、发作时疼痛部位可不典型，多为胸骨后闷痛、紧缩感，或仅表现为气急、胸闷、乏力、心悸等症状，有些人可表现为上腹不适、上腹痛，或食道阻塞感、烧灼感。这也可能是由于老年人多存在基础疾病，如高血压、肝肾功能下降、心脑血管疾病等，这些疾病会使冠心病的发作变得复杂，从而掩盖了冠心病的典型临床症状。

老年冠心病可以多种临床表现为首发症状，并发症较多，复发性心梗较多，常合并心衰、心律失常、低血压、心源性休克等，而且老年人群多支血管病变、复杂病变、弥漫病变、钙化病变多。在这些情况下，冠状动脉代偿性扩张能力下降，心肌需求增加，血液供给难以保证，会出现各种临床表现，使老年冠心病患者的病情更复杂，高危患者多，病死率较高[29]。而且，老年冠心病患者易合并心功能不全，有的甚至以心功能不全为首发症状或主要表现。这与老年人心脏储备能力低下、心肌收缩力减弱、梗死面积大有关。

由于以上种种原因，老年冠心病在诊断上存在一定困难，误诊、漏诊情况较多，使患者的病情不能够得到尽早救治，临床上应引起重视。

老年冠心病患者合并症较多，治疗预后较差。这类患者的病情在众多基础疾病和身体功能不佳的影响下，病情多发展迅速，且变化较多，在短时间内就有可能出现心律失常、心力衰竭等症状，多表现为房室传导阻滞、心房颤动、室性早搏等，若不及时救治则可能出现泵衰竭。同时，老年人的高血压、心脑血管等基础疾病使得冠心病的治疗也十分困难，加之患者身体功能和心脏功能的退化，导致许多并发症的出现，使患者预后不良[30, 31]。

由于老年冠心病上述特点，老年患者用药品种多、时间长，使得对药物的安全性要求更加高。同时老年患者反应较迟钝，药物造成的不良反应容易被忽视，且药物的不良反应又难以与疾病本身相鉴别，在用药时须密切观察其反应。指南指出，循证二级预防药物如抗血小板药物、血管紧张素转换酶抑制剂或血管紧张素受体阻滞剂（ACEI/ARB）、β 受体阻滞剂（β-blocker）和他汀类药物的长期使用对改善心血管预后至关重要[32]。对于老年冠心病患者，阿司匹林、他汀类、β 受体阻滞剂、ACEI/ARB 仍然是基本药物。综合现有的指南和研究[33]，在 65 ~ 79 岁冠心病患者群中，阿司匹林、β 受体阻滞剂、他汀类、血管转化酶抑制剂及其他降压药证据较多，建议使用。但在 ≥ 80 岁人群中，阿司匹林带来的出血风险增加，β 受体阻滞剂和其他降压药物的证据不多，无法给予一致的建议。加拿大一项评估老年冠心病患者药物治疗和随访 18 个月心血管事件的关系的队列研究显示，60 天以上处方二级预防药物的组有更好的依从性，因此，给患者开出更长时间的心脏二级预防药物处方有利于增加老年冠心病患者长期服药的依从性[34, 35]。下面介绍几种老年冠心病患者常用药物的特点。

（1）他汀类药物：属于降脂类药物。其不良反应有肌痛、乏力等，这可能与该类药物致骨骼肌细胞内线粒体受损和能量供应不足有关[36]。该类不良反应可导致患者的运动耐量下降或对运动训练的依从性差。

（2）β 受体阻滞剂：其抗心绞痛的作用机制是通过其负性的变时、变力作用，以及减轻后负荷的作用，这是心肌耗氧量的三个主要决定因素。对于有窦房结功能障碍和房室传导阻滞的老年患者，应谨慎使用这些药物。在非常高龄的老年人中不推荐联合使用β 受体阻滞剂和非二氢吡啶类钙拮抗剂（地尔硫䓬或维拉帕米）[37]。长期应用 β 受体阻滞剂可提高运动耐力，然而，该类药物使用初期对心输出量及骨骼肌供血的抑制作用会对运动耐受性产生负面作用。

钙拮抗剂：通过舒张血管和减少外周阻力而起作用，非二氢嘧啶类还具有负性的变时、变力作用。这类药物均可通过降低心脏负荷，改善心肌缺血，从而缓解心绞痛症状，提高运动耐量[38]。但在前列腺肥大的老年患者中，这类药物可能导致便秘，甚至发展为粪便嵌塞或尿潴留。

（3）ACEI/ARB：具有减少血管紧张素活性、扩张血管、降低血压、减少醛固酮释放、降低钠水潴留等作用，还能降低蛋白尿，保护肾功能，平衡肾素 - 血管紧张素 - 醛固酮系统（renin-angiotensin-aldosterone system，RASS）的正常调节功能[39]。该类药物治疗老年冠心病的临床疗效显著，安全性高。联合使用 β 受体阻滞剂和 ACEI/ARB 还可有效降低冠心病患者心源性猝死的发生率[40]。

（4）硝酸酯类药物：通过扩张冠状动脉和静脉血管，增加冠状动脉血流量和减少前负荷来改善心绞痛症状。短期应用硝酸盐具有降低血管紧张素活性的作用，对改善心绞痛的症状是有效的，但长期应用可导致耐受性和内皮功能障碍[41]。在老年人群中应用硝酸酯类药物，应注意严重直立性低血压导致晕厥和跌倒的风险。

（5）伊伐布雷定：这是一种负性变时药物，通过选择性抑制窦房结的 I_f 电流，而不影响心肌收缩性或血压。该药物已获得欧洲药品管理局（European Medicines Agency，EMA）的初步批准，用于治疗对 β 受体阻滞剂不耐受或效果不佳的稳定型心绞痛患者。其与 β 受体阻滞剂联合使用时，可获得更高的效益，而且这种药物组合在老年人中普遍耐受性良好[42]。

由于老年冠心病患者心血管系统、呼吸系统、消化系统等各系统均发生退行性改变，基础疾病较多（糖尿病、高血压、脑卒中等），并发症风险增加，机体适应性降低，功能储备能力下降，肌肉数量和质量降低，身体素质和运动能力减退，平衡能力差，跌倒风险高，在过度的运动中容易诱发其他相关疾病，这给康复治疗提出了更高的要求[43]。老年冠心病患者常用药物中有很多对运动功能和运动时的心血管反应有一定的影响，要特别注意药物对康复训练的影响。此外，老年人易存在社会心理问题，对事物兴趣低落，导致对康复治疗常难以坚持。

第二节 老年冠心病的临床检查与治疗

一、老年冠心病的一般病史资料收集及评估

病史是患者健康及疾病状况的概述，反映个体化的疾病进展过程，因此病史采集具有重要意义。值得一提的是，老年冠心病康复医师需特别关注有可能影响患者运动表现的疾病，如心血管疾病、呼吸系统疾病、骨骼肌肉疾病及神经系统疾病等。一份详细的病史包括患者的基本信息，体格检查，既往和目前心血管疾病的相关诊断、治疗史与并发症与合并症，冠脉造影及冠脉血运重建情况，心血管危险因素，目前服用的药物种类、剂量及服药方法，患者日常活动水平、运动习惯，以及营养状态、睡眠和食欲等，可参照下表（表 4-2-1、表 4-2-2）。体格检查除基础生命体征外，尤应重点关注心血管、呼吸系统、骨骼肌肉系统及神经系统。

表 4-2-1　目前诊断、症状及治疗情况患者调查表

诊断、症状及治疗情况	内容
目前疾病	□急性心肌梗死后
	□冠状动脉旁路移植术后
	□经皮冠状动脉介入治疗后
	□心力衰竭急性期
	□不稳定型心绞痛
	□起搏器或置入性心律转复除颤器术后
	□其他
目前症状	□典型或不典型心绞痛
	□呼吸困难或气短
	□眩晕
	□血压是否达标
	□血糖是否达标
	□其他
	□无
既往史	□高血压
	□糖尿病
	□卒中
	□慢性阻塞性肺疾病
	□其他：如骨关节活动受限

续表

诊断、症状及治疗情况	内容
目前用药情况	□急性心肌梗死后
	□抗血小板药物
	□血管紧张素转换酶抑制剂/血管紧张素受体拮抗剂
	□β受体阻滞剂
	□他汀类
	□硝酸酯类
	□其他
治疗效果	□有效
	□无效

表 4-2-2　冠心病危险因素调查表

危险因素	内容
吸烟	支/d，年
	□住院时戒烟
	□既往吸烟（戒烟超过6个月）
	□既往吸烟（戒烟小于6个月）
	□从不吸烟
血脂异常	□入院前血脂水平异常
	□入院后血脂水平异常
	□总胆固醇　　　□低密度脂蛋白胆固醇
	□甘油三酯　　　□高密度脂蛋白胆固醇
超重或肥胖	□目前身高　　m　　体质量　　kg
	体质指数　　kg/㎡
	□正常，18.0 ~ 23.9 kg/㎡
	□超重，24.0 ~ 27.9 kg/㎡
	□肥胖，≥ 28.0 kg/㎡
嗜酒	□饮酒　年，白酒（　度数）/红葡萄酒/啤酒　g/d
	□无
压力及心理相关问题	□高心理压力水平史
	□既往心理或精神治疗史
	□表现或行动
	□生气　　□抑郁
	□敌意　　□孤独
	□无
缺乏体力活动	□住院前体育运动：< 3次/周、< 20 min/次，时间< 3个月
	□规律运动者

二、老年冠心病的影像学检查[44]

心电图是诊断冠心病最早、最常用和最基本的诊断方法，当患者病情变化时可及时观察其情况，并可使用动态心电图连续观察和进行负荷试验，从而提高其诊断的敏感性。心电图和动态心电图监测可以基本反映患者的心肌缺血或心肌梗死情况，还可以帮助判断有无心律失常、心脏的扩大和肥厚、药物对心脏的影响等。但由于冠心病的表现不典型，使得心电图的诊断变得不精确且困难。近年来影像技术的发展在冠心病诊断方面取得了日新月异的成就，当前影像检查的方法有很多，包括 X 线成像、超声波成像、磁共振成像、核素成像等。

X 线成像是历史最悠久的应用于医学检查的物理方法。随着科技的发展，X 线平片、冠状动脉造影、CT 检查等手段也应用于医学检查中。常规的超声技术包括二维超声心动图和多普勒超声心动图，新近发展的技术有心肌声学造影、血管内超声等。随着磁共振软硬件技术的进展，MRI 已成为观察心血管系统形态的主要影像学技术之一。而近年来混合现实（mixed reality，MR）技术对冠状动脉成像取得的长足进步，使得 MRI 已经应用于冠心病的临床检查。核素成像即放射性核素检查，主要方法有核素心室造影、心肌灌注显像、心肌代谢显像。冠心病的不同类型、不同的发展时期以及相关的病理生理学变化决定不同的治疗方案，不同的治疗方案决定了不同的影像学检查技术的选择。不同检查技术的选择还应综合考虑患者的病情、检查费用和创伤性、安全性等。

三、老年冠心病的实验室检查

常规实验室检查项目包括血脂、血糖、心肌标志物、心肌酶谱以及肝肾功能，并应根据患者具体情况合理选择其他检查项目，如同型半胱氨酸、C 反应蛋白等。

（一）血脂

血脂异常是动脉硬化性心血管疾病（arteriosclerotic cardiovascular disease，ASCVD）的重要危险因素，冠心病康复患者都需要接受心血管危险性评价（表 4-2-3），应常规接受血脂检测。对血脂异常患者干预方式的选择取决于基线胆固醇水平及其心血管危险分层。低、中危患者以改变生活方式为主要措施。经过 2 ~ 3 个月的生活方式治疗，其低密度脂蛋白胆固醇（low-density lipoprotein cholesterol，LDL-C）仍不能达标者，可考虑药物治疗。对于无 ASCVD，但心血管危险分层为高危的患者，应在强化生活方式干预的同时，积极启动他汀类药物治疗。

表 4-2-3　ASCVD 危险评估流程

符合下列任意条件者，可直接列为高危或极高危人群[45]
极高危：已诊断 ASCVD 者直接列为极高危人群
高危：① LDL-C ≥ 4.9 mmol/L（190 mg/dl）
②糖尿病患者 1.8 mmol/L（70 mg/dl）≤ LDL-C < 4.9 mmol/L（190 mg/dl），且年龄 ≥ 40 岁

续表

↓不符合者，评估 10 年 ASCVD 发病风险			
危险因素 个数 *	血清胆固醇水平分层（mmol/L）		
	3.1 ≤ TC < 4.1（或） 1.8 ≤ LDL-C < 2.6	4.1 ≤ TC < 5.2（或） 2.6 ≤ LDL-C < 3.4	5.2 ≤ TC < 7.2（或）3.4 ≤ LDL-C < 4.9
无高血压 0 ~ 1 个	低危（< 5%）	低危（< 5%）	低危（< 5%）
2 个	低危（< 5%）	低危（< 5%）	中危（5% ~ 9%）
3 个	低危（< 5%）	中危（5% ~ 9%）	中危（5% ~ 9%）
有高血压 0 个	低危（< 5%）	低危（< 5%）	低危（< 5%）
1 个	低危（< 5%）	中危（5% ~ 9%）	中危（5% ~ 9%）
2 个	中危（5% ~ 9%）	高危（≥ 10%）	高危（≥ 10%）
3 个	高危（≥ 10%）	高危（≥ 10%）	高危（≥ 10%）
ASCVD 10 年发病危险为中危且年龄小于 55 岁，评估余生风险			
具有以下任意 2 项及以上危险因素者，其 ASCVD 余生危险为高危 （1）收缩压 ≥ 160 mmHg（1 mmHg=0.133 kPa）或舒张压 ≥ 100 mmHg （2）非 -HDL-C ≥ 5.2 mmol/L（200 mg/dl） （3）HDL-C < 1.0 mmol/L（40 mg/dl） （4）体重指数（body mass index，BMI）≥ 28 kg/m² （5）吸烟			

注：*：包括吸烟、低 HDL-C 及男性 ≥ 45 岁或女性 ≥ 55 岁。慢性肾病患者的危险评估及治疗请参见特殊人群血脂异常的治疗。ASCVD：动脉粥样硬化性心血管疾病；TC：总胆固醇（total cholesterol）；LDL-C：低密度脂蛋白胆固醇；HDL-C：高密度脂蛋白胆固醇（high density lipoprotein cholesterol）；非 -HDL-C：非高密度脂蛋白胆固醇；BMI：体重指数。1 mmHg=0.133 kPa。

不同危险人群需要达到的 LDL-C/HDL-C 目标值有很大的不同（表 4-2-4）。建议应用他汀类药物将心血管疾病患者的 LDL-C 控制于 < 1.8 mmol/L（非 HDL-C < 2.6 mmol/L）。若经他汀类药物治疗后患者 LDL-C 不能达到此目标值，可将基线 LDL-C 水平降低 50% 作为替代目标[46]。LDL-C 达标后，需要长期维持治疗并使 LDL-C 维持于目标值。

表 4-2-4 不同 ASCVD 危险人群需要达到的 LDL-C/ 非 HDL-C 目标值

危险等级	LDL-C	非 HDL-C
低危、中危	< 3.4 mmol/l（130 mg/dl）	< 4.1 mmol/l（160 mg/dl）
高危	< 2.6 mmol/l（100 mg/dl）	< 3.4 mmol/l（130 mg/dl）
极高危	< 1.8 mmol/l（70 mg/dl）	< 2.6 mmol/l（100 mg/dl）

（二）血糖

糖尿病与心血管疾病关系密切。糖代谢分类标准参考美国糖尿病协会（American Diabetes Association，ADA）标准，见表 4-2-5。所有老年冠心病患者病情稳定后应注意空腹血糖检测，必要时行口服葡萄糖耐量试验（oral glucose tolerance test，OGTT）筛查。

表 4-2-5　糖代谢分类标准

糖代谢分类	静脉血浆葡萄糖	
	空腹血糖	糖负荷后 2 h 血糖
正常血糖（normal glucose regulation，NGR）	< 6.1	< 7.8
空腹血糖受损（impaired fasting glucose，IFG）	6.1 ~ < 7.0	< 7.8
糖耐量减低（impaired glucose tolerance，IGT）	< 7.0	7.8 ~ < 11.1
糖尿病（diabetes mellitus，DM）	≥ 7.0	≥ 11.1

四、老年冠心病的临床治疗

药物治疗是冠心病治疗的基石，与运动、营养、心理和戒烟干预等生活方式治疗相辅相成，起到协同的作用。心血管疾病康复（cardiac rehabilitation，CR）体现了治疗的综合性，康复过程中应指导患者规范使用药物，并及时发现患者服药过程中存在的问题，如服药是否合理、是否达标、是否出现副作用和服药是否依从，从而给予针对性处理。

冠心病的致病机制有多因素、多靶点参与，目前公认的致病机制主要包括内皮功能损伤、炎症激活、血小板聚集、交感肾上腺素系统激活。针对冠心病引起的心绞痛，硝酸酯类、钙拮抗剂和 β 受体阻滞剂是三大类经典抗心绞痛药物。硝酸甘油抗心绞痛的作用机制主要是通过扩张冠状动脉，降低冠脉循环的阻力，增加冠脉循环的血流量，从而改善心肌供血。另外硝酸甘油还能扩张静脉，因而能减少回心血量，减轻心脏前、后负荷和心肌需氧量，缓解疼痛。钙拮抗剂可拮抗心肌细胞内钙离子通道，使心肌收缩力下降，心率减慢，降低心肌耗氧量，它还可以阻断血管钙离子通道，扩张血管，缓解冠状动脉痉挛，改善心肌血供，缓解心绞痛。β 受体阻滞剂通过阻断交感神经对心脏的兴奋作用，抑制心肌收缩力、减慢心率、抑制心脏房室间的传导缓解心绞痛，也具有扩张血管的作用。但不适合心动过缓、有明显的传导阻滞以及哮喘的患者。因为有抑制心肌收缩力的作用，也不适合急性心衰的患者。近 30 年来大量临床研究证实，改善血管内皮功能、抗血小板、抑制交感肾上腺素系统激活、降血脂、降血压、降血糖的药物可降低心血管事件发生率和死亡率。我国和欧美国家的"稳定型冠心病诊断和治疗指南"遵循循证医学证据，明确建议使用有效的二级预防药物，避免心血管事件再发，降低死亡风险，减少症状，延长健康寿命时间。

药物治疗有效的前提是使用有效药物、有效剂量、治疗达标、最小副作用和治疗依从。给患者处方药物的心血管医师和心血管疾病康复医师除需掌握药物的使用外，还需要针对不同患者给予个体化治疗，患者临床特点不同，所采用的药物治疗策略应有所不同。

（一）遵循指南使用治疗药物

国内外指南一致建议冠心病治疗药物分为改善预后和改善心绞痛两类药物。改善预后的药物包括阿司匹林（如不能耐受可选择氯吡格雷）、他汀类、血管紧张素转化酶抑制剂（ACEI）（如不能耐受可选择血管紧张素受体阻滞剂替代）、β 受体阻滞剂。改善心

绞痛的药物包括 β 受体阻滞剂、钙通道拮抗剂、硝酸酯类、伊伐布雷定和心肌代谢药物曲美他嗪，药物的具体使用请参见我国和欧美国家"稳定型冠心病诊断治疗指南"。

（二）个体化用药方案

冠心病治疗药物中 β 受体阻滞剂、他汀类药物、降压药物和降糖药物需考虑剂量大小、治疗靶目标和是否能够达到靶目标。根据指南建议结合患者的病情、并发症和生命体征等选择药物，依据治疗靶目标结合年龄、性别、体重、既往用药史等调整药物剂量。

β 受体阻滞剂控制心率达标：美国心脏协会（AHA）二级预防指南推荐，对左室射血分数（left ventricular ejection fraction，LVEF）正常的心肌梗死或急性冠脉综合征（ACS）患者持续使用 β 受体阻滞剂 3 年，对 LVEF < 40% 的冠心病患者应长期应用。指南推荐选择的药物为：美托洛尔、比索洛尔和卡维地洛。强调个体化调整剂量，将患者清醒时静息心率控制在 55 ~ 60 次 / 分。如未达到靶目标或不能耐受 β 受体阻滞剂，伊伐布雷定适用于窦性心率大于 70 次 / 分的慢性稳定型心绞痛患者，可单独或与 β 受体阻滞剂联合应用。患者若 > 75 岁、身材矮小、体重低、血压或心率偏低，应从小剂量开始，如年轻、肥胖、血压或心率偏快，可从常规剂量开始，还应结合既往用药时患者对药物的反应。

他汀类药物控制血 LDL-C 达标：若无禁忌，无论入院时患者 TC 和 LDL-C 是否升高，应启动并长期使用他汀类药物。如使用他汀类药物 LDL-C 没有达到目标值，或不能耐受他汀类药物，可联合使用依折麦布 5 ~ 10 mg/d。他汀类药物剂量倍增，降低 LDL-C 的效果仅增加 6%，随着剂量增加，他汀类药物的副作用增加。控制目标：动脉粥样硬化性心血管病、糖尿病合并高血压或其他 1 项心血管危险因素，LDL-C < 1.8 mmol/L（70 mg/dl）。

控制血压、血糖达标：血压控制目标为 ≤ 130/80 mmHg；血糖控制目标为糖化血红蛋白 ≤ 7%。

（三）关注药物安全性和药物相互作用

心血管疾病康复医护人员应关注药物的不良反应，及早发现，避免药源性不良后果。同时，老年冠心病患者常合并多种代谢性疾病，以及其他并发症，制订药物处方时应充分了解患者的合并用药情况，因不同种类药物间容易存在药物的相互作用，导致药效的降低和不良反应的增加，常见冠心病二级预防药物不良反应及处理方案见表 4-2-6。

表 4-2-6　指南推荐的冠心病二级预防药物常见副作用和处理方案

药物名称	不良反应	禁忌证	处理
他汀类药物	乏力，肌痛，肝转氨酶升高，肌酸激酶升高等	肝转氨酶升高 > 正常值上限 3 倍，肌酸激酶升高 > 正常值上限 5 倍	开始药物治疗前及治疗后 4 ~ 8 周复查血脂和肝功能、肌酸激酶；如血脂达标且肝功能、肌酸激酶正常，以后每 6 ~ 12 个月复查一次上述指标；如肝转氨酶 ≥ 正常值上限 3 倍或肌酸激酶 ≥ 正常值上限 10 倍，停用降脂药物，并监测相关指标至正常

续表

药物名称	不良反应	禁忌证	处理
β 受体阻滞剂	乏力，心动过缓，诱发哮喘和心力衰竭，掩盖低血糖反应等	心率＜ 50 次 / 分；Ⅱ度或以上房室传导阻滞；收缩压＜ 90 mmHg；哮喘急性发作期；中、重度左心力衰竭	选择高选择性 β_1 受体阻滞剂；从低剂量开始逐渐增加剂量；加强利尿避免液体潴留；糖尿病患者定期监测血糖
ACEI	低血压，咳嗽，血肌酐升高，高血钾等	收缩压＜ 90 mmHg；血肌酐＞ 3.0 mg/dl；双侧肾动脉狭窄；已知对 ACEI 过敏者	血压偏低时从低剂量开始滴定，监测血压和血肌酐、血钾，如有严重咳嗽症状换用血管紧张素受体阻滞剂
阿司匹林	出血，尤其是胃肠道出血等	脑出血后 3 个月内；胃肠道大出血 30 天内	血压 ≥ 160/100 mmHg 避免使用；评估患者的出血风险，评估患者胃肠症状和病史，老年且有胃病史、胃肠道症状或幽门螺旋杆菌检测阳性加用抑酸药物；同时使用华法林需注意监测抗凝强度，降低出血风险
硝酸酯类	心率增快、头痛、低血压等	收缩压 ≤ 90 mmHg	从低剂量开始逐渐增加

（四）老年冠心病的手术治疗[33]

比较冠脉介入治疗和冠状动脉旁路移植术（coronary artery bypass grafting，CABG）的前瞻性研究很多，但老年冠心病患者在介入治疗和 CABG 的安全性和有效性方面的临床研究资料较少。一项多中心的回顾性研究结果显示，≥ 75 岁老年人无论行冠脉介入治疗还是 CABG 均可降低死亡率，改善预后[47]。2012 年美国学者发表在新英格兰医学杂志上的一项研究显示，65 岁及以上急性心肌梗死患者经过 2.67 年随访，CABG 组在死亡率和再血管化终点事件方面具有优势比[48]。虽然老年冠心病患者的血管病变明显，但是血流功能受损却不明显[49]。考虑到高风险，血管重建治疗需综合预期寿命、合并疾病、机体功能等情况。90 岁及以上的老年人，原则上不建议行介入治疗，以药物治疗为主；多支病变患者，以解决罪犯病变为主，根据情况选择支架种类和双抗、抗凝的时间；如身体条件允许，可考虑 CABG[50]。

欧洲心脏病学会（ESC）和美国心脏病学会 / 美国心脏协会（ACC/AHA）建议，老年 ST 段抬高心肌梗死（ST segment elevation myocardial infarction，STEMI）患者治疗策略同年轻人一样，如有条件直接行冠脉介入治疗，但是需要考虑其认知功能、生活质量、风险获益、合并疾病等情况，若无条件酌情考虑其他方案，但是需注意出血的风险。老年非 ST 段抬高心肌梗死（non-ST segment elevation myocardial infarction，NSTEMI）患者与年轻患者一样，可从药物治疗、介入治疗和心脏康复中获得同样或更大的益处[51]。指南指出，80 岁及以上 NSTEMI 患者如仅用药物保守治疗，死亡率较年轻人高[51]。NSTEMI 的老年患者，接受有创治疗的概率也比年轻人低，75 岁及以上患者早期介入治疗可降低死亡和心肌梗死的绝对和相对风险，同时，出血的风险也增加。ESC 指南推荐，如情况允许，进行评估后，老年 NSTEMI 患者也可考虑介入治疗[52]。美国 AHA/ACC 指南建议，对于老年人，药物治疗是基础，有创的血管再建治疗可考虑[51]，老年患者可根据情况选择冠脉介入治疗或者 CABG。这些情况通常指合并疾病、预期寿命、生活质量、衰弱程度等。老年 NSTEMI 患者行择期介入治疗的证据越来越多，可酌情考虑，但是手术前需评估缺血风险、出血风险、预期寿命、合并疾病、生活质量、患者意愿。

ESC 指南指出，老年稳定型心绞痛患者合并疾病多，就诊延迟，临床证据少，更推荐冠脉介入治疗，而不是 CABG。但老年稳定型心绞痛患者行冠脉介入治疗不一定更优，年龄并非权衡冠脉介入治疗或 CABG 的唯一指标，决策前应充分综合评估，确定罪犯病变[53]。Kozlov 和 Bogachev 建议[54]，对 70 ~ 80 岁的患者，无明显虚弱和合并疾病，预期寿命较长，SYNTAX 评分 ≥ 33 分，倾向 CABG；对于 > 80 岁，虚弱比较明显，合并多种疾病，预期寿命较少，SYNTAX 评分 < 22 分，倾向于冠脉介入治疗。介于这两者间的患者，需要医生根据情况进行决策。老年冠心病的治疗需结合患者冠心病的严重程度及老年患者特有的疾病特点来制订综合治疗方案。

第三节　老年冠心病功能障碍的概述

一、身体结构与功能障碍

老年冠心病患者除了常合并心肺系统疾病、高血压、脑卒中、糖尿病、外周动脉疾病外，还常合并肌肉减少症、认知功能低下、营养不良、情绪睡眠障碍、膝或髋关节损伤及股骨头坏死等。同时由于生理性的退行性改变，运动耐量减退，运动能力下降，机体平衡性、协调能力下降，视觉、听觉功能减退[55]。因此，老年人患冠心病后会发生一定程度的心肺功能和运动功能障碍，伴或不伴有认知功能、精神心理功能障碍、疼痛、二便功能障碍，一般极少出现感觉功能、语言及吞咽功能障碍（图 4-3-1）。

（一）心功能障碍

老年冠心病患者出现心功能障碍的因素既有增龄又有冠心病。老年人的心率在休息时下降很少，但房室结的固有节律性可有明显下降。受增龄影响，窦房结的细胞数量从 20 岁开始减少，至 75 岁时仅剩约 10%，心脏瓣膜与传导系统可以发生纤维化与钙化，由于窦房结与传导系统的退化，使老年人较易罹患病态窦房结综合征与传导障碍。同时，老年人群心排出量也在逐步下降。在最大负荷下，70 ~ 80 岁老年人的心排出量约为 20 ~ 30 岁青年人的 40%，即每 10 年约下降 10%。正常老年人每搏输出量较中年人减少 15%，最大耗氧量下降的速度与心排出量下降速度近似，其减少的主要原因是最大心率减少，其次是最大心搏出量下降，此外还受肥胖、活动减少或吸烟等因素的影响。年龄的增长不仅影响到心率储备，还影响到心肌收缩力储备以及舒张期血流灌注时间的储备，从而引起心脏储备功能的减低，对外界应力的反应能力下降[56]。

研究表明，随着年龄的增长，心脏呈退行性改变，结缔组织和胶原成分增加，对钙离子的摄取率降低，心室顺应性下降，直接影响到心功能，尤其是舒张功能[57]。在此基础上，若老年人群罹患冠心病，心功能可出现进一步下降。早些年的研究结果表

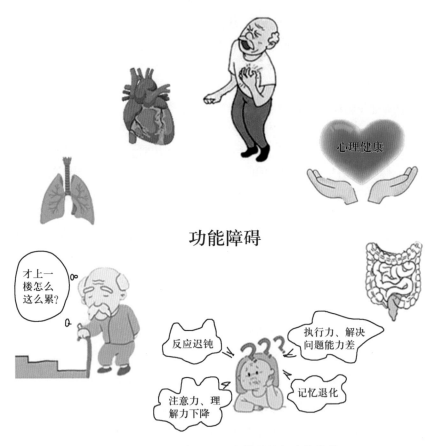

图 4-3-1 老年冠心病身体结构与功能障碍

明[58]，老年冠心病患者心脏收缩和舒张功能均明显降低。对比老年冠心病和非老年冠心病的心功能，发现老年冠心病组左室高峰充盈率（peak filling rate，PFR）下降更为明显，舒张功能异常的比例明显高于非老年冠心病组，而左室射血分数（LVEF）、左室高峰射血率（peak ejective rate，PER）和收缩功能异常的比例，老年冠心病组与非老年冠心病组大致相等。说明老年冠心病患者存在着心功能受损，其中以舒张功能普遍受损为主要特点，是不同于非老年冠心病心功能受损的特征性变化，这种舒张功能受损可单独存在，不一定要继发于收缩功能的异常。分析其原因，老年冠心病患者病程长，病变范围广，心肌僵硬程度严重，首先影响心室顺应性，成为舒张功能受损的病理基础。年龄因素和因年龄因素决定的老年冠心病的病变特点，使老年冠心病患者舒张功能普遍下降。影响老年冠心病舒张功能受损的另一原因是心室运动协调性异常，心室局部舒张的不协调，可导致心室充盈障碍，舒张功能减退[59]。有研究认为，当左心室舒张期顺应性降低时左室充盈阻力增大，如无充盈代偿，舒张期充盈量将减少，而收缩期心搏量和心输出量降低。为了维持正常或接近正常的心输出量可通过增加心率和增加充盈压进行代偿，因而老年人群左心房增大是冠心病的左心室舒张功能受损的代偿过程，是冠心病早期诊断指征之一[60]。经过一段时间的代偿过程之后，收缩功能也会受损，导致射血分数、左室内径缩短率、左室周径纤维平均缩短速度等降低，最终导致左室整体功能受损。

同时，老年冠心病患者冠状动脉粥样硬化，血管腔出现狭窄或堵塞，使冠状动脉出现供血不足的情况，导致心肌细胞缺血、缺氧、室壁运动障碍，引发心肌细胞钙离子运转异常和心室舒张协调性失衡，进而也会影响心脏主动舒张和被动舒张。由于心肌缺血缺氧，使心肌弥漫性纤维组织增生、心肌纤维萎缩或减少甚至坏死，这些病变的出现早期会影响心肌的舒张和收缩功能，使心脏泵血功能发生紊乱，心输出量和运输氧气的能力随之下降，导致心肺耐力、有氧能力、运动功能减退，出现相应的功能障碍[61]。2015年欧洲心脏病学会（European Society of Cardiology，ESC）指南明确提出LVEF＜40%或充血性心力衰竭是急性冠脉综合征的中等危险因素。2019年加拿大心血管学会（Canadian Cardiovascular Society，CCS）指南建议左室功能和（或）心室壁运动异常即可怀疑为缺血性心肌损伤。老年冠心病患者的心功能障碍，并不一定在临床上出现心力衰竭的症状，但却是潜在的危险因素，一旦遇到心肌缺血、感染、心律失常、劳累等情况，老年冠心病患者更易出现心力衰竭。

（二）肺功能障碍

老年人群的肺组织弹性纤维减少，而结缔组织增加，导致肺弹性回缩力降低。胸壁僵硬，肋间肌和膈肌收缩能力降低，胸腔容积减少。同时，老年人由于各组织器官功能减退，免疫功能下降，易发生感染。肺部感染是老年人的常见病，气道分泌物的增加及咳嗽反射的减弱，进一步加重肺部感染、气道阻塞或肺不张，降低肺功能。老年人群的肺部感染可作为心功能不全的诱因，老年冠心病患者由于其心脏泵功能、舒缩功能减退，一旦出现心功能不全则易诱发老年患者多器官功能衰竭，因此，应积极预防和控制肺部感染[62]。反过来，心功能不全又可加重老年人群的肺功能障碍。心功能下降后，可出现肺循环淤血，通气/血流比值改变，长期无法改变则会影响肺功能，同时各组织、器官灌注也会降低，尤其是发生严重心肌梗死时。

早期的研究即发现，老年冠心病组的一氧化碳弥散容量（diffusion capacity of carbon monoxide of lung，D_LCO）、肺总量（total lung capacity，TLC）测定值低于健康组[63]。由于解剖和生理学原因，左心功能不全早期最先受影响的不是体循环，而是肺循环血流动力学的改变。因为左心功能不全早期主要为舒张末期纤维长度和左室舒张末期容量的增加，这样通过Frank-Starling机制使心输出量得以维持。故多数左心功能不全患者早期静息状态时心脏射血正常，但左室舒张末期容量和压力升高导致肺循环压升高[64]。肺静脉压或左房舒张末压上升到15 mmHg时，就可出现肺间质水肿和终末气道的改变[65]。肺间质淤血或水肿，肺顺应性下降造成限制性通气功能障碍，肺泡毛细血管膜增厚，弥散距离增大，肺毛细血管阻力升高，动静脉短路开放，肺血流再分配，肺底高灌注低通气区增加，肺通气血流比例失调，肺功能障碍出现。并且，长时间的卧床可加重肺部感染、气道阻塞或肺不张的风险，进一步降低肺功能。冠心病患者的用力肺活量（FVC）、肺活量（VC）、第一秒用力呼气量（FEV_1）和一氧化碳弥散容量（D_LCO）均低于健康人[66, 67]，表明冠心病患者存在明显的肺功能下降。FEV_1的下降程度不仅与慢性心功能不全呈正比[68]，还与冠状动脉狭窄严重程度明显相关[69]。

有研究报道，肺功能的下降作为冠心病独立危险因素，可使冠心病的发生风险和心血管病死亡率增加[70]。肺功能下降导致冠心病发生的具体机制暂未明确，目前认为可能与系统炎症反应、脂质过氧化、相关基因的表达、肾素 - 血管紧张素系统激活、环境污染以及长期静坐和缺乏锻炼的生活方式有关。改善肺通气的治疗方法对减少冠心病的发生、延缓冠状动脉狭窄的进程、减少心血管事件的发生具有一定意义。

（三）运动功能障碍

老年冠心病患者的基础疾病、增龄、卧床时间延长等原因均会对心肺功能及体适能产生不良影响，导致患者的运动功能障碍。卧床、贫血、代谢紊乱、循环血量或外周阻力下降及左心室功能不全的老年冠心病患者心率明显增加，机体在运动时心率又会随运动负荷的增加而增快，通常每增加 1 代谢当量（metabolic equivalent，MET），心率增加 10 次 /min[71, 72]。因此，老年冠心病患者在运动时易引起心动过速等心律失常，进一步限制患者的运动功能。而且，老年人随着年龄的增长，骨骼质量下降，关节软骨表面逐渐变粗糙、软骨强度变差、关节囊和韧带改变导致骨关节退行性变化，加上激素、营养状况等因素的影响，容易出现骨质疏松和骨萎缩。老年人骨骼系统的改变也可导致患者的运动功能障碍，甚至因运动量减少继发心功能障碍。此外，老年人的直立性低血压、平衡能力差、跌倒风险高等多种不良因素[73]，也会造成患者的运动功能障碍。

体适能（physical fitness）是指身体各部位或各系统对突发状况的应变能力，能反映躯体进行所有由骨骼肌收缩产生并大幅增加能量消耗的身体运动的能力，包括速度、反应、耐力、肌力、平衡性、柔软性、协调性和敏捷性等。体适能是维持姿势、行走、日常生活活动、职业活动、休闲活动和体育活动等所必需的运动能力。体适能的关键组成部分包括心肺适能（cardiorespiratory fitness，CRF）、肌肉力量（cardiorespiratory fitness）、身体成分（body composition）。心肺适能与长时间从事体育活动的能力有关。它由循环和呼吸系统的中央供氧能力和骨骼肌的外周供氧能力决定[74]。肌肉力量是特定肌肉或肌肉群所能产生的最大力量。身体成分包括总骨密度和区域骨密度，以及脂肪组织、肌肉和身体其他重要部位的相对数量和分布。老年冠心病患者的运动功能障碍表现为体适能的全面下降。研究指出体适能是心血管事件的一个独立的风险指标[75]。低水平的体适能，尤其是心肺适能与心血管疾病高风险、全因死亡率及癌症死亡率相关[76]。保持良好的体适能可以有效地降低疾病的复发率及猝死率，改善疾病预后，心肺适能、肌力、平衡性、灵活性与成功老化显著相关[77-79]。2013 年美国心脏协会和美国心脏病学会联合发布的预防和治疗冠心病的指南[80]中明确指出，CRF 是心血管疾病的第四大危险因素，并能作为重要的预后指标。除此以外，CRF 对进行心血管和非心血管手术的患者的术前风险评估也具有重要意义，可以预测手术并发症和患者术后的短期疗效[81, 82]。Smith 等研究发现术前 CRF 水平低（< 5 METs）与 CABG 术后高死亡率和 30 d 死亡率相关[83]。

老年冠心病患者因卧床、代谢紊乱、循环血量下降等多种因素，造成体适能降低，这不仅导致再发心血管风险增加，还会导致在必要时进行冠心病手术的风险增加。传统的理念认为老年冠心病患者需长期卧床休息以降低心肌梗死及猝死的发生率[84]。然而，长期卧床休息可导致患者体适能进一步下降，形成一个恶性循环。因此，采取措施提高老年冠心病患者的体适能是十分必要的。运动疗法在冠心病治疗中有独特优势，目前老年冠心病患者的主要运动治疗方式包括自行车、步行、平板运动、太极等，无论何种运动方式[85]，都可使老年冠心病患者从中获益。

（四）认知功能障碍

近年研究发现，冠心病患者认知功能障碍风险增加，合并冠心病的认知功能障碍患者的认知功能下降更快，死亡风险也明显增加[86, 87]。冠心病患者认知功能障碍患病率较普通人群增高，可达35%～46%[88, 89]，非遗忘型MCI患病率为23.4%～36.7%，遗忘型MCI患病率为11.1%[90]。为排除衰老对认知功能的影响，对65岁以下冠心病患者的研究显示，冠心病患者推理能力、词汇学习能力及总体认知功能较对照组明显下降，女性冠心病患者还表现出语音和语义流畅性受损[91, 92]。可见，冠心病本身在一定程度上可导致患者认知功能下降，受增龄因素的影响，老年冠心病患者的认知功能受损更重。有研究报道，在缺血性心脏病患者中，约35%存在认知障碍，主要是非文字记忆学习和执行功能障碍[93]。在急性心肌梗死（acute myocardial infarction，AMI）患者中，超过一半的年龄≥65岁的患者有可测量的无痴呆认知障碍（cognitive impairment no dementia，CIND），1/4的患者在AMI后1个月评估认知状态时有中度/重度CIND，中度/重度CIND与AMI后1年的死亡率增加相关，中度/重度CIND患者在AMI后再次住院的风险也更高[94]。冠状动脉粥样硬化程度与认知功能下降相关，冠状动脉严重狭窄或三支病变患者认知功能受损更明显[95]。而对于稳定型心绞痛患者，国外研究发现该人群认知障碍的发病率约为24%，且认知障碍的风险随着心绞痛程度的加重而上升，主要的认知损伤领域为记忆力、抽象思维和视空间执行功能[96]。

虽然冠心病不能直接导致认知障碍，但冠心病与认知障碍具有某些相同的危险因素，如：糖尿病、高血压、吸烟、血脂代谢异常等，尤其在老年冠心病患者中，脑动脉粥样硬化和小血管病变非常广泛，引起神经元的缺血性变性和凋亡，可导致腔隙性梗死和认知障碍[97]。除此以外，冠心病患者认知障碍的发病机制还可能与血小板高度激活和慢性炎症有关[98]。一些研究表明，在长期暴露于心血管危险因素的患者中，灰质萎缩或白质改变可能导致额叶功能障碍[99]，这可能是老年冠心病患者认知障碍的潜在原因。冠心病与大脑特定区域的灰质丢失相关，且这些特定区域对认知功能和行为具有重要的影响，研究发现冠心病患者左侧额叶、右侧颞叶、左侧颞中回、左侧楔前叶和后扣带回等脑区灰质容量明显下降，这些区域与信息处理速度、记忆、注意、反应速度、情景记忆和执行功能相关[100]。海马萎缩是记忆功能下降的解剖结构基础，研究发现冠心病患者海马体积较健康对照者减少14%[101]。也有研究利用多模态MRI检查执行功能障碍患者的大脑解剖功能底层，结果显示ACS患者的执行功能障碍与功能特征相关，尤其是与暂时性受损患者认知网络功能连接的增加有关[102]，脑连接的改变可能是长期暴露于血管危险因素的结果。

同时，研究发现冠心病患者认知障碍与非遗忘性轻度认知障碍（non-amnestic MCI，na-MCI）的发病率相关，非遗忘性轻度认知障碍可进一步发展为血管性痴呆，即使在纠正卒中因素后，冠心病与na-MCI的显著相关性仍然存在[103]。在老年人群中，冠心病、高血压、脑卒中是MCI的危险因素，研究发现有21.8%的MCI患者进展为痴呆[104]。冠心病合并认知功能障碍的老年患者自我疾病管理能力明显下降，死亡风险增加，家庭及社会负担增大。并且，冠心病明显加速了老年人群认知功能障碍的自然进程。积极控制心血管疾病危险因素、早期治疗冠心病和认知功能障碍及预防心血管疾病的复发也许是防止认知功能障碍的发生和发展的一种有效手段。

（五）精神心理障碍

高龄不仅是冠心病的危险因素，随着年龄的增长，老年人群发生心理疾病的风险也呈现升高趋势。冠心病在精神心理疾病患者中的患病率高，尤其是存在焦虑抑郁障碍的患者[105]。多项研究表明，冠心病患者并发焦虑、抑郁等情绪障碍的比例与严重程度均高于非冠心病患者[106, 107]。老年冠心病患者精神心理问题的常见类型有抑郁、焦虑、躯体化症状、睡眠障碍等。

睡眠障碍在老年人中十分普遍，且随着年龄的增长其发病的频率也逐渐增加。长期睡眠障碍不仅会影响老年冠心病患者的康复，也会加重或诱发某些躯体疾病，是威胁老年人身心健康的重要因素[108]。有调查发现，中国社区老年人睡眠质量差的发生率为9.67% ~ 81.1%，影响老年人睡眠质量的因素主要是经济压力、心理因素（孤独感）、生活环境（噪音）等，其中健康状况也是老年人睡眠质量差的危险因素[109, 110]，患有冠心病的老年人群常由于病程长、反复发作、病情复杂和症状较严重而影响患者的精神心理，更易发生睡眠障碍。最常见的两类睡眠障碍是阻塞性睡眠呼吸暂停低通气综合征（obstructive sleep apnea hypopnea syndrome，OSAHS）和失眠。OSAHS是一种睡眠呼吸疾病，表现为夜间睡眠打鼾伴呼吸暂停和白天嗜睡。由于呼吸暂停引起反复发作的夜间低氧及高碳酸血症导致一连串的生理反应，使脑卒中、高血压、心肌梗死等心血管疾病发病率增加，甚至出现夜间猝死，是一种有潜在致死性的睡眠呼吸疾病[111]。失眠的主要特点是慢性入睡困难，难以保持睡眠或频繁的凌晨醒来。睡眠障碍与心血管疾病可互为因果关系，睡眠障碍可能为心血管疾病的诱因，心血管疾病也会加重睡眠障碍[112]。Liu等研究发现，睡眠质量差及睡眠时间短的人群较睡眠正常的人群患心血管疾病的风险高63%，患冠心病的风险高79%[113]。Mastsuda进行的一项横断面研究显示心血管疾病患者失眠现象普遍，患病率约为43%，且失眠可增加患焦虑、抑郁的风险[114]。对于老年冠心病患者而言，在睡眠中也可能发生呼吸障碍、心肌缺血、心律失常甚至死亡的风险，因此，在心血管疾病康复治疗的同时应重视睡眠的影响和作用[115]。

焦虑和抑郁障碍是老年人常见的精神心理问题，几乎一半的抑郁症患者有明显的焦虑症状，老年人焦虑抑郁症状较隐匿，易被误诊为其他躯体疾病，给家庭和社会带来巨大的医疗和护理负担，成为公共卫生中的重要问题之一[116]。冠心病与焦虑抑郁障碍互为致病因素，相互关联、相互影响各自的发生、发展及预后。焦虑、抑郁是冠心病病理生理进展中的一个独立危险因素，其贯穿于疾病预防、治疗和康复的整个过程，同时增加冠心病患者的死亡风险[117, 118]。抑郁症已被证实可增加冠心病患者的全因死亡率[119]，对于焦虑症对冠心病患者预后的影响是存在争议的。有研究显示焦虑可增加冠心病患者的全因死亡率[120]。也有队列研究显示，抑郁症使冠心病经皮冠脉介入术（percutaneous coronary intervention，PCI）术后10年的全因死亡的风险增加77%，焦虑只有在并发抑郁症的情况下才与全因死亡率相关[121]。有研究认为由于焦虑患者有更好依从性及更健康的生活习惯，从而对无抑郁的冠心病患者的预后有保护作用[122]。

老年冠心病患者易并发精神心理问题，有精神心理问题的老年人群也易患冠心病。具体的发病机制是复杂的，至今尚未完全阐明。目前倾向于二者有共同的发病机制，二者的发生发展可能与遗传因素、下丘脑 - 垂体 - 肾上腺系统、自主神经系统功能障碍、血小板异常、内皮功能损伤、免疫炎症、性格特征等综合因素有关[123]。如机体长期处于紧张和高应激状态，致使神经内分泌及免疫功能紊乱，加速血管粥样斑块的损伤进程，使冠状动脉痉挛或形成血栓，最终导致心肌血液供应不足，产生冠心病相应躯体症状，该症状反复发作，增加了患者焦虑、抑郁的发病风险[124]。且有精神心理问题的人更易有不健康的生活习惯，如吸烟、喝酒、久坐不动、高脂饮食，而这些已是公认的冠心病的危险因素[125]。

胡大一的"双心医学"模式[126]就指出人的身心是互动的，急性精神心理创伤和慢性精神压力不仅影响人的心境、情绪、睡眠，同时也导致躯体不适。症状突出表现在胸部和腹部，由于心脏、血管、胃肠、汗腺、支气管等是不停运动、最活跃的器官，更容易受到精神心理创伤所致自主神经功能紊乱的影响。对于一个突然发生急性心肌梗死或心脏性猝死被救治存活下来的患者，疾病不仅导致心肌梗死、心功能受损，同时也会引发精神心理问题。老年冠心病患者的治疗和护理是个长期和复杂的过程，由于患者年龄较高，对于疾病的认知受限，焦虑抑郁等情绪很难自我处理，这些精神心理的变化会影响患者与医护人员进行有效的交流沟通，不利于临床治疗和护理的开展，进而不利于患者疾病的康复[127]。除了专业的"双心治疗"，老年冠心病患者的家庭社会支持也很重要。据文献报道，社会支持得分高者，焦虑、抑郁得分较低，足够的社会及家庭支持可以让患者获得更多的关怀和情感支持，能够提高其应对处理心理压力的能力[128]。因此，医务人员及家庭社会成员应给予老年冠心病患者的精神心理足够的关注和情感支持，共同维护他们的心理健康[129]，进而提高患者接受康复治疗的信心，加快功能障碍的恢复速度，降低疾病的复发率，提高老年冠心病患者的生活质量。

（六）疼痛

疼痛是伴有实质性或潜在的组织损伤的一种引发人体产生不快等负面感觉或情绪，是通过神经中枢对其环境、生理、心理、病理及文化修养的调整而产生的主观感受[130]。当冠状动脉狭窄，心肌耗氧量超过供氧量，导致心肌缺血或缺氧时就会引起冠心病疼痛。以心肌梗死与心绞痛为主的冠心病疼痛常表现为憋闷、压迫或伴有紧缩感与濒死感，常因情绪激动、寒冷、体力劳动过量或饱餐等因素诱发。心前区胸痛、胸闷及左上肢放射痛是冠心病心绞痛发作的主要症状。老年人心前区疼痛及左上肢放射痛症状较年轻人不明显，而典型的劳力引起的疼痛于休息后迅速消退，则在老年人中往往不存在，随着年龄的增长，更多地表现为非典型症状或心绞痛的对应症状，如呼吸困难、恶心和上腹痛[131]。此外，由于共病的干扰，如神经系统疾病（先前的脑卒中、帕金森病）或骨关节疾病（骨关节炎、骨质疏松等），老年冠心病患者常无法准确表达疼痛及辨别疼痛来源，易造成漏诊、误诊，增加了不良心血管事件的风险，导致急性冠脉综合征、心力衰竭或猝死的发生率较高。

临床常采用经皮冠状动脉介入术（PCI）等治疗手段为患者疏通闭塞的冠状动脉，但术后仍伴有血管再狭窄与心绞痛等现象，且发作频率越高对其生存质量的影响越大。疼痛水平的高低可导致患者血压升高、神经内分泌代谢反应及心率增快等生理方面的改变[132]。此外，老年冠心病患者若频发心绞痛、心肌梗死等创伤疼痛应激会引起负性情绪，使其降低或丧失康复信念，不利于患者的康复[133]。

冠心病疼痛的治疗包括药物治疗、血管重建术及心脏康复护理与治疗。心脏康复可通过运动、危险因素控制和患者教育等方法减少疼痛发生的频率和程度并改善症状。老年冠心病患者因伴有突发性、急性的疼痛特点，其治疗与缓解疼痛症状的护理不同于腰椎间盘突出、风湿性关节炎等大多数慢性疼痛，需医务人员及时准确地处理。在经过PCI、溶栓等相应治疗手段后，患者仍可能伴有疼痛。因此，疾病和疼痛的自我管理对其预后也极为关键。若没有较好的疾病自我管理和疼痛自我管理能力，可能会增加冠心病患者心绞痛发作频率和复发概率，导致其生活质量的降低。

疼痛的自我管理要求患者了解相关医学知识，对自身疾病和疼痛加以管理，控制自身的日常行为生活方式，在突发心绞痛甚至是急性心肌梗死时使用随身携带的药物采取自救并及时就医能极大地降低致死率。在日常生活中出现心悸、心绞痛甚至频繁发作时，立即停止体力劳动，就地休息，寻求帮助并使用药物，这样也可以明显降低心绞痛的发作次数，从而提高患者的生活质量[134]。大多数老年冠心病患者因自我效能、健康教育、病程、社会支持、自我管理的态度及意愿、对疾病与疼痛的认知缺乏等方面的影响，对于疼痛的自我管理大多仍处于较低阶段[135]，导致患者参与心脏康复护理、治疗的依从性较差。因此，医务人员除了需要采取及时准确的治疗方法解除老年冠心病患者的疼痛外，还需对患者进行疾病和疼痛自我管理的健康教育与辅导，帮助他们利用所学的疾病知识和保健知识管理好自己的疾病，使老年冠心病患者也能保持一个积极的心态重塑健康行为模式。

（七）二便功能障碍

冠心病患者的介入手术具有诊断明确、创伤小、治疗效果好、恢复快等优点，是诊治冠心病的重要手段，包括冠状动脉造影、经皮腔内冠状动脉成形术和冠状动脉内支架术。有少数患者会出现术后排尿困难或排便困难，增加了患者的焦虑与痛苦。据报道，临床上约有32.2%的患者，尤其是男性患者在介入治疗后发生不同程度的排尿困难[136]。

老年冠心病患者发生尿潴留的原因包括不习惯平卧排尿、精神因素、疼痛、前列腺肥大以及尿路感染等。其中以不习惯平卧排尿者发生率较高。卧床排尿可避免因起床排尿而引起心肌耗氧量增加，减轻心脏负担。大脑皮层是控制排尿的高级中枢，在不适宜排尿的情况下即使有尿意大脑皮层也将控制排尿[137]，平卧时，由于大脑皮层对脊髓初级中枢产生抑制作用，导致患者排尿困难[138]。如患者术后需平卧，术侧肢体制动且伸直，患者长时间处于一种强迫体位，精神高度紧张，患者心理上惧怕穿刺处出血、疼痛，排尿反射受抑制，容易引起尿潴留。且患者术后需大量饮水以促进造影剂的排泄，这样使得排尿困难问题更加突出[139]。焦虑与排尿困难是相互影响的，焦虑引起膀胱括约肌痉挛导致排尿困难，而排尿困难致腹胀不适又可进一步加重焦虑。精神过度紧张会使交感神经张力增高，心率加快，有时会诱发高血压、心绞痛甚至心肌梗死的发生。排尿这一生理活动是膀胱与神经相互作用的结果，是一种较为复杂的生理过程，反射弧中的任何障碍都将引起排尿困难[140]。术前进行排尿训练可使患者习惯于平卧位、肢体制动这种新条件，解除了大脑皮质对脊髓初级中枢的抑制，能有效降低术后排尿困难的发生率[141]。

研究发现，老年冠心病患者便秘症状显著，排便困难、粪便性状、排便时间、下坠及不尽感、腹胀等症状评分及便秘总分均明显高于中年冠心病对照组，而排便频度则显著低于对照组[142]。慢性便秘作为常见的胃肠道功能紊乱疾病，可通过影响血液流变学、影响脂类代谢吸收、触发炎症免疫反应、诱导氧化应激和引起肠道菌群失调等多个途径影响到冠心病的发生和发展。

自主神经功能紊乱是冠心病和慢性便秘两个疾病的共同发病机制之一[143]。液体摄入量、术后粗纤维摄入量、情绪、运动量、术后首次进食时间均为影响便秘情况发生的独立危险因素[144]。老年冠心病患者心脏的基本状态更差，心功能衰减明显，心排血量减少，消化系统功能低下，加之进食减少，致使胃肠腔内食物容量不足，不能有效刺激肠道黏膜，再加上活动减少，肠蠕动减慢，肛肌张力下降，腹肌无力，这些都是老年冠心病患者发生便秘的主要机制[145]。而且，患病后所在的环境发生改变，病房排便缺乏隐蔽性措施，一些冠心病患者会因此而感到害羞、精神紧张，不利于顺利排便。冠心病患者前期需要绝对卧床休息，尽量减轻心脏的负担，减少心肌耗氧量，因而不得不在床上进行排便，同时，还需要其他人的监护，久而久之，就会延长排便的时间，导致粪便在人体大肠内停留时间过长而变黑变硬，形成恶性循环。若患者出现急性心肌梗死时，还可能会给患者注射钙离子拮抗剂、吗啡等药物，这些药物会对冠心病患者的肠道蠕动产生抑制作用，使肠胃蠕动变慢，进而引发患者的便秘[146]。

老年冠心病患者若用力屏气排便，腹壁肌和膈肌强烈收缩，使腹内压增高，血压骤升，可导致脑出血，心脏负荷急骤上升、心肌收缩力加强、心率增快，以及心肌耗氧量的增加极易诱发心肌缺血、心律失常，极端情况下可引发心肌梗死，甚至猝死。老年冠心病患者 PCI 术后便秘时会因用力排便增加心内压力及腹腔内压力，诱发手术穿刺部位出血和血肿，使患者心肌收缩力增强、心率加快，增加心脏耗血、耗氧速度，心脏负担急剧增大，还可能对冠状动脉的收缩和介入安装的支架造成影响[147]。因此，在老年冠心病患者心脏康复的同时，也应指导患者养成良好的排便习惯，增加高纤维饮食，少量多次饮水，促进肠道蠕动，制订活动计划，保持一定的运动量，提高排便辅助肌收缩能力，密切关注患者心理状态，树立患者康复的信心，减轻负面情绪对病情造成的不良影响，减少便秘发生的风险[144]。

二、日常生活活动能力障碍

日常生活活动能力（activities of daily living，ADL）是指一个人为了满足日常生活需要每天所进行的必要活动，包括进食、梳妆、洗漱、洗澡、如厕、穿衣等，功能性移动包括翻身、从床上坐起、转移、行走、驱动轮椅、上下楼梯等[148]，代表的是日常独立功能所涉及的最基本的过程，即完成自我照顾所必需的基本日常生活活动。日常生活活动分为基础性日常生活活动（basic activities of daily living，BADL）和工具性日常生活活动（instrumental activities of daily living，IADL）。对于老年人来说，ADL 可以反映机体功能逐渐衰退过程中身体活动的能力和对他人的依赖程度，是评价老年人健康状况、生活质量以及生活独立程度的重要指标。

有研究通过随机抽样调查了中国老年人群的 ADL 能力，老年人 ADL 总分为

（22.4±8.3）分，也有研究调查结果为（28.66±7.56）分[149]。有10%～45%的老年人群日常生活活动能力有不同程度的障碍，数据的不同可能与研究对象的年龄、养老地点、照顾方式等有关[150,151]。随着年龄增加，老年人机体功能逐渐下降，慢性病患病率升高，ADL水平下降。总体来看，慢性病数量越多、认知功能越差、疾病状态持续时间越长，ADL得分越高。另外，婚姻、居住状态、经济收入、医疗保险等也会对ADL产生一定影响。

需特别注意的是，随着年龄增长，老年人的日常生活活动能力呈现下降趋势，活动能力减退可能会增加老年人对衰老和死亡的恐惧，诱发抑郁情绪[152]。一项来自中国老年人群的横断面研究显示，基础性日常生活活动能力和工具性日常生活活动能力的下降都与抑郁呈正相关[153]。一般来说，患有慢性病的老年人健康状况将随着病情的加重、病种的增多而逐渐恶化，导致生活质量下降，从而影响老年人的日常生活活动能力。冠心病为慢性疾病，病程长，期间可能出现病情稳定期和加重期的反复更迭。有研究发现，疾病严重程度对ADL的影响最大，因此，老年慢性疾病如冠心病患者在疾病加重期间需要更多的关心和照顾。

ADL不仅与临床很多慢性疾病具有相关性，还影响疾病的预后，降低老年患者的生活独立性和生活质量，给患者及其家属带来巨大的精神负担[148,153]。因老年冠心病的复杂性，患者的日常生活会受到极大的影响。老年冠心病患者由于卧床使活动度减少，加速骨质流失、营养不良等后果，另外，受心肺功能障碍、运动能力下降、认知功能障碍、精神心理问题、疼痛、二便障碍等综合作用影响，导致患者日常生活能力的下降。同时，由于患者角色的加强，家人和医务人员的更多关注，老年患者自我照顾角色缺如，更加依赖于家人及照护人员。老年冠心病患者会感到体力、精力大不如从前，往往使不能正确面对和坦然接受现实的老年人陷入自责的恶性循环状态中，不想做任何事情，进而丧失活力。如老年冠心病患者可能因平衡障碍害怕跌倒，或因身体异味感到尴尬等而宁愿待在家里，导致ADL下降[154,155]。ADL能力的下降，带来的是人力、物力和财力多方面的损失，增加了疾病的负担，降低患者的生存质量，导致功能的丧失和依赖，机构入住率增加，延长住院时间，增加再入院率以及死亡率[156]。

就老年冠心病患者而言，除了常规的冠心病康复治疗，社会支持是提高患者ADL水平的重要方式。社会支持主要体现在患者能从家庭亲属网络、社区网络以及社会网络等所有可能的途径获得物质和精神上的支持。有研究指出老年慢性病患者发生抑郁与社会支持密切相关，社会支持程度越高，抑郁得分越低，合理有效地运用社会支持可提高个体抗压能力，增强自信，维持良好的情绪体验[157]，这对老年冠心病患者而言至关重要。

三、社会参与障碍

社会参与是20世纪40年代美国著名社会学家欧内斯特·W·伯吉斯的象征性互动理论中的概念。社会参与是指参与者在社会互动过程中，通过社会劳动或者社会活动的形式，实现自身价值的一种行为模式。老年社会参与是指老年人参与政治、经济、文化、社会等一系列活动。老年社会参与包括了人际交往、劳动参与、闲暇活动和社会互动等活动[158]。我国老年人整体社会参与水平较低，参与形式不够多样化。从整体上来看，我国老年人社会参与的比例不高，有超过一半的老年人没有进行任何社会活动参与。在就业上，只有 8.6% 的老年人在继续从事有收入的工作[159]。

当老年人离开工作岗位，进入到退休生活中，从此休闲时光就变成了老年人生活的主旋律。而这个时候，健康状况关系到了老年人如何利用其休闲时光，有些特定的社会活动类型对老年人的身体健康状况是有要求的，如正规的志愿组织类活动，帮助照料他人、服务他人等奉献型的活动，或是继续从事生产的经济性活动，只有在身体健康的前提下才能完成，也只有健康状况更好的老年人，才能有选择性的参与特定的社会活动。而如果身体健康状况较差，或者根本无法自理，那么老年人进行社会参与的选择范围将大大缩小，甚至根本无法也无心进行任何社会活动参与。

老年人的身心健康状况是制约老年人社会参与的首要因素，是社会参与的前提和基础[158]。只有在保证身体健康的前提下老年人才有可能进行多样化的社会参与，如果健康状况较差则会制约老年人社会参与的范围和水平。从健康对老年人社会参与类型的影响来看，在不考虑其他控制因素的情况下，老年人身体和心理健康状况越差，则进行多样化社会参与的可能性越低。老年人口健康和社会参与之间存在着相互影响的循环关系。这种循环关系既包括"健康状况好—参与多样化 / 频率高—健康状况好"的良性循环，也包括"健康状况差—社会参与受限—健康状况差"的恶性循环[160]。除了老年个体的健康状况外，老年人的年龄、性别、婚姻状况、经济状况、文化教育程度等变量均会在不同程度上影响老年人的社会参与。社区基本生活环境、基层社区组织能力等变量对老年人的社会参与也具有显著影响。

研究发现，较低社会参与、较高孤独感老年人有更高的痴呆发病率，社会参与、孤独感和老年痴呆的发病风险存在统计因果关系[161]。由此可见，老年人的社会参与能力会影响其精神心理，而精神心理又可反过来影响老年人群的社会参与水平。大多数老年慢性病是与社会参与减少有关的独立疾病，其中，关节炎和冠心病是导致运动能力受限和社会参与障碍的重要原因[162]。老年冠心病患者受限于疾病本身及疾病带来的心肺功能障碍、运动能力下降、认知功能下降、精神心理问题、疼痛及二便障碍，社会参与能力显著下降。国外有研究发现，在社会参与指数中，社会参与程度低的人发生冠心病的风险增加，在教育、住房使用权和吸烟习惯调整后，这种风险仍然存在。随着社会参与程度的降低，冠心病的发病率呈负梯度上升。受教育程度低、社会参与程度低的受访者冠心病发病率几乎是受教育程度高、社会参与程度高的人的 7 倍[163]。

另有研究表明，有社会参与活动的老年人的心理健康状态优于没有社会参与活动的老年人，社会参与是一项有助于促进老年心理健康的重要举措，积极参与社会活动，能够有效地预防或减轻在躯体化、强迫症状、抑郁、焦虑、恐怖、偏执、精神性、人际敏感等方面的消极情绪，保持积极的心理状态，提升自身的心理健康水平，老年人社会参与与其心理健康水平成正比[164]。因此，老年冠心病患者应积极参与社会活动，不仅有助于降低心血管疾病的再发风险，更有助于他们在为社会或所在社区做贡献的同时，实现自己生存的价值，获得生命的意义，而这一切的最终结果之一则是全面提升患者的心理健康水平。因此鼓励老年冠心病患者参与一定的人际交往、交流信息和学习、研究、文化、体育等活动，使其晚年生活丰富多彩，不断接触新事物，学习新知识，适应新发展，使精神充实、心情愉快，有利于身体内分泌系统、循环系统、吸收系统运转正常，最终实现心身健康[165]。

老年冠心病的全周期康复不仅应关注传统的心脏康复，更应关注患者的社会参与能力，解决因原有角色和参与中断而引发的情绪和心理问题，在新的参与中、新的角色中重新认识自我，更好地适应社会生活[158]。

第四节　老年冠心病功能障碍的全周期康复评估与治疗

一、老年冠心病功能障碍的评估

老年冠心病康复的目的有两个，一是降低再发心血管事件和心肌梗死风险，减少反复住院和不必要的血运重建；二是让患者恢复最佳体力、精神状态及社会功能。实现上述目标，需要首先充分明确哪些因素可能影响患者的疾病预后，哪些因素可能影响患者的生活质量，从而有的放矢地制订治疗方案。因此对老年冠心病康复患者首先进行全面的评估非常重要，这应该从首次接触患者开始，贯穿心脏康复的全过程，是心脏康复的首要且重要的内容。通过评估，了解患者的整体状态、危险分层以及影响其治疗效果和预后的各种因素，从而为患者制订急性期和慢性期最优化治疗策略，实现全面、全程的医学管理。

评估时间包括 5 个时间点，分别为：初始基线评估，每次运动治疗前评估，针对新发或异常体征、症状的紧急评估，心脏康复治疗周期中每 30 天再评估和结局评估。没有接受结局评估，意味着患者没有完成心脏康复治疗。心脏康复评估由心血管康复医生制订评估方案并主导评估过程，护士和康复治疗师协助完成各项评估，心脏康复医生完成对整个评估结果的解析[166]。

（一）老年冠心病心功能障碍的评估

老年冠心病患者按心功能状况进行分级可以大体上反映病情严重程度，对治疗措施的选择、劳动能力的评定、预后的判断等有实用价值。目前常用的评估方法包括心功能分级、心绞痛分级、自觉疲劳程度分级、呼吸困难分级以及通过运动测试来反映患者心功能状态。

1. 心功能分级

（1）纽约心脏病协会（NYHA）心功能分级：这是纽约心脏病协会依心脏病患者休息或活动时所呈现的症状所制订的严重程度分级，参见表 4-4-1。

表 4-4-1　NYHA 心功能分级

分级	功能状态
Ⅰ级	体力活动不受限，日常活动不引起明显的气促、疲乏、心悸
Ⅱ级	体力活动轻度受限，休息时无症状，日常活动可引起明显的气促、疲乏、心悸
Ⅲ级	体力活动明显受限，休息时可无症状，轻于日常活动即引起显著气促、疲乏、心悸
Ⅳ级	无法从事任何体力活动，静息状态下亦出现显著气促、疲乏、心悸，稍有体力活动即加重

（2）Killip 急性心肌梗死心功能分级：Killip 分级适用于急性心肌梗死所致的心力衰竭的临床分级。由于急性心肌梗死的患者需卧床休息，不能采用 NYHA 的标准来判定心功能状态，此时应采用 Killip 分级，见表 4-4-2。

表 4-4-2 Killip 急性心肌梗死心功能分级

分级	功能状态
Ⅰ级	无明显的心力衰竭
Ⅱ级	有左心衰竭，肺部啰音＜50% 肺野，奔马律，窦性心动过速或其他心律失常，静脉压升高，X 线胸片有肺淤血的表现
Ⅲ级	肺部啰音＞50% 肺野，可出现急性肺水肿
Ⅳ级	心源性休克，有不同阶段和程度的血流动力学障碍。收缩压＜90 mmHg，尿量＜20 ml/h，皮肤湿冷、发绀，呼吸加速

（3）Forrest 心功能分级标准：1977 年 Forrest 等提出了血流动力学的心功能分级，适用于应用心导管的急性心肌梗死患者，参见表 4-4-3。

表 4-4-3 Forrest 心功能分级

级别	心脏指数 L/（min·m²）	肺毛细血管楔压
Ⅰ级	＞2.2	≤18 mmHg
Ⅱ级	＞2.2	＞18 mmHg
Ⅲ级	≤2.2	≤18 mmHg
Ⅳ级	≤2.2	＞18 mmHg

2003 年国外学者根据末梢循环灌注及肺淤血情况对心功能不全患者进行临床心功能分级，分为Ⅰ级（皮肤干、温暖），Ⅱ级（皮肤湿、温暖），Ⅲ级（皮肤干冷）和Ⅳ级（皮肤湿冷），此类分级是由 Forrest 心功能分级演变而来。

（4）Weber 心功能分级：Weber KT 等于 20 世纪 80 年代提出了按照峰值摄氧量以及无氧阈水平进行心功能分级的新方法，峰值耗氧量（peak VO_2）的切点值为 10、16、20，无氧代谢阈值氧耗量（VO_2 AT）的切点值为 8、11、14，评价结果较为客观，更有助于判定患者心力衰竭严重程度及预后，对于生存期的预测更精确（表 4-4-4）。

表 4-4-4 peak VO_2 和 VO_2 AT 心肺功能分级标准

分级	peak VO_2	VO_2 AT
A	＞20	＞14
B	16～20	11～14
C	10～16	8～11
D	＜10	＜8

注：单位：ml/（min·kg）。

2. 心绞痛分级 老年冠心病心绞痛的分级也可使用加拿大心血管学会（Canadian Cardiovascular Society，CCS）心绞痛分类等级，见表4-4-5。

表 4-4-5 加拿大心血管学会（CCS）心绞痛分类等级

分级	功能状态
Ⅰ级	一般体力活动如步行或上楼不引起心绞痛，但快速或长时间用力可引起心绞痛发作
Ⅱ级	日常体力活动轻度受限，快速步行或上楼、餐后步行或上楼、寒冷或顶风逆行、情绪激动可发作心绞痛。平地行走2个街区（200～400 m），或以常速上相当于3楼以上的高度时能诱发心绞痛
Ⅲ级	日常体力活动明显受限。平地行走1～2个街区，或以常速上3楼以下的高度时即可诱发心绞痛
Ⅳ级	轻微活动或休息时即可出现心绞痛症状

3. 运动负荷试验 因运动负荷试验风险大，老年冠心病患者应谨慎应用。运动负荷试验包括仪器法运动负荷试验和徒手6 min步行试验。仪器法运动负荷试验一般采用踏车或平板运动形式，包括心电图运动负荷试验和心肺运动试验（cardiopulmonary exercise test，CPET），其中心肺运动试验更为准确，但对临床医师的操作质量和结果判读能力要求较高。老年冠心病患者在进行运动试验时应严格掌握其绝对、相对禁忌证，以及运动试验终止的绝对、相对适应证。

（1）心电图运动试验（electrocardiogram exercise test）：其又称心电运动试验，是通过一定量的运动增加心脏负荷，观察心电图变化，对已知或怀疑患有心血管疾病，尤其是冠心病的患者进行临床评估的方法。

在生理情况下，由于运动时肌肉组织的需氧量增加，为满足这部分增加的需求，人体心血管系统进行适应性调节，心率相应加快，心排血量增加，冠状动脉血流量增加，心脏做功增加，必然使心肌耗氧量增加。当冠状动脉存在一定程度的狭窄（非重度狭窄）时，患者在静息状态下可以不发生心肌缺血，而当运动负荷增加伴随心肌耗氧量增加时，冠状动脉血流量不能满足相应需求，从而引起心肌缺血、缺氧表现及心电图异常改变[167]。简而言之，进行心电图运动试验是有意识地提高心肌耗氧量，以暴露心肌需氧与供氧之间的矛盾。

心电图运动试验按试验方法可以分为平板运动试验和踏车运动试验。平板运动试验是目前应用最广泛的运动试验方法，具体方法是让受试者在带有能自动调节坡度及转速的活动平板仪上行走，按预先设计的运动方案，规定在一定的时间内增加一定的坡度及速度。活动平板运动方案有多种，应据患者体力及测试目的而定。对于健康个体多采用标准Bruce运动方案，对老年人和冠心病患者可采用改良的Bruce运动方案。满意的运动方案应能维持6～12分钟的运动时间，方案应个体化。运动耐力以代谢当量（MET）评价而非运动时间。活动平板在分级运动试验中是较好的运动形式，其所能达到的最大耗氧能力比踏车运动试验时大，且易达到预测最高心率，因而更符合生理性运动。踏车运动试验是让受试者在特制的自行车功量计上以等量递增负荷进行踏车运动。从1级至

8级，每级运动 2 ~ 8分钟。运动量以 W 为单位，起始负荷量为 25 ~ 30 W，每级增加 25 W。踏车的速率保持在每分钟 35 ~ 100 转，最理想的速率为 60 转。也可采用另一种方式，即起始 3 分钟无负荷，之后每分钟增加 5 ~ 30 W，如患者不能保持车速 50 转，则终止试验。平板运动氧耗量受体重影响，同级运动氧耗量随体重的减轻而减少。踏车运动试验的氧耗量与体重无关。踏车运动试验费用较低，占地面积小，噪声小，上身活动少，便于测量血压及记录平稳、干扰少的心电图（electrocardiogram，ECG）。但应注意避免上肢的等长或阻力运动。

心电图运动试验按终止试验的运动强度可以分为极量运动试验、次极量运动试验和症状限制性运动试验。极量运动试验是逐渐增加运动量，氧耗量也随之增加，当继续增加运动量而氧耗量不再增加，这时的运动称为极量运动。当受试者运动到精疲力竭时，可认为已达到极量运动，此时心率应达到该年龄组的最大运动心率，最大运动心率 =220- 年龄。该试验适用于运动员及健康的年轻人，以测定个体最大做功能力、最大运动心率和最大摄氧量。次极量运动试验的运动量相当于极量运动的 85% ~ 90%，如以氧耗量为准，则相当于最大氧耗量的 85%。此试验可用于测定非心脏病患者的心功能和体力活动能力。冠心病、心肌病和心功能不全患者的运动试验常达不到极量运动或次极量运动水平，就可能因出现严重心肌缺血或其他征象而中止。症状限制性运动试验是指运动时除出现心肌缺血表现外，尚有血压下降、严重心律失常、呼吸困难、头晕、步态不稳等[168]。症状限制性运动试验是临床上最常用的方法，用于诊断冠心病、评定正常人和病情稳定的心脏病患者的心功能与体力活动能力，为制订运动处方提供依据。

1）心电图运动试验的禁忌证[169]

①绝对禁忌证：急性心肌梗死（2 天内）；药物未控制的不稳定型心绞痛；引起症状和血流动力学障碍的未控制心律失常；严重动脉狭窄；未控制的、症状明显的心力衰竭；急性肺动脉栓塞和肺梗死；急性心肌炎或心包炎；急性主动脉夹层。

②相对禁忌证：左、右冠状动脉主干狭窄和同等病变；中度瓣膜狭窄性心脏病；明显的心动过速或过缓；肥厚型心肌病或其他原因所致的流出道梗阻性病变；电解质紊乱；高度房室传导阻滞及高度窦房传导阻滞；严重动脉压升高 [收缩压 > 200 mmHg 和（或）舒张压 > 110 mmHg]；精神障碍或肢体活动障碍，不能配合进行运动。

2）心电图运动试验的终止适应证[170]

①绝对终止适应证：随运动负荷的增加，收缩压较基线水平下降 > 10 mmHg，伴随其他缺血证据；中 - 重度心绞痛；出现神经系统症状：如共济失调、头晕、接近晕厥；出现灌注不良的征象：发绀、苍白；出现影响监测 ECG 及收缩压的技术故障；受试者拒绝继续运动；持续室性心动过速；无病理性 Q 波的导联出现 ST 段抬高 ≥ 1.0 mm（V1 导联及 aVR 导联除外）。

②相对终止适应证：随运动负荷的增加，收缩压较基线水平下降 > 10 mmHg，不伴随其他缺血证据；ST 段或 QRS 波群的变化：如 ST 段过度压低（水平或下斜型 ST 段压低 > 2 mm）或运动诱发明显的电轴偏移；除持续性室性心动过速外的其他心律失常：如多形性室性期前收缩、短阵室性心动过速、室上性心动过速、心脏传导阻滞或心动过缓；

疲乏、气促、耳鸣、腿痉挛；出现束支传导阻滞或不能与室性心动过速相鉴别的室内传导阻滞；进行性胸痛；高血压反应［收缩压＞250 mmHg 和（或）舒张压＞115 mmHg］。

3）心电图运动试验阳性结果判定[171]

①在 R 波占优势的导联：运动中或运动后出现 ST 段缺血型下移≥0.1 mV，持续时间＞2 分钟。运动前原有 ST 段下移者，应在原有基础上再下移≥0.1 mV，持续时间应＞2 分钟。

②无病理性 Q 波的导联：在运动中或运动后出现 ST 段弓背向上抬高≥0.1 mV，持续时间＞1 分钟。

③运动中出现典型心绞痛。

④运动中血压下降超过 10 mmHg，或伴全身反应（如低血压、休克）者。

⑤ST 段呈近似水平下移或 J 点下移，或 T 波改变，或运动中出现严重心律失常，均不能作为运动试验阳性指标。

4）心电图运动试验观察指标及分析

①症状：运动中询问患者，如出现典型胸痛伴有 ST 段压低，则强烈提示冠心病可能，其诊断冠心病的准确度约为 91%。只出现典型心绞痛而不伴 ST 段压低，诊断冠心病的准确度约为 72%。应注意区别典型胸痛与非典型胸痛。无心绞痛而仅有 ST 段压低，诊断冠心病的准确度约为 65%[172]。患者在运动中如出现皮温降低、呼吸减弱、发绀、头晕，则提示由于继发性血管收缩致心排血量不足，组织低灌注。此时不应增加运动负荷。

②体征：运动中心脏听诊可发现缺血诱发的左心室功能不全征象，如奔马律、新出现的二尖瓣反流杂音（提示缺血致乳头肌功能不全）。运动结束，患者可平卧。有呼吸困难、严重心绞痛、恶性心律失常者采取坐位，可能有益于减轻缺血而使症状得以缓解。

③运动耐量：受试者能完成的运动负荷量是反映冠状动脉严重程度的一项重要指标。不能完成 Bruce 方案 2 级者，多提示冠状动脉多支病变。VO_{2max} 是评价运动耐量及心血管系统功能的良好指标，可以间接估测最大心排血量。冠心病患者最大心排血量及运动耐量均降低。虽然多数患者由于心绞痛而终止运动试验，但左心室功能急剧减低，心率减慢及每搏量减少，肺动脉压升高可能是限制心排血量的机制。如冠心病患者运动耐量达 13 METs，无论其运动试验结果是否为阳性，预后都较好。如运动耐量低于 5 METs，则患者死亡率较高。

④血压：正常的反应是随运动量增加，收缩压进行性增加，峰值可达 160～200 mmHg，舒张压变化不大，波动在 10 mmHg 左右。运动高峰及终止运动即刻的收缩压被认为是评价心肌收缩力的重要指标。收缩压升高到不足 120 mmHg 或持续降低≥10 mmHg 提示可能为心排血量不足或外周血管阻力降低。运动时低血压发生率为 2.7%～9.3%。冠心病患者收缩压下降多由于严重心肌缺血致心功能减低引起，在三支冠状动脉病变或左主干病变患者中发生率高。尤其多见于运动初期，低负荷运动量时出现提示冠状动脉病变严重，预后不良。运动诱发低血压提示患者在运动试验过程中发生心室颤动的危险性高。运动期间舒张压升高，诊断冠心病的特异性高，同时提示冠状动脉病变严重。其他引起

运动中血压不升或下降的原因有心肌病、心律失常、左心室流出道梗阻、迷走神经反射、持续剧烈运动等。

⑤心率：运动试验中及恢复期心率相对较快，其原因有外周阻力降低、血容量少、卧床时间较长、贫血及代谢异常等。心肌梗死及冠状动脉手术后多见。相对慢的心率反应多见于参加体育锻炼者、每搏量高或由于药物（如β受体阻滞剂）的影响。其他影响窦房结功能的因素（如病态窦房结综合征）均可影响运动试验中的心率反应。运动中心率加快受限是冠心病的一种表现，心率反应减弱是预后不良的指标。

⑥心率 - 血压乘积：这是间接反映心肌需氧量的指标，它随运动量的增加而增大，其峰值可用于评价心血管功能。由于这一指标受血管活性药物治疗的影响，正常人及患者心率 - 血压乘积有明显重叠，因此不能作为诊断参数。多支冠状动脉病变者运动高峰时的心率 - 血压乘积明显低于无冠状动脉病变者。

5）心电图运动试验注意事项[172]

①检查前应备齐各种急救药品和器械，如氧气、注射器、静脉穿刺针、除颤器、毛巾、气管插管设备等。

②患者运动前3小时禁食、禁吸烟。运动前12小时避免过度体力活动。衣着应舒适。

③简要询问病史及进行体格检查以除外禁忌证，发现重要的体征，如心脏杂音，奔马律，肺部干、湿啰音。不稳定型心绞痛及心力衰竭患者待病情稳定后方可进行运动试验。应明确心脏瓣膜病及先天性心脏病患者，因为这些患者在运动中可出现血流动力学异常，需严密监测，有些患者不能进行本试验。

④贴电极片前要处理好皮肤。在电极安放部位，用细纱片轻轻擦去电极安放部位的皮肤角质层，再用乙醇擦去油脂，胸毛多者需剃除。

⑤安放优质电极可使运动中的干扰降至最低。电极安放位置要准确，注意双上肢电极距离尽可能远一些，右下肢电极尽可能下移一点，胸壁 V_1-V_6 导联电极安放位置与常规心电图检查一致。

⑥如作为诊断，应停止药物治疗，因为某些药物可干扰运动时的反应，使结果解释困难。医生应询问患者所服用的药物并注意其是否可能造成电解质紊乱及其他反应。

⑦如不明确某患者的运动试验目的，应及时与其主治医生联系。

⑧记录运动前心电图及过度通气时心电图有助于排除假阳性心电图改变。

⑨应记录立位 ECG 及血压，以除外血管调节异常所致 ST 段压低的因素。

⑩向患者做好详细的解释工作，说明检查的目的、运动试验过程和安全性，但不排除意外事件发生的可能性。

（2）心肺运动试验（CPET）：迄今为止，CPET 被认为是评估运动能力的最佳方式，是心脏康复风险评估的重要手段，是心肺储备功能监测的金标准。CPET 是综合应用呼吸气体检测技术、计算机技术和活动平板或踏车技术，实时监测在不同负荷条件下机体氧耗量和二氧化碳排出量等气体代谢指标、通气参数、心电图及心排血量的动态变化，客观、定量地评价心、肺功能的一种无创技术[173]（图 4-4-1）。

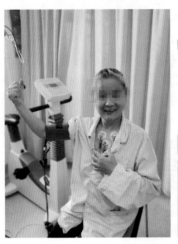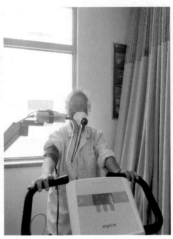

图 4-4-1　心肺运动试验

1）CPET 禁忌证[173]

①绝对禁忌证：急性心肌梗死（2 天内）；高危不稳定型心绞痛；导致血流动力学不稳定的心律失常；急性心内膜炎；严重的主动脉瓣狭窄；失代偿的心力衰竭；急性肺动脉血栓形成或肺栓塞；近期发生非心脏原因可影响运动能力的疾病或可因运动而加剧病情（如感染、肾衰竭、甲状腺毒症）；残疾人或不能合作者；未获得知情同意。

②相对禁忌证：左冠状动脉主干狭窄；中度狭窄的心脏瓣膜病；电解质紊乱；心动过速或心动过缓；心室率未控制的心房颤动；肥厚型心肌病；不能合作的脑功能障碍者；高度房室传导阻滞。

2）CPET 终止适应证[173]

①绝对适应证：达到目标心率；急性心肌梗死或怀疑心肌梗死；严重心绞痛发作；随功率递增，血压下降 > 10 mmHg，或持续低于基线血压水平；收缩压 > 220 mmHg（国外 > 250 mmHg），舒张压 > 115 mmHg；严重心律失常，如二度至三度房室传导阻滞、持续室性心动过速、频发室性期前收缩、快速心房颤动等；患者面色苍白、皮肤湿冷及出现明显气促、呼吸困难；中枢神经系统症状，如眩晕、视觉障碍、共济失调、感觉异常、步态异常、意识障碍；患者要求停止运动。

②相对适应证：心电图示 ST 段水平压低或下斜型压低 > 2 mm，或 ST 段抬高 > 2 mm；胸痛进行性加重；出现严重疲乏、气促、喘鸣音；下肢痉挛或间歇跛行；出现不太严重的心律失常，如室上性心动过速；运动诱发束支传导阻滞未能与室性心动过速鉴别者。

3）心肺运动试验的关键指标及意义[173]

①峰值氧耗量（peak oxygen uptake，peak VO_2）：即最大氧耗量（maximal oxygen consumption，VO_{2max}），是指人体在极量运动时的最大耗氧能力，它也代表人体供氧能力的极限水平，即当功率增加，VO_2 不增加时所形成的平台。实际测试中，有的受试者不能维持功率继续增加而达到最大运动状态，没有平台出现，这种情况被称为 peak VO_2，通常以 peak VO_2 代替 VO_{2max}。peak VO_2 的单位为 ml/（kg·min）。凡是影响血液系统中氧携带能力（血红蛋白、氧分压等）、心功能循环状态（心率、每搏量等）、组织摄氧能力

（线粒体密度及功能、组织血液灌注等）的因素均可导致 peak VO_2 下降，低于预测值的 84% 被认为是 peak VO_2 降低。在慢性心力衰竭（chronic heart failure，CHF）患者中最大摄氧量与血流动力学参数具有很高相关性。

②无氧阈（anaerobic threshold，AT）：AT 是指当运动负荷增加到一定量后，组织对氧的需求超过循环所能提供的氧气量，组织必须通过无氧代谢提供更多氧，从有氧代谢到无氧代谢的临界点称为无氧阈。正常值大于 peak VO_2 的 40%，一般是 peak VO_2 的 50% ~ 65%，其影响因素基本与 peak VO_2 相同，此外，还受基因、长期有氧训练影响。相对 peak VO_2 而言，AT 更能反映肌肉线粒体利用氧的能力。由于 AT 所代表的是亚极量运动负荷，不受患者主观因素影响，因此把 AT 和 peak VO_2 结合在一起判断 CHF 患者的运动耐力较为科学而且合理。AT 还可用于制订个体化运动处方的运动强度。

③峰值呼吸交换率（peak respiratory exchange rate，peak RER）：即 VCO_2/VO_2 的比值。当运动负荷逐渐增加，VCO_2 超过 VO_2 时，RER 增加。peak RER 大于 1.10 提示已达到最大运动量。目前，peak RER 是判断运动用力程度最佳的无创指标。

④二氧化碳通气当量斜率（VE/VCO_2 slope）：即每分通气量（minute ventilation，VE）与二氧化碳排出量（VCO_2）的比值。VE/VCO_2 常根据运动中所有数据由线性回归方程计算得出，以斜率表示。VE/VCO_2 slope 代表肺通气与血流匹配，反映肺通气效率。VE/VCO_2 slope 对判断心力衰竭、肥厚型心肌病、肺动脉高压 / 继发性肺动脉高压、慢性阻塞性肺疾病等疾病的严重程度和预后具有重要作用。VE/VCO_2 slope 正常值是 20 ~ 30，VE/VCO_2 slope > 34 可作为心力衰竭患者高危的预测因子。

⑤运动震荡通气（exercise oscillatory ventilation，EOV）：EOV 属非正常通气，是一种病理现象，目前无统一定义。持续性 EOV 表示整个运动期间有 60% 时限均表现为通气振幅≥静息期间通气振幅平均值的 15%。EOV 反映心力衰竭患者疾病严重及预后不良。

⑥运动心率：由于心率易受 β 受体阻滞剂等因素的影响，因此最大运动心率不是运动用力程度的终极目标[174]。通常 VO_2 每增加 3.5 ml/（min·kg），心率增加 10 次 / 分。当心率达到 85% 最大预测心率时可考虑停止运动试验。最大运动心率是指最大运动量时的心率。心率储备（heart rate recovery，HRR）= 最大运动心率 - 静息时心率。1 分钟心率恢复（heart rate recovery at 1 minute，HRR at 1 min）指最大运动心率与运动后 1 分钟恢复时的心率差，正常值 > 12 次 / 分，反映副交感神经反应速度。

⑦运动血压：反映心血管对运动的反应情况，一般随运动量增加而增高。VO_2 每增加 3.5 ml/（min·kg），血压升高 10 mmHg。若血压随运动量增加反而下降，往往预示有严重心功能障碍。

VO_2 与功率（work rate，WR）的关系（VO_2/WR）：正常生理情况下，VO_2 与功率存在线性关系，常用 $\triangle VO_2/\triangle WR$ 表示，单位为 ml/（min·W），正常值为 8.4 ~ 11 ml/（min·W）。$\triangle VO_2/\triangle WR$ 减低，多提示氧输送功能障碍，可见于心脏病、周围动脉疾病、肺疾病或线粒体肌病患者，由于氧利用障碍导致 $\triangle VO_2/\triangle WR$ 减低。对于心脏病患者，低 $\triangle VO_2/\triangle WR$ 可能与心肌缺血相关，且预示死亡风险增加。

⑧氧脉搏（oxygen pulse）：氧脉搏由 VO_2 除以同时间的心率表示，是一次心脏搏动射入肺血液的氧含量，等于每搏量与动脉 - 混合静脉血氧含量差 $[C_{(a-v)}O_2]$ 的乘积，单位为 ml/beat，可反映每搏量对运动的反应，对可疑心肌缺血患者具有诊断价值。

⑨最大运动时每分通气量（minute ventilation）与静息状态最大通气量（maximal voluntary ventilation，MVV）比值（peak VE/MVV）：尽管 MVV 可以根据公式计算得到：MVV= 第一秒用力呼气量（FEV_1）×40，但还是应该直接测量得到。peak VE/MVV 正常值 ≤ 0.8，对于难以解释的活动后呼吸困难是否为肺源性具有诊断价值。

⑩第一秒用力呼气量（forced expiratory volume in first second，FEV_1）：肺功能参数可由 CPET 软件自动产生，受年龄、性别、体型等因素影响，对于难以解释的活动后呼吸困难是否为肺源性具有诊断价值。正常情况下，CPET 运动后较运动前 FEV_1 降低 < 15%。

⑪潮气末二氧化碳分压（end tidal carbon dioxide partial pressure，$P_{et}CO_2$）：反映肺通气 / 血流匹配情况，有助于判定心力衰竭、肥厚型心肌病、肺动脉高压 / 继发性肺动脉高压、慢性阻塞性肺疾病、间质性肺病的严重程度。静息状态 $P_{et}CO_2$ 正常值为 36 ~ 42 mmHg，运动达 AT 时，$P_{et}CO_2$ 增加 3 ~ 8 mmHg，超过 AT 后，$P_{et}CO_2$ 开始下降。

4）危险分层：美国心脏协会（AHA）根据 CPET 测得的运动能力（以 METs 值表示）、运动中的临床表现以及 NYHA 心功能分级把危险级别分为 A、B、C、D 四级，分别相当于低危、中危、高危、极高危。对不同危险级别采用的监管及心电图监测要求不同（表 4-4-6）。

表 4-4-6　AHA 危险分层标准

危险级别	NYHA 分类	运动能力	临床特征	监管及 ECG 监测
A		患者外表健康	无心力衰竭表现，静息状态无心肌缺血或心绞痛	不需要
B	Ⅰ，Ⅱ	≤ 6 METs	运动负荷 ≤ 6 METs 时收缩压适度升高，静息或运动时出现阵发性或非阵发性心动过速，有自我调节运动能力	只需在制订的运动阶段初期进行指导，6 ~ 12 次 ECG 和血压监测
C	≥ Ⅲ	≤ 6 METs	运动负荷 < 6 METs 时发生心绞痛或缺血性 ST 段压低，运动时收缩压低于静息收缩压，运动时出现非持续性室性心动过速，有心脏骤停史，有可能危及生命的医学情况	运动整个过程需要医疗监督指导和 ECG 及血压监测，直到安全确立
D	≥ Ⅲ	< 6 METs	失代偿心力衰竭，未控制的心律失常，可因运动而加重病情	不推荐以增强适应为目的的活动，应重点恢复到 C 级或更安全级别

有氧运动强度可根据不同的危险级别结合 CPET 测得的峰值心率、心率储备（heart rate reserve，HRR）、peak VO_2、储备 VO_2（储备 VO_2=peak VO_2 - 静息 VO_2）、VO_2AT、Borg scale 自觉疲劳程度量表（RPE）分别制订。以心率为标准，常用 HRR 的百分数 + 静息心率，百分数从 40% 开始直至 ≥ 60%。以储备 VO_2 为标准，常用储备 VO_2 的百分数 + 静息 VO_2，百分数从 40% 开始直至 ≥ 60%。亦可用 $peakVO_2$ 的百分数，从 40% 至 80%。以 RPE 为标准，常用 RPE 为 12 ~ 16(Borg scale 20 级表)。也有以 VO_2AT 为标准的有氧运动强度，结果证明安全、有效。AHA 成人 CPET 临床指南建议：①高强度有氧运动为，RPE14 ~ 16（Borg scale20 级表）；≥ 60%HRR+ 静息心率；≥ 60% 储备 VO_2+ 静息 VO_2。②中等强度有氧运动为，RPE12 ~ 13（Borg scale20 级表）；（40% ~ 60%）HRR+ 静息心率；（40% ~ 60%）储备 VO_2+ 静息 VO_2。③低强度有氧运动为，RPE < 12（Borg scale20 级表)；< 40%HRR+ 静息心率；< 40% 储备 VO_2+ 静息 VO_2。一般情况下，低危患者采用高强度有氧运动，中危患者采用中等强度有氧运动或 VO_2AT 强度，高危患者采用低强度有氧运动，对极高危患者暂不建议有氧运动，待病情改善后再重新评估[175]。

5）心肺运动试验注意事项：①受试者在运动试验前 3 个小时不能进食或吸烟。②受试者着装舒适。③运动试验前医生需了解患者的病史，并认真进行体格检查，尤其是患者服药（特别是 β 受体阻滞剂）和吸烟情况、日常活动水平、有无心绞痛或其他运动诱发的症状。④医生需向患者介绍 CPET 程序及正确操作方法，因为患者对运动试验过程和运动用力程度的理解对运动试验完成的质量影响很大。⑤测量患者血压及不穿鞋时的身高和体重。⑥签署知情同意书。

在 CPET 中，医务人员鼓励患者尽最大的努力，但也可随时停下，应提醒患者与运动相关的不适和风险，告知患者如果有胸部压迫感或腿痛等不适时，请指出不适部位，可自行停止运动。另外，若医务人员发现患者有严重异常情况，应立即停止运动试验。

（3）6 分钟步行试验（6MWT）[57]：6MWT 是让患者采用徒步运动方式，测试其在 6 分钟内以能承受的最快速度行走的距离。此方法简单，不需特殊设备，容易被患者接受，适用于年老、虚弱，以及功能严重受限的慢性心力衰竭、肺动脉高压、心血管疾病患者，比经典的更剧烈的心肺运动试验能更好地反映患者的日常活动量[176]。但是由于测定条件的限制，6 分钟步行试验仅能反映整体功能，不能像心肺运动试验一样对单个器官或系统进行评价，不能完全代替心肺运动试验[177]。

美国较早进行这项试验的专家将患者 6 分钟步行的距离划为 4 个等级，级别越低，患者心、肺功能越差。1 级：< 300 m；2 级：300 ~ 374 m；3 级：375 ~ 450 m；4 级：> 450 m。因年龄、身高、体重和性别等均能影响 6 分钟步行试验的结果，故目前多推荐使用 6 分钟步行距离绝对值变化比较。针对老年人群的 6MWT 心肺功能或运动耐力评价，我们建议 6MWD < 150 m 为重度异常，150 ~ 300 m 为中度异常，301 ~ 450 m 为轻度异常，> 450 m 为正常[178]。

1）6 分钟步行试验禁忌证

①绝对禁忌证：近 1 个月出现过不稳定型心绞痛或心肌梗死。

②相对禁忌证：静息心率大于 120 次 / 分，收缩压 > 180 mmHg，舒张压 > 100 mmHg。患者在测试过程中出现下列情况应该终止测试：胸痛、难以忍受的呼吸困难、下肢痉挛、步履蹒跚、出虚汗、面色苍白、无法耐受。

2）6分钟步行试验注意事项[179]

①衣着舒适，穿适于行走的鞋。

②携带日常步行辅助工具（如手杖）。

③应继续应用自身常规服用的药物。

④试验时间在清晨或午后，测试前可少量进食。

⑤试验开始前2小时内应避免剧烈运动。

⑥将抢救车安放于适当的位置，操作者熟练掌握心肺复苏技术，能够对紧急事件迅速做出反应。

⑦患者出现以下情况考虑中止试验：胸痛、不能耐受的喘憋、步态不稳、大汗、面色苍白。

⑧测试前不应进行热身运动。

⑨不要停用患者日常服用的药物。

⑩试验时，操作者注意力要集中，不要和其他人交谈，不能数错患者的折返次数。

⑪为减小不同试验日期之间的差异，试验应在各天中的同一时间点进行。

⑫如果一名患者在同一天进行2次试验，则试验的间隔至少为2小时。同一天内同一名患者不能进行3次试验。

（二）老年冠心病肺功能障碍的评估[180-188]

1. 肺容量测试[181]

（1）肺容量（lung volume）指肺内气体的含量，即呼吸道和肺泡的总容量，对应外呼吸，是肺通气和换气功能的基础。肺容量指标包括了4个基础肺容积和4个基础肺容量，各指标之间的关系见图4-4-2。基础肺容积即潮气容积、补吸气容积、补呼气容积和残气容积；基础肺容量即深吸气量、功能残气量、肺活量和肺总量。

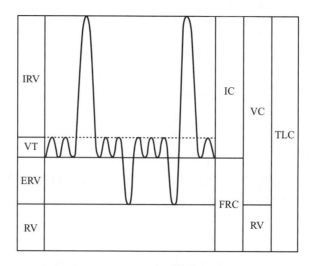

图 4-4-2　肺容积的组成

IRV：补吸气容积；VT：潮气容积；ERV：补呼气容积；IC：深吸气量；FRC：功能残气量；VC：肺活量；RV：残气容积；TLC：肺总量。

（2）潮气容积（tidal volume，VT）是指平静呼吸时，一次吸入和呼出的气量。正常成人的参考值约为 500 ml，VT 受吸气肌功能的影响，尤其是膈肌的运动，呼吸肌功能不全时 VT 降低。

（3）补呼气容积（expiratory reserve volume，ERV）是指平静呼气末再尽最大努力用力呼气所呼出的气量。正常成人参考值：男性（1609±492）ml，女性（1126±338）ml。ERV 可随呼气肌功能的改变而发生变化。

（4）补吸气容积（inspiratory reserve volume，IRV）是指平静吸气末再尽最大力量吸气所吸入的气量。正常成人参考值：男性约 2160 ml，女性约 1400 ml，IRV 受吸气肌功能的影响。

（5）深吸气量（inspiratory capacity，IC）是指平静呼气末尽最大力量吸气所吸入的最大气量，即潮气容积加补吸气容积（VT+IRV）。正常成人参考值：男性为（2617±548）ml，女性为（1970±381）ml。一般情况下，正常 IC 应占肺活量的 2/3 或 4/5。当呼吸功能不全时，尤其是吸气肌力障碍以及胸廓、肺活动度减弱和气道阻塞时 IC 均降低。

（6）肺活量（vital capacity，VC）是指尽力吸气后缓慢而又完全呼出的最大气量，即深吸气量加补呼气容积（IC+ERV）或潮气容积加补吸气容积加补呼气容积（VT+IRV+ERV）。右肺肺活量占全肺肺活量的 55%。一期肺活量为深吸气末尽力呼出的全部气量。正常成年男性为（4217±690）ml，女性为（3105±452）ml；实测值占预计值的百分比 < 80% 为减低，其中 60%～79% 为轻度减低、40%～59% 为中度减低、< 40% 为重度减低。在慢性阻塞性肺疾病患者做一期肺活量测定时，常由于胸膜腔内压增高使小气道陷闭，致肺泡呼气不尽而使 ERV 减少，故欲准确测定，应测分期肺活量，即将相隔若干次平静呼吸所分测得的深吸气量加补呼气量即是。

（7）功能残气量（functional residual capacity，FRC）是指平静呼气末肺内所含气量，即补呼气量加残气量（RV）。FRC、RV 均不能由肺量计直接测得，需应用气体（氮气或氦气）分析方法间接测定。FRC 测定时只需受检者平静呼吸，不受受检者主观用力呼吸与否的影响，因而重复性好。RV 测定则要求受检者用力呼吸，因此，其用力程度和配合的好坏可能影响 RV 的测定。

（8）残气量（residual volume，RV）是指最大呼气末肺内所含气量。这些气量足够继续进行气体交换（弥散呼吸）。正常成人参考值：男性为（1615+397）ml、女性为（1245+336）ml，其临床意义同 FRC。然而临床上残气量常以其占肺总量（total lung capacity，TLC）百分比（即 RV/TLC）作为判断指标，正常成年的 RV/TLC 为小于或等于 35%，增加见于肺气肿，减少见于弥漫性肺间质纤维化等病，受年龄影响，健康老年人 RV/TLC 可达 50%。

（9）肺总量（TLC）是指最大限度吸气后肺内所含气量，即肺活量加残气量。正常成人参考值：男性约 5020 ml、女性约 3460 ml。肺总量减少见于广泛肺部疾病，如肺水肿、肺不张、肺间质性疾病胸腔积液、气胸等。在肺气肿时，TLC 可正常或增高，主要取决于残气量和肺活量的增减情况。

2. 肺通气功能测试[183]

（1）通气功能（pulmonary ventilation）是指在单位时间内随呼吸运动进出肺的气量

和流速，又称动态肺容积。凡能影响呼吸频率和呼吸幅度的生理、病理因素，均可影响通气量。肺通气功能检查主要指用力肺活量检查（也称时间肺活量检查），检查中可同步显示流量 - 容积（F-V）曲线和时间 - 容积（T-V）曲线，是判断气流受限、评价受试者配合程度和完成质量的最常用方法。最大分钟通气量检查也是通气功能检查的一部分。

（2）每分通气量（minute ventilation，VE）指静息状态下每分钟出入肺的气量，等于潮气容积 × 呼吸频率。正常成年男性为（6663±200）ml，女性为（4217±160）ml。VE > 10 L/min 提示通气过度，可造成呼吸性碱中毒；VE < 3 L/min 提示通气不足，可造成呼吸性酸中毒。

最大自主通气量（maximal voluntary ventilation，MVV）指以最快呼吸频率和最大呼吸幅度呼吸 1 分钟的通气量。实际测定时，测定时间一般取 15 秒或 12 秒，将测得通气量乘 4 或 5 即为 MVV。正常男性为（104±2.71）L，女性为（82.5±2.17）L。MVV 是临床上常用的通气功能障碍和通气储备能力的判定指标，受呼吸肌肌力和体力的强弱，以及胸廓、气道及肺组织病变的影响。判断通气功能障碍时，MVV 实测值占预计值的百分比低于 80% 为异常。判定通气功能储备能力多以通气储量百分比表示，通气储备等于（MVV-VE）/MVV 的百分比，正常值应大于 95%，低于 86% 提示通气功能储备不佳。

（3）用力肺活量（forced vital capacity，FVC）指深吸气后以最大用力、最快速度所能呼出的所有气量。正常成年男性为（3179±117）ml，女性为（2314±48）ml。正常人 3 秒内可将肺活量全部呼出，根据用力呼气肺活量描记曲线可计算出第 1、2、3 秒所呼出的气量及其各占 FVC 的百分率，即 FEV_1、FEV_2、FEV_3，其正常值分别 83%、96%、99%。临床也常采用 1 秒率（FEV_1 / FVC，即 FEV_1%）作为判定指标，其正常值应大于80%。在阻塞性通气障碍者中，每秒呼出气量及其占 FVC 百分率减少；在限制性通气障碍者中，其百分率可增加。

最大呼气中段流量（maximal mid-expiratory flow，MMEF/MMF）指根据呼气容积流量曲线得出的用力呼出 25% ~ 75% 的平均流量。正常成年男性为（3452±1160）ml/s，女性为（2836±946）ml/s。MMEF 降低可判断早期小气道阻塞。

（4）肺泡通气量（alveolar ventilation，VA）指单位时间每分钟进入呼吸性细支气管及肺泡的气量。只有这部分气量才能参与气体交换。正常人潮气容积为 500 ml，其中在呼吸性细支气管以上气道中的气量不参与气体交换，称为解剖无效腔，约为150 ml。进入肺泡中的气体，若无相应肺泡毛细血管血流与其进行气体变换，也会产生无效腔效应，称为肺泡无效腔，其与解剖无效腔合称生理无效腔（dead space ventilation，VD）。呼吸越浅，无效腔占潮气量的比例越大，故浅快呼吸的通气效率较深慢呼吸差。

3. 常用肺功能评估量表　改良版英国医学研究委员会呼吸困难问卷（mMRC）内容比较简单实用，可用于呼吸困难的评估，见表4-4-7。既往认为，0 级为轻度，1 级为中度，2 级为重度，3 ~ 4 级为极重度。

表 4-4-7　改良版英国医学研究委员会呼吸困难问卷

分级	呼吸困难严重程度
0 级	我仅在费力运动时出现呼吸困难
1 级	我平地快步行走或步行爬小坡时出现气短
2 级	我由于气短，平地行走时比同龄人慢或需要停下来休息
3 级	我在平地行走 100 米左右或数分钟后需要停下来喘气
4 级	我因严重呼吸困难以致不能离开家，穿脱衣服时出现呼吸困难

（三）老年冠心病运动功能障碍的评估

1. 肌力评估　肌力是肌肉收缩产生最大的力量，又称绝对肌力。老年人随着年龄增长，肌肉力量呈现不断下降的趋势。据国外研究发现，人的肌力在 20 岁后逐渐达到峰值，肌肉力量在 30 ~ 50 岁之间保持稳定，50 岁以后约每 10 年下降 12% ~ 15%，65 岁以后下降速度明显加快，老年人在 50 ~ 80 岁期间，肌肉力量会下降 30%。肌力的下降导致老年人跌倒的发生概率增高，易造成骨折及其他损伤。此外，肌力减退严重影响了老年人的日常生活能力。因此，肌力的评估可有助于监测老年人肌力水平，当肌力水平较低时，及时介入干预，预防因肌力减退引起跌倒等其他损伤。

进行徒手肌力检查（manual muscle testing，MMT）时，受试者在特定体位下，分别在减重力、抗重力和抗阻力下完成标准动作。测试者同时通过触摸受试者肌腹，观察其肌肉的运动情况、关节的活动范围，以及克服阻力的能力，来确定的肌力的大小。根据肌肉测试结果，可按照 Lovett 量表、MRC 量表进行分级，详见表 4-4-8、表 4-4-9。

表 4-4-8　Lovett 分级

分级	表现
0 级	无可测知的肌肉收缩
1 级	有轻微收缩，但不能引起关节活动
2 级	在减重状态下能做关节全范围运动
3 级	能抗重力做关节全范围运动，但不能抗阻力
4 级	能抗重力，抗一定阻力运动
5 级	能抗重力，抗充分阻力运动

表 4-4-9　MRC 分级评定标准

分级	表现
5	能对抗的阻力与正常相应肌肉的相同，且能做全范围的活动
5–	能对抗的阻力与 5 级相同，但活动范围 < 100% 而大于 50%
4+	在活动的初、中期能对抗的阻力与 4 级相同，但在末期能对抗 5 级的阻力
4	能对抗阻力，但其大小达不到 5 级的水平
4-	能对抗的阻力与 4 级相同，但活动范围 < 100% 而大于 50%

续表

分级	表现
3+	能抗重力做全关节活动范围的活动，并能在运动末期对抗一定的阻力
3	能做抗重力运动，且能完成 100% 的范围，但不能对抗任何阻力
3–	能做抗重力运动，但活动范围 < 100% 而大于 50%
2+	能做抗重力运动，但活动范围 < 50%
2	不能抗重力，但在消除重力影响后能做全关节活动范围的活动
2–	即使在消除重力影响下能活动，但活动范围 < 100% 而大于 50%
1	触诊能发现有肌肉收缩，但不能引起任何关节活动
0	无任何肌肉收缩迹象

2. 肌耐力评估　肌肉耐力是骨骼肌重复或持续收缩的能力，临床常用肌力所能维持的时间来评定肌肉耐力，可使用等速肌力测定仪或徒手检查。

（1）等张肌肉耐力：等张肌肉耐力的检测一般以 1 RM 负荷重量的百分比（通常为 70%）为标准，然后让受试者重复完成规定的练习，记录练习次数，用以表示等张肌肉耐力水平。也可以采用常用的俯卧撑、仰卧起坐、单杠引体向上等练习次数，了解不同部位肌群活动的等张肌肉耐力水平[189]。

（2）等长肌肉耐力：在等速测试仪上设定运动速度为 0°/s，测定肌群以最大等长收缩起始至收缩力衰减 50% 的维持时间。

（3）等速肌肉耐力：受试者在等速测试仪上以 180°/s 的运动速度连续做最大收缩 20 ~ 25 次，计末 5 次（或 10 次）与首 5 次（或 10 次）的做功量之比，即可测定其肌肉耐力比，作为判断肌肉耐力的指标。也可使用 50% 衰减实验，以 180°/s 或 240°/s 的速度连续做最大收缩，直到有 2 ~ 5 次不能达到最初 5 次运动平均峰力矩的 50% 时为止，以完成的运动次数作为肌肉耐力评价的参数[189]。

（4）背肌耐力[190]：受试者俯卧位，两手抱头，脐部以上的躯干部分悬于床外，固定双下肢，伸展腰背部，使上部躯干凌空超过水平位，直至背肌无力致上部躯干低于水平位时终止。测试者记录受试者维持此姿势的最长时间，一般以 1 分钟为正常。

（5）腹肌耐力[190]：受试者仰卧位，两下肢伸直并拢，抬高 45°，测试者记录其能维持的最长时间，也以 1 分钟为正常值。

3. 柔韧度评估　柔韧性，是指人体关节活动幅度以及关节韧带、肌腱、肌肉、皮肤及其他组织的弹性和伸展能力，即关节和关节系统的活动范围。老年人群因柔韧度的降低，可带来身体平衡及协调等方面问题，进而加大跌倒风险。

柔韧度的常用评估方法有：坐位前伸试验、坐椅前伸试验、改良转体试验等。

（1）坐位前伸试验[191]：受试者坐在垫子上，要被测试的下肢处于伸直状态，该侧的踝关节保持背屈（接近 90°），另一侧下肢自然弯曲，足自然着地。骨盆和躯干保持正直位置，不能有旋转。在伸直腿侧放一个标尺以伸直腿的足尖部为 "0" 点，当躯干和手臂前屈时，手中指指尖不到足尖部的部分为 "负" 值，手中指指尖超出足的部分为

"正"值。以此数据表示伸直腿的柔韧性。左右下肢分别测试。

（2）坐椅前伸试验[191]：受试者坐在一把普通的、没有扶手的椅子边上，将要被测试的一侧下肢伸直，足跟触地，且足背屈（接近90°），另一侧下肢自然弯曲，足底放置于身体侧面的地面上。测试时，受试者躯干和手臂向脚尖方向慢慢前屈，并尽可能保持躯干和头部正直位置，不能旋转。在伸直腿侧放一个标尺，以伸直腿的足尖部为"0"点，当躯干和手臂前俯时，手中指指尖不到足尖部的部分，为"负"值，手中指指尖超出足的部分为"正"值，左右下肢分别测试，记录数值。

（3）改良转体试验：开始实验时，受试者靠墙站立，肩膀垂直于墙面。在受试者肩膀高度水平的位置放置一把标尺。受试者的脚尖应该与标尺的30 cm标尺位置在一条重力线上。让受试者向后旋转身体，并尽可能的沿着标尺向前伸展。通过测量受试者中指关节沿着尺子所能伸到的距离来评估其表现。

4. 协调功能评估　协调功能是指人体产生平衡、准确、有控制的运动能力。对老年人群协调功能评估，可有助于了解肢体功能的协调能力，明确其运动功能。协调功能评估可采用指鼻试验、指他人指实验、前臂旋转实验、跟膝胫试验、站姿改变、直线走、正步走、侧方走等测试。

指鼻试验：受试者肩关节外展90°，肘关节伸直，然后用示指头触及自己鼻尖。指他人指实验：评测者将示指举在受试者面前，受试者用示指触及评测者示指指腹，评测者改变示指距离、方向，受试者再用示指触及。前臂旋转实验：受试者上臂靠近躯干，肘屈90°，掌心交替地向上和向下，速度逐渐增加。跟膝胫试验：受试者仰卧位，用一侧足跟碰触对侧膝盖，然后沿胫骨前缘直线下行。站姿改变：受试者从正常双脚分开舒适站立变为一足在另一足前方，评测者观察其表现。直线走：一足跟在另一足尖之前行走。正步走、侧方走：沿着正前方走、沿着侧方走。

以上试验完成后，评测者根据协调功能完成情况，将受试者协调功能分成以下5级：

Ⅰ级：正常完成。

Ⅱ级：轻度残损，能完成活动，但较正常速度和技巧稍有差异。

Ⅲ级：中度残损，能完成活动，但动作慢、笨拙、明显不稳定。

Ⅳ级：重度残损，仅能启动动作，不能完成。

Ⅴ级：不能完成活动。

5. 平衡功能评估　平衡是动作的基本保证，人体平衡是指身体重心偏离稳定位置时，通过自发的、无意识的或反射性的活动，以恢复质心稳定的能力。老年人群平衡功能减退，会增加其跌倒等损伤风险。常用平衡功能评估方法有：单腿直立平衡试验，功能性前伸试验，起身行走试验等。

（1）单腿直立平衡试验：受检者单腿直立，观察其睁、闭眼情况下维持平衡的时间长短，如果出现双臂放下、身体倾斜超过45°、移动了站立腿或抬起那条腿触地等情况，停止计时，换另一条腿测试。单次能维持30 s为正常。

（2）功能性前伸试验：受试者双足分开站立与肩同宽，手臂前伸，肩前屈90°，在足不移动的情况下测量受试者前伸的最大距离。前伸距离＜18 cm（7英寸）提示跌倒风险高。

（3）起身行走试验：受试者穿舒适的鞋子坐在有扶手的靠背椅上，身体紧靠椅背，双手放在扶手上。当测试者发出"开始"的指令后，受试者从靠背椅上站起，待身体站稳后，按照尽可能快的走路形态向前行走 3 米，然后转身迅速走回到椅子前，再转身坐下，靠到椅背上。测试者记录受试者背部离开椅背到再次坐下（靠到椅背）所用的时间，以"s"为单位。受试者在测试前可以练习 1 ~ 2 次，以熟悉整个测试过程。结果评定见表 4-1-10。此试验主要用于评估老年人的移动能力和平衡能力。

表 4-4-10　起身行走试验评级

时间	结果	评级
< 10 s	表明步行自如	正常
10 ~ 19 s	表明有独立活动的能力	轻度异常
20 ~ 29 s	表明需要帮助	中度异常
≥ 30 s	表明行动不便	重度异常

综合对老年冠心病患者群进行肌力、耐力、柔韧度、协调功能、平衡功能等运动功能评估，可更全面地了解其运动功能情况及其存在的潜在运动风险，更及时介入适当的康复治疗及制订科学的康复方案，提高冠心病患者群运动功能，降低心血管疾病复发风险。

（四）老年冠心病认知功能障碍的评估

1. 认知功能障碍筛查

（1）简明精神状态检查（mini-mental state examination，MMSE）：该项检查总分为 30 分，评定时间为 5 ~ 10 分钟。根据患者的文化程度划分认知障碍的标准：一般文盲≤ 17 分，小学文化≤ 20 分，中学文化≤ 24 分。若患者在标准分数线下则考虑存在认知功能障碍，需进一步检查。检查中包括定向力、记忆力、注意力、计算力、回忆力、命名、复述、3 级指令、阅读、书写、临摹，如答错可进行单项检测。在注意力和计算力测试中，当受试者不能完成连续减 7 任务时，请受试者完成倒转讲出句子的任务。

（2）蒙特利尔认知功能评估（Montreal cognitive assessment，MoCA）：MoCA 是用来对认知功能异常进行快速筛查的评定工具，其包括了视结构技能、执行功能、记忆、语言、注意与集中、计算、抽象思维和定向力共 8 个认知领域。总分 30 分，≥ 26 分为正常。其敏感性高，覆盖重要的认知领域，测试时间短，适合临床运用。文化背景的差异、检查者使用 MoCA 的技巧和经验、检查的环境及受试者的情绪和精神状态等均会对分值产生影响。对于轻度认知功能障碍，蒙特利尔认知评估量表的筛查更具敏感性[192]。

（3）认知功能筛查量表（cognitive abilities screening instrument，CASI）：CASI 与 MMSE 量表类似，检查内容包括定向、注意、心算、瞬时记忆、结构模仿、语言（命令、理解、书写）、概念判断等。其检查时间为 15 ~ 20 分钟，总分 30 分，小于或等于 20 分为异常。

2. 注意障碍评定

（1）反应时间评定：即评定刺激作用于机体到机体做出明显反应所需的时间，一般采用视觉或听觉中的一项进行测试。告知受试者要接受的刺激及刺激后作出的相应反应，记录从刺激到反应的时间。

（2）注意广度的评定：注意广度常用数字距进行检查，方法是检查者说出一串数字，让受试者正向及逆向复述，能正确复述出的数字串最高位数为该受试者的复述数字距。

（3）注意持久性的评定

1）划消实验：给受试者出示一段文字（也可以是数字或字母），让其划去相同的字（或数字、字母），计算正确的划消数、错误的划消数和划消时间。

2）持续作业测验（continuous performance test，CPT）：CPT是对注意维持及警觉高度敏感的测验，最常用于脑损伤后持续性注意障碍的检查。具体操作是由计算机播放一组数字，当受试者听到数字"3"后面出现"7"的时候，就尽快地按鼠标键，每个数字间隔为1秒，测试时间为8分钟，目标数总共为12个。计算机记录正确数及平均反应时间。

3）连续减7（或其他数）或倒背时间：让受试者连续计算100减去7，递减5次；让受试者倒数1年的12个月或倒数1周的7天。

3. 记忆障碍评定

（1）瞬时记忆的评定

1）数字广度测试：使用数字距测试方法，一次重复的数字长度（正数字距）为7±2为正常，低于5为瞬时记忆缺陷。

2）词语复述测试：检查者说出4个不相关的词，如排球、菊花、桌子、汽车等，速度为1个词/秒，要求受试者立即复述。正常时能复述3～4个词，复述5遍仍未正确者，为存在瞬时记忆障碍。

3）视觉图形记忆测试：出示4个图形卡片（简单图形），令受试者注视2秒后，将卡片收起或遮盖。要求受试者根据记忆临摹画出图形，如绘出图形不完整或位置错误为异常。

（2）短时记忆的评定：检测内容同瞬时记忆法，但时间要求是注视30秒后，要求受试者回忆瞬时记忆检测的内容。

（3）长时记忆的评定

1）情节记忆测试：要求受试者回忆其亲身经历的事件或重大公共事件，包括时间、地点、内容等，可分为顺行性情节记忆和逆行性情节记忆。

2）语义记忆测试：指有关常识、概念及语言信息的记忆，包括常识测验、词汇测验、分类测验、物品命名及指物测验等。

3）程序性记忆测试：程序性记忆即潜在意识水平学习有关行为技能、认知技能及运算法则的能力，此测试只要求受试者完成指定操作。

（4）标准化的成套记忆测验：如Rivermead行为记忆测验法（Rivermead behavioral meman test，RBMT）。RBMT包括11个分项项目，评定内容与日常生活关系密切，旨在发现日常记忆功能，具有良好的信度及效度，能够真实、全面地反映患者在日常生活中的记忆功能。

4. 执行能力障碍的评定 执行能力是更高一级的脑功能，是注意力、记忆力和运动技能统和的结果，往往通过对其他功能的综合检查来反映。

（1）启动能力的评定：要求受试者在一分钟之内说出以"某个字"为开头的词或短语，正常人一分钟之内可以说出 8 ~ 9 个单词或短语。失语症患者可通过为其挑选设计好的图片进行评估。

（2）变换能力的评定

1）检查者出示 1 个手指时，受试者出示 2 个手指，检查者出示 2 个手指时，受试者出示 1 个手指，共完成 10 遍。

2）检查者敲击桌子底面 1 下（避免视觉提示），受试者出示 1 个手指，检查者敲击 2 下，受试者不动，共完成 10 遍。

上述两种检查如患者只是模仿检查者的动作，或反复重复某一个动作均为异常。

（3）交替变化检查：检查者出示一个由方波和三角波交替并连续组成的图形，受试者照图片画出图形，表现出一直重复一个图形而非交替变化者为异常。

（4）交替运动检查：检查者示范动作要求，并嘱受试者按要求完成。

（5）动作连续性检查：要求受试者连续做三个不同的动作，如握拳，将手的尺侧缘放在桌子上，手掌朝下平放在桌子上。

（6）ADL 检查（无运动功能障碍者）：要求受试者实际演示日常生活中常见的动作，如洗脸、刷牙、吃饭等，观察其是否存在反复进行片段动作。持续状态和不能完成者为异常。

5. 解决问题能力的评定

（1）成语及谚语的解释：选择与受试者受教育水平和背景相应的成语或修语。解释其引申含义。如只做字面解释为 0 分；能用通俗的话反映较为深刻道理的为 1 分；能正确解释其寓意为 2 分。0 分表明被检查者的抽象概括能力存在障碍。

（2）类比测验：包括相似性测验和差异性测验，前者要求受试者说出一对事物或物品的相似之处，后者是指出不同之处。

（3）推理测验：通过推理寻找规律，并加以验证。

（五）老年冠心病精神心理的评估

1. 会谈法　会谈法是评估情绪和情感最常用的方法，可以采用开放式和非开放式提问方式与老年人交谈，让老年人描述自己主观体验，比如问"您最近一周的心情怎么样？""忧虑或沮丧的情绪存在多久了？"并可以进一步向其家人、朋友核实以上内容。

2. 观察法　通过观察被评估者的面部表情、身体动作及语音语调等传递的信号，来收集其情绪、情感有关的客观资料。如可以观察被评估者面部表情是表情愉悦还是闷闷不乐；观察被评估者的肢体动作，例如高兴时手舞足蹈、焦虑时坐立不安、懊恼时捶胸顿足；此外，说话的声调、节奏、音调、音量等常表达不同的情绪，例如，言语轻快、笑声不断代表情绪愉快，言语沉痛、缓慢可能代表情绪痛苦，尖锐、短促、时高时低的声音则有可能代表一种紧张兴奋的情绪等。

3. 测量法　情绪和情感常伴随机体的生理变化而变化，尤其体现在呼吸系统、循环系统、内分泌系统以及脑电波、皮肤电反应方面。因此，可以通过观察和测量呼吸频率、心率、血压、食欲、皮肤颜色和温度、皮肤电阻等指标，间接获得被评估者情绪和情感的客观资料。

4. 焦虑抑郁量表评定法　该评定法是评估情绪与情感较客观的方法。常用的量表有焦虑自评量表、抑郁自评量表、汉密尔顿焦虑量表、汉密尔顿抑郁量表、医院焦虑抑郁量表、情感量表、老年抑郁量表等。

（1）抑郁自评量表（self-rating depression scale，SDS）[193]：SDS 是 1965 年由华裔教授 Zung 发表的一种患者自己进行的抑郁自我评定量表。此量表简短，一般在 10 分钟内就可以完成，不用任何仪器设备，方法简单。由 20 个问题组成，每个问题代表着抑郁症的一个症状特点，合起来可以反映抑郁症的抑郁心情、躯体不舒服的症状、精神运动、行为症状以及心理方面的症状。此评定量表不仅可以帮助诊断是否有抑郁症状，还可以判定抑郁程度的轻重。一方面可以作为辅助诊断的工具，另一方面可以观察在治疗过程中抑郁的病情变化，因此，可作为疗效的判定指标。但是，此评定量表不能用来判断抑郁的性质，所以不是抑郁症的病因及疾病诊断分类用表。此量表评定的时间范围一般应该至少是一周的时间，如果是第一次评定，最好是两周的时间。

（2）焦虑自评量表（self-rating anxiety scale，SAS）：SAS 由华裔教授 Zung 于 1971 年编制，可测量有无焦虑症状及严重程度，从量表构造的形式到具体评定的方法，都与抑郁自评量表（SDS）十分相似，是一种分析患者主观症状的相当简便的临床工具。适用于具有焦虑症状的成年人，有着广泛的应用性。国外研究认为，SAS 能够较好地反映有焦虑倾向的精神病求助者的主观感受。

（3）汉密尔顿抑郁量表（Hamilton depression rating scale for depression，HAMD）：HAMD 是 1960 年由汉密尔顿编制的，是临床上评定患者抑郁状态时最常用的量表。本量表有 17 项、21 项和 24 项 3 种版本。HAMD 大部分项目采用 0 ~ 4 分的 5 级评分法（0：无；1：可疑或轻微；2：轻度；3：中度；4：重度），少数项目采用 0 ~ 2 的 3 级分法（0：无；1：可疑或轻微；2：有明显症状）。

HAMD 属于他评量表，适用于有抑郁症状的成年患者。HAMD 评分能较好地反映抑郁病情的严重程度，其变化可以反映病情的演变。同时，HAMD 的问题也可归纳为 7 个亚类：焦虑 / 躯体化、体重、认知障碍、日夜变化、阻滞、睡眠障碍、绝望感。

（4）汉密尔顿焦虑量表（Hamilton anxiety scale，HAMA）：HAMA 于 1959 年由汉密尔顿编制，最早是精神科临床中常用的量表之一，主要用于评定神经症及其他患者焦虑症状的严重程度，包括 14 个项目。"中国精神障碍分类与诊断标准（第三版）"将其列为焦虑症的重要诊断工具，临床上常将其用于焦虑症的诊断及程度划分的依据。HAMA 的评分为 0 ~ 4 分的 5 级评分法（0：无症状；1：轻；2：中等；3：重；4：极重）。评定时应由经过训练的两名评定员进行联合检查，采用交谈与观察的方式，检查结束后，两名评定员各自独立评分。若需比较治疗前后的症状和病情的变化，则于入组时，评定当时或入组前一周的情况，治疗后 2 ~ 6 周，再次评定，以资比较。

（5）老年抑郁量表（geriatric depression scale，GDS）：GDS 由 Brank 等在 1982 年编制，专用于老年人抑郁的筛查。针对老人 1 周以来最切合的感受进行测评。该量表共有 30 个条目，包括症状如：情绪低落、活动减少、容易激惹、退缩痛苦的想法，对过去、现在与未来的消极进行评分。但老年人主诉食欲下降、睡眠障碍等症状属于正常现象，使用该量表有时易误评为抑郁症，因此对分数超过 11 分者应做进一步检查。GDS 是专为老年人编制并在老年人中标准化了的抑郁量表，在对老年人的临床评定中，它比其他抑郁量表有更高的符合率，在年纪较大的老人中这种优势更加明显。本量表为抑郁筛查量表，而非抑郁症的诊断工具，每次检查需 15 分钟左右。

（6）简短老年抑郁量表（short geriatric depression scale，SGDS）：SGDS 是老年抑郁量表的简化版。该量表已有多种语言版本，操作仅需 5 分钟，且在社区人群、住院患者及疗养院群体中的效度均已得到验证。该量表包含 15 个是非题，其中并未聚焦于躯体症状，这些症状可能是老年个体躯体疾病的结果。使用该量表可将被检查者分为正常、轻度抑郁及重度抑郁三档，而诊断抑郁的临界值为 6 分，这一数值与更长版本的 GDS 具有高度相关性，且针对轻到中度认知损害个体的敏感性及特异性也令人满意。对于 MMSE 得分＞ 15 分的个体，该量表效度良好。该量表既可以由患者自评，也可通过口头提问的形式完成。

5. 睡眠质量量表评定法

（1）匹兹堡睡眠质量指数（Pittsburgh sleep quality indexs，PSQI）[194]：PSQI 是美国匹兹堡大学精神科医生 Buysse 博士等于 1989 年编制的。用于评价睡眠质量的临床和基础研究。刘贤臣等于 1996 年将该量表译成中文，并对其进行了信度和效度研究，结果发现这一量表应用于国内也具有很高的信度和效度。PSQI 简单易行，信度和效度高，与多导睡眠脑电图测试结果有较高的相关性，已成为国内外精神科临床评定的常用量表。

（2）睡眠个人信念与态度（dysfunctional beliefs and attitudes about sleep scale，DBAS）：DBAS 有 30 个项目和 16 个项目两个版本。DBAS-30 主要用于了解被试者大脑中和睡眠相关的非理性的认知，此表包含 30 个条目问题，1 ~ 5 分等级评分，除了第 23 题反向评分外，其他为正向评分。评分越低，说明不合理信念越明显。针对量表中的观点，受试者以视觉量表的形式做出评价，即在一条 100 mm 长的线上标有 0 ~ 10 的 11 个数字，0 表示强烈不同意，10 表示强烈同意。总分数是基于所有项目的平均分数。即子量表得分可以计算的总和的项目除以组成每个子量表的项目数。

Morin 等于 2007 年在此基础上修订量表，将 30 项删减成为 16 项的简式版，删减后的版本信效度等指标较好，与 DBAS-30 相比，DBAS-16 具有更好的心理测量学特征。该量表主要用于评价睡眠相关的认知情况，是针对错误睡眠观念的自我评价。包括 4 个方面的内容，即对失眠造成影响的认识、对失眠的担忧、对睡眠的期待和用药情况。

（3）阿森斯失眠量表（Athens insomnia scale，AIS）：AIS 是基于疾病和有关健康问题的国际疾病统计分类（第十版）（international classification of diseases，ICD）失眠诊断标准设计的自评量表。该量表共有 8 个问题，前 5 个问题针对夜间睡眠情况评估，后 3 个问题针对日间功能进行评估。根据不同需求，可选择使用 AIS-8 版（包括所有 8 个问题）或 AIS-5 版（仅前 5 个夜间睡眠问题）。每题的评分范围为 0 ~ 3 分，AIS-8 总分为 0 ~ 24 分，AIS-5 总分为 0 ~ 15 分。分数越高，代表失眠越严重。AIS 适用于评价近 1 个月的睡眠情况。

（4）失眠严重程度指数（insomnia severity index，ISI）：ISI是由7个问题组成的自评量表，较常用于失眠筛查和评估失眠的治疗反应。每个问题有0～4共5个选项，总分0～28分。0～7分：无临床意义的失眠；8～14分：亚临床意义失眠；15～21分：临床失眠（中度）；22～28分：临床失眠（重度）。

（六）老年冠心病疼痛的评估

1. 量表评估　有研究称，通过量表的失效性、一致性、信度、结构效度、敏感性和年龄偏好表明，语言描述评估量表（verbal descriptor scale，VDS）是评估老年人疼痛强度的推荐量表[195]。修订版面部表情疼痛量表（faces pain scale revised，FPS-R）也适用于评估老年人疼痛强度[196]。

2. 五指法评估工具　五指法评估工具（five finger scale，FFS）是告知患者用五指表示疼痛程度，小指表示无痛，环指表示轻度痛，中指表示中度痛，示指表示重度痛，拇指表示剧痛，让患者选择代表自己疼痛程度的手指。FFS其实是对VDS的进一步解释和处理，同样将疼痛分为5个不同程度，每个手指代表不同的程度，便于老年患者理解和掌握。由于老年患者的认知功能减退，记忆力较差，评估难度增加，老年患者不易接受新事物，但是对手特别熟悉，易于接受FFS，而且便于低学历老年患者的理解和使用[197]。

（七）老年冠心病二便功能障碍的评估

老年冠心病患者的二便障碍主要表现为尿潴留和便秘，较少表现为二便失禁。对老年冠心病患者尿潴留的评估主要依靠病史采集，如患者有无排尿困难、腹部疼痛等症状信息，泌尿系统及前列腺的疾病既往史、服药史、手术史，观察患者面容、精神状况、皮肤黏膜等。

尿潴留患者多为大汗淋漓、表情痛苦等急性面容。老年冠心病患者若有耻骨区膨隆、叩诊浊音，体表可触及边缘光滑的巨大包块等膀胱充盈体征，也提示尿潴留的发生，应及时处理。另外还可借助超声残余尿测定、尿流动力学检查、膀胱测压法、膀胱镜检查等进一步明确是否有尿潴留、尿潴留的严重程度、潴留尿量的多少以及是否有器质性梗阻等问题。

便秘是指排便次数减少、大便干硬和（或）排便困难。不能仅依据排便次数确定便秘，如老年人排便次数少于每周3次，无粪便干硬，无排便费力，无不适感则不应定义为便秘。老年人每周排便超过3次，但每次排便量很少或排不出，粪便干硬，排出困难，伴不适感，则应称为便秘。冠心病患者合并便秘可能增加心血管事件风险，因此给予便秘风险筛查并积极干预可增加获益。可使用罗马Ⅳ问卷、布里斯托大便形态问卷或便秘Wexner问卷等问卷进行快速筛查，明确患者是否存在便秘问题。体格检查包括全身检查、腹部检查和肛门直肠检查以及特殊检查，注意有无腹部压痛、腹部包块等。直肠指检尤为重要，不仅可了解有无粪便嵌塞、肛门狭窄、直肠脱垂、直肠肿块等病变，还可了解有无矛盾性或不松弛性的耻骨直肠肌运动。血常规、粪常规和隐血试验应作为老年便秘患者的常规检查和定期随访的指标之一。对严重慢性便秘或有报警症状的老年患者应进一步行大肠镜、血生化、甲状腺功能等检测，以及通过相关影像学检查进一步明确便秘是否为器质性疾病所致。疑为功能性便秘患者可行肠道动力和肛门直肠功能检测。

二、日常生活活动能力评估

日常生活活动（activity of daily living，ADL）是指人们为了维持生存及适应生存环境而每天都要进行的活动，是个人自我照顾和生活独立程度的重要指标。

日常生活活动分为基础性日常生活活动和工具性日常生活活动。基础性日常生活活动（basic ADL，BADL），也可称为个人日常生活活动（personal ADL，PADL）或躯体的日常生活活动（physical ADL，PADL），是指为了达到自我身体的照顾而必须每天完成的活动，即自我照顾性的活动。工具性日常生活活动（instrumental ADL，IADL）是指在家中或社区环境中的日常生活活动，通常需要更复杂的技能，与环境的互动更多。由于每个人的角色、价值观及做事方式会受到个体及文化等因素的影响，因此，每个人的IADL的项目差异性较大。

老年人的日常生活活动能力受年龄、视力、运动功能、疾病因素、情绪因素等影响，所以对老年患者 ADL 的评估应结合生理、心理、社会等方面进行全面评估。

（一）提问法

通过对患者本人进行口头提问或者问卷提问的方式，了解其生活活动状况。或者通过询问患者家属或照顾者来了解其生活活动状况，以此来评估其功能状态。

（二）观察法

通过直接观察患者以评估其完成各项活动的情况。该方法的优点是能够比较客观的反应患者的实际功能状况，缺点是费时费力，有时患者会不配合。

（三）量表评定法

采用经过标准化设计、具有统一内容与评定标准、经过普遍承认并且有效的量表，对老年患者进行评估。

1. 基础性日常生活活动　该活动指日常生活中最基本的活动，如进食、个人卫生、穿脱衣服、洗澡、如厕、大小便控制等。目前常用的 BADL 标准化评估量表有 Barthel 指数、改良 Barthel 指数等。

（1）Barthel 指数（Barthel index，BI）：Barthel 指数是指对患者日常生活活动的功能状态进行测量，个体得分取决于对一系列独立行为的测量，总分范围为 0 ~ 100 分。Barthel 指数是在 1965 年由美国人 Dorother Barthel 及 Floorence Mahoney 设计并制订的，是美国康复治疗机构常用的一种 ADL 评定方法。我国自 20 世纪 80 年代后期在日常生活活动能力评定时，也普遍采用这种评定方法。该量表评定简单、可信度高、灵敏度好，是目前临床应用最广、研究最多的一种 ADL 评定方法。当然 Barthel 指数也有使用上的缺陷，如"天花板效应"，即 BI 量表的最高分值可以存在于许多残疾患者中，因此，BI 量表不能对更高水平功能需求的患者进行残疾的评价。

Barthel 指数分级标准：0 ~ 20 分 = 极严重功能缺陷；25 ~ 45 分 = 严重功能缺陷；50 ~ 70 分 = 中度功能缺陷；75 ~ 95 分 = 轻度功能缺陷；100 分 =ADL 完全自理。

（2）改良 Barthel 指数评定（modified Barthel index，MBI）：MBI 是在 BI 内容的基础上将每一项得分都分为了 5 个等级。改良后的版本也被证实具有良好的信度和效度，且具有更高的敏感度，能较好地反映等级间变化和需要帮助的程度。改良 Barthel 指数分级标准：0 ~ 20 分 = 极严重功能缺陷；21 ~ 45 分 = 严重功能缺陷；46 ~ 70 分 = 中度功能缺陷；71 ~ 99 分 = 轻度功能缺陷；100 分 =ADL 完全自理[198]。

（3）功能独立性评定量表（functional independence measure，FIM）：FIM 是由美国医疗康复系统（uniform data system，UDS）为照护机构、二级医疗机构、长期照护医院、退伍军人照顾单位、国际康复医院和其他相关机构研制的一个结局管理系统，为医疗服务人员提供患者残疾的程度和医疗康复的记录方式，可用于比较康复结局的常用测量量表。该量表推出后被广泛应用于世界多个国家。

FIM 系统的核心就是功能独立性测量的应用工具，是一个有效的、公认的等级评分量表。该量表共有 18 个条目，包括 13 个身体方面的条目和 5 个认知方面的条目。身体方面的条目是基于 Barthel 指数制订的，每个条目计分是 1 ~ 7 分。量表可由医生、护士、治疗师或其他评估人员评定，但需要经过规范化培训。FIM 总分的范围为 18 ~ 126 分，分越高说明独立性越强。通常培训一位计分人员学会使用 FIM 需要 1 小时，评估一位患者需要 30 分钟。

FIM 的最高分为 126 分（运动功能评分 91 分，认知功能评分 35 分），最低分 18 分。126 分 = 完全独立；108 ~ 125 分 = 基本独立；90 ~ 107 分 = 有条件的独立或极轻度依赖；72 ~ 89 分轻度依赖；54 ~ 71 分中度依赖；36 ~ 53 分 = 重度依赖；19 ~ 35 分 = 极重度依赖。

2. 工具性日常生活活动　该活动是指为了在家庭和社会中独立生活所需的关键的、较高级的技能，包括购物、健康管理与健康维持、金钱管理、照顾他人或宠物、养育孩子、社交沟通、家中清洁与维护、准备餐点与清洁、紧急事件的处理等。

（1）Lawton-Brody 工具性日常生活活动功能评估量表：该量表于 1969 年由美国的 Lawton 和 Brody 制订。评分越低，表示失能程度越大。该量表共有 14 项，包括两部分内容：一是躯体生活自理量表（physical self-maintenance scale，PSMS），共 6 项：上厕所、进食、穿衣、梳洗、行走和洗澡；二是工具性日常生活能力量表（IADL），共 8 项：打电话、购物、备餐、做家务、洗衣、使用交通工具、服药和自理经济。评分可以显示患者目前的功能状态，如果做好长期评估，可以反映功能的改善或恶化。总分最低为 14 分，为完全正常；大于 14 分表示有不同程度的功能下降；最高为 56 分。单项分 1 分为正常，2 ~ 4 分为功能下降，凡有 2 项或 2 项以上 ≥ 3 分，或总分 ≥ 22，为功能有明显障碍。

（2）社会功能活动问卷（functional activities questionnaire，FAQ）：该问卷是 1982 年由 Pfeffer 提出，原用于研究社区老年人独立性和轻度痴呆，后于 1984 年进行修订。FAQ 是评估患者在家庭和社区的独立生活量表，其信度、效度已经经过验证。FAQ 评分越高表明障碍程度越严重，正常标准为 < 5 分，≥ 5 分为异常。FAQ 是目前 IADL 量表中效度较高的，且项目较全面，在 IADL 评定时提倡首先使用。

三、社会经济状况与环境的评估

（一）社会经济状况评估

社会经济状况评估包括交流沟通能力、人物定向力、社会参与能力、社会支持、自给能力（即经济状况）等的评估[199]，见表 4-4-11、表 4-4-12、表 4-4-13、表 4-4-14、表 4-4-15、表 4-4-16。

表 4-4-11　社会经济状况评估

评估项目	评估目的	评估方法	判定标准
社会经济状况评估	交流沟通能力	交流沟通能力简易评估	≤ 2 分：有交流沟通障碍
	人物定向力	人物定向简易评估法	≤ 3 分：有人物定向障碍
	社会参与能力	社会参与能力简易评估法	≤ 2 分：社会参与不良
	社会支持	社会支持简易评估法	≥ 6 分，满意支持
			3 ~ 5 分，一般支持
			≤ 2 分，较少支持
	自给能力	自给能力简易评估法	4 分，完全自给
			3 分，基本自给
			2 分，部分自给
			0 ~ 1 分，不能自给

表 4-4-12　交流沟通能力简易评估

序号	评估内容	评分	得分
1	无困难，能与他人正常沟通和交流	3	
2	能够表达自己的需要及理解别人的话，但需要增加时间或给予帮助	2	
3	表达需要或理解有困难，需频繁重复或简化口头表达	1	
4	不能表达需要或理解他人的话	0	

评价：≤ 2 分：有交流沟通障碍。

表 4-4-13　人物定向简易评估

序号	评估内容	评分	得分
1	知道周围人们的关系，知道祖孙、叔伯、姑姨、侄子侄女等称谓的意义，可分辨陌生人的大概年龄和身份，可用适当称呼	4	
2	只知家中亲密近亲的关系，不会分辨陌生人的大致年龄，不能称呼陌生人	3	
3	只能称呼家中人，或只能照样称呼，不知其关系，不辨辈分	2	
4	只认识常同住的亲人，可称呼子女或孙子女，可辨熟人和生人	1	
5	只认识保护人，不辨熟人和生人	0	

评价：≤ 3 分：有交流沟通障碍。

表 4-4-14 社会参与功能简易评估

序号	评估内容	评分	得分
1	参与社会,在社会环境有一定的适应能力,待人接物恰当	4	
2	能适应单纯环境,主动接触人,初见面时难让人发现智力问题,不能理解隐喻语	3	
3	脱离社会,可被动接触,不会主动待人,谈话中有很多不适词句,容易上当受骗	2	
4	勉强可与人交往,谈吐内容不清楚,表情不恰当	1	
5	难以与人接触	0	

评价:4分,能力完好;3分,轻度降低;2分:中度降低;0~1分:重度降低。

表 4-4-15 社会支持简易评估

序号	评估内容	评分			得分
		0	1	2	
1	您有多少关系密切、可以得到支持和帮助的朋友?(只选一项)	没有	有1~2个	3个或以上	
2	近一年来您的居住情况(只选一项)	远离他人,且独居一室	住处经常变动,多数时间和陌生人住在一起	和家人、同事或朋友住在一起	
3	您遇到烦心事的求助方式	只靠自己,不接受别人帮助	有时请求别人帮助	有困难时经常向家人、亲友、组织求援	
4	是否有周围的人打骂您的现象发生	是	否		

评价:≥6分,满意支持;3~5分,一般支持;2分,较少支持。

表 4-4-16 自给能力简易评估

序号	评估内容	评分	得分
1	自己有较高的固定收入,经济状况良好,生活完全有保障	4	
2	自己有一定的固定收入,经济状况一般,生活基本有保障	3	
3	自己有较少的固定收入,需子女提供一定的生活补助	2	
4	自己没有固定收入,子女或亲戚可提供一定的生活补助	1	
5	自己没有固定收入,无子女或亲戚,完全需要社会支持	0	

评价:4分,完全自给;3分,基本自给;2分,部分自给;0~1分,不能自给。

(二)环境评估

1. 居住环境评估 在老年冠心病综合评估服务中应重点进行居家安全的评估,这在预防老年人的跌倒中具有特殊重要的意义。居住环境的评估通常在开始计划出院时进行。评估的依据是调查问卷和与患者及其家属所做的交谈，必要时进行家访，家访时患者及家属应在现场。长时间住院患者应针对医院环境进行评估。在评估居家环境及考量居住环境中常见的危险因素时，进行专业的评估，可采用老年居家环境综合评估与改造方案（comprehensive assessment and solution process for aging residents，CASPAR）、居家跌倒与意外筛查工具（the home falls and accidents screening tool，HOME FAST）、住宅评估概况表（home assessment profile，HAP）、功能与康复环境安全评估健康结果测量与评价（safety assessment of function and the environment for rehabilitation health outcome measurement and evaluation，SAFER-HOME）等[200]。常用的评估量表为居家安全简易评估，见表4-3-7。

表 4-4-17　居家安全简易评估

序号	评估内容	评分		得分
		1 分	2 分	
1	是否有人陪住?	是	否	
2	浴室、厕所是否有扶手?	是	否	
3	厨房、卧室等是否有报警装置?	是	否	
4	室内灯光是否适宜?	是	否	
5	室内地面是否有防滑设施?	是	否	
6	电话、电源开关是否置于方便可及的地方	是	否	

评价：6分，安全；5分，基本安全；3~4分，欠安全；0~2分，不安全。

针对评估发现居住环境有风险的患者，居住环境中是否有可选择的疾病预警方式，例如是否安装有紧急呼叫装置，是否配备简易医疗设备等，也是评估需要观察的焦点。

2. 公共环境评估　若治疗师对患者"活动线"所涉及的途径和公共建筑进行环境评定时不熟悉，可以参考2012年发布的中华人民共和国国家标准GB50763-2012《无障碍设计规范》以及2001年中华人民共和国行业标准《城市道路和建筑物无障碍设计规范》内容来详细评估[201-205]。

根据情况，可对患者某个活动线的公共环境评估。如果问题比较复杂，为了更准确、更全面地了解情况以帮助患者切实解决问题，治疗师需要提前采取面谈及问卷调查的方式了解情况，再亲自走访患者的动态环境，对其进行实地考察和测量。

此外，考虑到老年冠心病患者外出风险等，还需考虑社区内及公共场所是否在适当的位置安置心脏康复急救设备，包括基础设备：心脏电除颤仪、血压计、急救药品（肾上腺素、硝酸甘油、多巴胺和阿托品）、供氧设施、心电图机和心率表、氧饱和度监测仪，氧气枕等，以及高标准设备：运动心电监护仪等。

3. 交流环境评估　对于老年冠心病患者可以从以下3个方面的内容开展评估：理解（听懂口语交流，以及非口语交流包括理解肢体语言、理解信号和符号、理解图画和图表及相片、理解正式手语和书面信息）；表达（讲话，以及生成非语言信息包括肢体语言、信号和符号、绘画和照相、正式手语、书面信息）；交谈和使用交流设备及技术（交谈、讨论通讯器具如电话或传真机，书写器具如电脑或盲文书写器等，使用交流技术如盲文软件和因特网等）。交流困难是由于心理 - 生理功能障碍及环境障碍等导致的，根据上述环境评估内容，可以观察分析患者的交流活动是否需要环境辅助。

针对老年人视觉及听力障碍导致的交流互动能力下降，治疗师要个性化考虑评估老年患者各种助听器、助视器等辅助器具的使用。合并语言障碍、认知障碍的患者，需要更加针对性的评估内容，考量患者在语言表达、书写、绘画、手势语等方面的理解与表达，同时对既往辅助技术服务进行详细的了解。

患者的交流能力与其社交能力密切相关，可与社区、街道或机构等沟通并进行评估，考虑是否能通过参与社区举办的活动、户外活动或各种组织的兴趣爱好小组等，提升患者社交能力。另外，评估家属及照护者，包括照护群体对疾病相关知识、药物知识及药物副作用反应知识、对患者照顾注意事项的了解、照护者沟通技巧等各方面的内容，均有助于全面了解患者的交流环境。

四、老年冠心病的全周期康复治疗

老年冠心病的全周期康复不仅包括冠心病三级预防的基本内容，即冠心病病因预防、临床前期预防、临床预防，还可使用心肺运动试验专项评估健康人群的功能状态，实行健康及亚健康管理，实现"零级预防"。

老年冠心病的疾病全周期应从零级预防开始，零级预防指的是预防整个社会危险因素的流行，提高整个人群的心血管健康水平。其针对的是全社会的老年群体，让老年健康人群的健康水平更高，体质更强。比如给予老年人群健康教育，如戒烟、运动、控制体重、预防肥胖等，给老年人群一个支持性的环境。

老年冠心病的一级预防针对的是高危老年人群，是指在冠心病尚未发生或处于亚临床阶段时采取预防措施，通过控制或减少冠心病的危险因素，预防心血管事件，减少群体发病率。对于存在高血压、高血脂和糖耐量受损等危险因素的老年人群，需进行生活方式的干预，不健康的生活方式包括膳食不平衡（饮食缺少蔬菜水果、肉类和油脂量过高、食盐摄入过多、大量饮酒）、缺乏运动、吸烟和精神紧张等。并且，应从药物、饮食、运动、健康教育和康复治疗等方面预防及延缓冠心病的发生及进展，必要时需进行药物治疗指导，并对冠心病高危人群及家属进行健康教育。许多老年冠心病患者会由于冠心病危险因素未消除、康复治疗不彻底等原因出现心血管疾病急性事件的再发。患者只有接受及时、科学的康复治疗，才能跳出疾病发作 - 缓解 - 复发的恶性循环。

老年冠心病的二级预防针对的是临床前期的冠心病患者，是指对已经发生冠心病的老年患者早发现、早诊断、早治疗，目的是改善症状、防止病情进展、改善预后，降低病死病残率，同时防止疾病的复发。二级预防的主要内容是药物治疗，目前国际统一推荐的是 A、B、C、D、E 方案，A 方案指的是 ACEI/ARB 类药物、抗血小板治疗及抗心绞痛治疗，可以预防冠脉内的血栓形成，预防左室重构。B 方案指的是 β 受体阻滞剂和血压的控制。C 方案指的是戒烟和降低血脂，常用的药物是他汀类药物，他汀类药物应该是保证长期服用而不是间断服用。D 方案指的是合理饮食和控制糖尿病。E 方案指的是健康教育和运动。

老年冠心病的三级预防针对的是已经处于临床期的冠心病患者，是指积极预防复发和治疗并发症，防止病情继续变化，降低病死率，延长寿命，减轻严重心血管病对功能状态和生活质量的影响。其中包括冠心病的 3 期康复治疗。对于老年冠心病患者，三级预防的内容除冠心病的常规临床治疗外，还需依据疾病的发展针对相应的功能障碍进行康复治疗与护理。因此，三级预防涵盖了冠心病传统的 3 期康复，即Ⅰ期心脏康复（院内康复期）、Ⅱ期心脏康复（院外早期康复或门诊康复期）、Ⅲ期心脏康复（社区 / 家庭长期康复期）。老年冠心病的 3 期康复是疾病全周期康复中的重点内容。

（一）院内康复期（Ⅰ期）

1. 适宜人群　根据不同的标准，冠心病可以有不同的临床分类，老年冠心病的康复主要针对的人群为：老年急性冠脉综合征（ACS）、老年慢性稳定性冠心病（CCS）、老年介入治疗（PCI、药物球囊置入）、老年冠状动脉旁路移植手术（CABG）的患者，具体的适应证和禁忌证见表 4-4-18。老年 ACS 特指冠心病中急性发病的临床类型，主要涵盖以往分类中的 Q 波型心肌梗死、非 Q 波型心肌梗死和不稳定型心绞痛。这几种临床类型发病较急，多与斑块不稳定有关。老年 CCS 主要包括稳定型劳力性心绞痛、ACS后稳定期、无症状性缺血性心脏病，以及痉挛性心绞痛、微血管性心绞痛。介入治疗和CABG 是冠心病常用的手术治疗方式，老年患者因其自身特点如共病多、并发症多、病情复杂、心肺耐力差、合并用药多、药物副作用增多等，在接受介入治疗和 CABG 手术治疗后的早期康复尤其需要和重要。

表 4-4-18　Ⅰ期心脏康复适应证与禁忌证

适应证	禁忌证
过去 8 h 内没有新的或再发胸痛 肌钙蛋白水平无进一步升高 没有出现新的心功能失代偿表现（静息时呼吸困难伴湿啰音） 没有新的明显的心律失常或心电图动态改变 静息心率 50 ～ 100 次 /min 静息血压 90 ～ 150/60 ～ 100 mmHg （1 mmHg=0.133 kPa） 血氧饱和度＞ 95%	安静时心率＞ 120 次 /min 安静时呼吸频率＞ 30 次 /min 血氧饱和度≤ 90% 运动前评估收缩压＞ 180 mmHg 或舒张压＞ 110 mmHg 3 d 内体质量变化 ±1.8 kg 以上 随机血糖＞ 18 mmol/L 安静时心电图上可以明确观察到有新的缺血证据 不稳定型心绞痛发作时 导致血流动力学不稳定的恶性心律失常 确诊或疑似的假性动脉瘤、动脉夹层术前 感染性休克及脓毒血症 重度瓣膜病变手术前或心肌性心脏病心力衰竭急性期 临床医生认为运动可导致恶化的神经系统、运动系统疾病或风湿性疾病 患者不配合

2. 介入目标　住院期是患者心脏康复的关键时期，主要内容包括心脏康复健康教育、Ⅰ期康复评估与治疗，主要目标是提高患者对心脏康复的认识，促进患者日常生活及运动能力的恢复，预防并发症，缩短住院时间，为Ⅱ期康复奠定基础。

3. 介入手段　老年 CCS 和介入治疗后患者Ⅰ期康复的手段主要包括药物、运动、营养、心理与睡眠、戒烟五大处方，同时包括生活照护、健康教育。ACS 和 CABG 老年患者 I 期康复主要包括重症期间的早期康复和围术期预康复与术后快速康复[206-208]。

（1）运动处方管理与心肺康复：在为院内康复期即 I 期心脏康复的住院患者制订运动处方时，医生和康复小组应根据住院患者的临床情况、心脏运动康复适应证、禁忌证（表 4-4-19）以及例外情况综合考虑。急性事件或干预后住院时间的缩短使得用于为患者进行评估和康复干预的时间受限。经过 PCI 的患者通常在获得允许后 24 h 之内就出院了；单纯心肌梗死或 CABG 后患者通常也在 5 d 内出院。早期康复阶段的体力活动或计划将根据心肌梗死的面积和并发症确定，包括自理活动、手臂和腿的全关节活动范围（range of motion，ROM）以及姿势改变。单纯暴露于直立或重力负荷，如在住院康复期间歇的坐和站，一般可在急性心血管事件后大大减少运动时病情的恶化。如在心脏急性事件发生后的最初住院阶段，运动计划应当在严密的医学监测下开始实施。监测内容包括体格检查，在运动起始、运动过程中及运动结束阶段监测心率和血压。一项严密的监督包括记录个体的应答及耐受性、临床稳定性，迅速识别预示需要调整或终止运动计划的各种征象[209]。对于老年冠心病患者，尤其需要注意患者存在衰弱、平衡能力下降、运动不耐受、关节活动度下降或合并其他慢性疾病等导致的运动障碍，并且老年冠心病患者是发生心血管事件的高危人群，此类人群在住院康复阶段需要长期监测。例如，患者可以在医师、治疗师的监测、指导下逐渐从自理活动，增加到 3 ~ 4 次 /d、短到中距离的（15 ~ 152 m）最小限度或无协助的慢走，直至可以完成步行活动以外的活动。

表 4-4-19　住院患者心脏康复运动禁忌证与适应证

适应证	禁忌证
医学上稳定的心肌梗死后 稳定型心绞痛 冠状动脉旁路移植术后 经皮穿刺冠状动脉腔内成形术处于危险期的老年冠心病患者合并确诊的糖尿病、血脂异常、高血压或肥胖	不稳定型心绞痛 未控制的高血压。即：安静时收缩压（SBP）＞ 180 mmHg 和（或）舒张压（DBP）＞ 110 mmHg，直立后血压下降＞ 20 mmHg 并伴有症状者 明显的动脉狭窄（主动脉瓣区＜ 1.0 cm²） 未控制的窦性心动过速（＞ 120 次 /min） 新近形成的栓塞 未控制的糖尿病 严重的限制运动能力的运动系统异常 其他代谢异常，如急性甲状腺炎、低血钾、高血钾或血容量不足（直到得到适当处理后）

注：收缩压（systolic blood pressure，SBP）；舒张压（diastolic blood pressure，DBP）。

1）运动训练：老年冠心病患者住院期的心脏康复运动大致可以分为主动运动和被动运动两类。①主动运动：根据患者危险分层，在专业康复指导下，患者主动参与、主动活动肢体，并视情况给予医学监护的一类康复训练。②被动运动：当患者受限于危险分层较高、极高龄（80 岁以上）、基础病、长期卧床、失能、虚弱、无主观运动意愿等各种因素而进行主动运动康复受限时，被动运动康复显得尤为重要[55]。

对于极高危的冠心病患者，例如 CABG 术后的患者，可能会出现肺不张、感染、呛咳、活动耐力下降、谵妄、焦虑或抑郁等问题，不仅给患者的生活与精神带来巨大障碍，而且给家庭及社会带来巨大经济负担和劳动力损失[210]。在重症监护病房（ICU）与普通病房的Ⅰ期心脏康复（表4-4-20）是CABG心脏手术治疗非常重要的辅助手段。

表4-4-20　极高危患者住院期间的功能活动表

步骤	配合度	清醒情况	身体姿势	康复治疗
0	不配合	S5Q=0	每2小时翻身	无法进行康复
1	低配合度	S5Q < 3	每2小时翻身；保持半坐卧位	关节的被动活动；被动的床上踏车训练；神经肌肉电刺激
2	中等配合度	S5Q=3	每2小时翻身；在床上直立坐位；被动从床上转移至椅子上	关节的被动/主动活动；上下肢的小剂量抗阻活动；床上或床旁的主动/被动踏车训练；神经肌肉电刺激
3	接近高配合度	S5Q=4～5	每2小时翻身；被动从床上转移至椅子上；床旁坐位；较大辅助下床旁站位	关节的被动/主动活动；上下肢的小剂量抗阻活动；床上或床旁的主动踏车训练；神经肌肉电刺激；日常生活能力训练
4	高配合度	S5Q=5	被动从床上转移至椅子上；床边坐位；较小辅助下床旁站位	关节的被动/主动活动；上下肢的小剂量抗阻活动；床上或床旁的主动踏车训练；人员或支具辅助下步行；神经肌肉电刺激，日常生活能力训练
5	高配合度	S5Q=5	主动从床上转移至椅子上；床边坐位；主动床旁站位	关节的被动/主动活动；上下肢的小剂量抗阻活动；床旁的主动踏车训练；辅助下步行；神经肌肉电刺激，日常生活能力训练

对于中、高危的老年冠心病患者，例如CABG后ICU转普通病房患者、急诊PCI手术或多支病变或未完全血运重建的患者、择期PCI手术患者、稳定型冠心病住院患者、不稳定型心绞痛住院患者，如果患者病情稳定，满足相应的临床指征，以安全优先为原则，可在床边开展日常生活活动能力恢复的运动训练。早期以被动运动为主，适当添加主动运动，鼓励患者逐步增加主动运动，直至患者能完全独立进行主动运动，推荐方案见表4-4-21[211]。

2）呼吸训练[210,211]：对于需要长期卧床的受试者或者CABG术后患者，呼吸训练可以促进受试者肺功能恢复、帮助排痰、预防肺部感染。呼吸训练前需对受试者进行量表评估与肺功能评估，针对个体的不同情况，制订个体化肺康复方案。从术后第1天开始，鼓励受试者进行呼吸训练，一直坚持至出院。对于需要脱机的机械通气受试者，需对动脉血气、胸片、症状等情况综合评估，对受试者进行腹式呼吸训练，训练时适当调节呼吸机参数，推荐受试者在自主呼吸的状态下进行。对于有气道分泌物的受试者，可通过主动呼吸循环技术及正确咳痰训练，将支气管树内的分泌物向近端移动，促进肺内分泌物的有效排出，优化气道功能。对于呼吸肌力量不足，肺不张的受试者，可通过高

表 4-4-21 中、高危患者住院期间的康复运动训练表

项目	第一阶段	第二阶段	第三阶段	第四阶段	第五阶段	第六阶段
时间	第 1 天	第 2 天	第 3 天	第 4 天	第 5 天	第 6 天
能量消耗	1 ~ 2 METs	1 ~ 2 METs	2 ~ 3 METs	3 ~ 4 METs	3 ~ 4 METs	4 ~ 5 METs
日常生活	绝对卧床，在护理人员帮助下进食或自主进食	卧床，床上自己进食，在护理人员协助下洗脸、擦浴、穿脱衣物	大部分生活自理，可坐椅子、坐轮椅至病房和治疗室	生活全部自理，允许自行下床、浴室、病房和治疗室	生活全部自理，监护下步行至接待室，随时在病房走廊散步	继续前述活动，稍强于原来强度的活动
康复运动	仰卧位，下肢交替抬高 30°，5 组/次上肢抬高时深吸气，下肢时慢呼气；5 组/次 PCI 患者穿刺部位加压包扎 12 h 后，被动在床上进行关节运动，醒时踝背屈、趾屈 1 次/h	上午床边坐 5 ~ 10 min，1 次/d，床边坐位、坐椅子边便桶、坐椅子进行所有关节活动主动/被动活动	可下床站立，热身运动，病房内慢速走 15 ~ 25 m 或行走 10 min，2 次/d 坐位八段锦第 5 min，1 次/d	在房内活动和做体操，中速步行 25 ~ 50 m 或行走 10 min，2 次/d 室内行走 10 min，2 次/d 坐位八段锦 10 min，2 次/d	中速步行 100 ~ 150 m 或踏车 20 ~ 40 W，上、下 1 层楼，2 次/d	中速步行 200 ~ 400 m，2 次/d 踏车可上、下 2 层楼
注意事项	紧急情况时的处置	每次活动后休息 15 ~ 30 min	每次活动后休息 15 ~ 30 min	各种活动要在可耐受情况下进行	各种活动要在可耐受的情况下进行	准备安排出院

强度吸气肌训练、腹式呼吸、腹部抗阻训练、深呼吸训练，增加最大吸气压力，加强膈肌及腹部力量，改善术后肺活量，增加潮气量。对于术后可能出现肺功能障碍的受试者，可进行腹式呼吸训练、缩唇呼吸训练、深呼吸治疗、呼吸训练器的练习，提高气道气流流通功能。

①腹式呼吸训练：腹式呼吸中膈肌是主要呼吸肌。吸气时，膈肌收缩下降，腹肌松弛，保证最大吸气量[212]。呼气时，腹肌收缩、膈肌松弛，膈肌随腹腔内压增加而上抬，增加呼吸潮气量，降低呼吸功耗，改善换气功能。患者取卧位、半卧位或者立位，初学者半卧位较容易，首先全身肌肉放松，一手放在胸部，另一手放在腹部，闭嘴用鼻吸气，注意叮嘱患者吸气时胸部不动，呼气时用手稍用力压腹部，使腹部内陷，膈肌上抬，鼓励患者尽量将气体全部呼出。呼吸频率为 8 ~ 9 次 /min，每次持续练习 5 min，每日 3 次。心脏术后患者多采用胸式呼吸，康复治疗过程中治疗师应具备足够的耐心，用亲切的话语鼓励患者采用腹式呼吸。

②缩唇呼吸训练：缩唇呼吸使气道内压增高，防止气道闭陷或狭窄，使每次通气量上升，呼吸频率、静息每分通气量降低，可调节呼吸频率，有利于肺泡气排除。吸气时用鼻子，呼气时嘴呈缩唇状给气流施加一些抵抗。吸气和呼气比例可在 1∶2 进行，慢慢地以吸气呼气比达到 1∶4 作为目标。呼吸频率为 7 ~ 8 次 /min，每次持续练习 5 ~ 10 min，每日 3 次。

③呼吸训练器练习：使用呼吸训练器可帮助患者提高呼吸肌的肌力，促进痰液排出。有研究表明，术前进行指导并督促患者使用呼吸训练器进行练习具有预防术后肺部并发症的效果。

a. 吸气训练：保持正常呼吸，含住咬嘴吸气，以深长均匀地吸气使浮子逐渐升起，并使浮子尽量长时间的保持升起状态。含住咬嘴吸气结束，松开咬嘴呼气。不断重复第 2 步、第 3 步进行吸气训练 10 ~ 15 min 后，以正常呼吸休息。

b. 呼气训练：保持正常呼吸，含住咬嘴呼气，并使浮子尽量长时间地保持升起状态。含住咬嘴呼气结束，松开咬嘴吸气。不断重复第 2 步、第 3 步进行呼气训练 10 ~ 15 min 后，以正常呼吸休息。

c. 呼吸操：受试者站立位，两脚分开与肩同宽，双手叉腰呼吸 4 ~ 8 次；一手搭同侧肩，另一手平伸旋转上身，左右交替 4 ~ 8 次，旋呼复吸，双手放于肋缘吸气，压胸时呼气 4 ~ 8 次；双手叉腰，交替单腿抬高 4 ~ 8 次，抬吸复呼；缩唇腹式呼吸 4 ~ 8 次，双手搭肩，旋转上身 4 ~ 8 次，旋呼复吸；展臂吸气，抱胸呼气 4 ~ 8 次；双腿交替外展 4 ~ 8 次，展吸复呼；隆腹深吸气，弯腰缩腹呼气 4 ~ 8 次。

3）物理因子疗法[55]：这是Ⅰ期康复的有效补充手段，临床依从性和可实践性更强。冷热疗、电疗、磁疗、超声疗法、紫外线及红外线疗法、正压顺序循环等都被称为物理因子疗法。物理因子疗法对极高危或高危的老年冠心病患者因长期制动、卧床等导致的肌萎缩、软组织挛缩、压疮、肢体疼痛、感染、深静脉血栓形成等一系列并发症具有预防和治疗作用，同时对患者可能存在的认知、睡眠、心理障碍等也具有一定疗效。物理因子治疗种类丰富，常根据患者情况多种治疗联合应用，但必须严格掌握适应证、禁忌证，操作必须遵循操作规范，操作人员需经过专门的培训。

4）体外反搏：这是一种根据心电信号触发通过三对绑在小腿、大腿和臀部的气囊进行舒张期充气加压，收缩期排气减压的方式，改善冠脉血流心肌灌注，减轻心脏后负荷，提高痛阈的无创治疗方法。体外反搏已经被证明在 1 个疗程后可以明显增加冠状动脉侧枝血流和促进侧枝血管生成，改善外周血管内皮细胞功能和血管僵硬，最终转化为心绞痛症状的长期改善。体外反搏可以减少顽固性心绞痛患者的抑郁症状，显著降低心脏焦虑相关的恐惧和关注度水平，并且健康相关的生活质量和心脏焦虑改善程度可以维持 6 个月，详见"中国体外反搏临床应用专家共识"（图 4-4-3）。

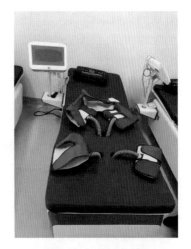

图 4-4-3　体外反搏

5）膈肌起搏器：膈肌起搏（diaphragm pacing）是一种被动式呼吸肌锻炼方法，通过低频电脉冲刺激膈神经，引起膈肌持续而有节律地收缩，近而构成类似生理模式的呼吸运动。膈肌起搏器分为置入式膈肌起搏器（implanted diaphragm pacemaker，IDP）和体外膈肌起搏器（external diaphragm pacemaker，EDP）[213]。膈肌起搏可以增加膈肌肌力，预防膈肌萎缩，辅助改善血气指标，改善患者通气功能，提高日常生活活动能力和生活质量。

6）传统中医康复[55]：传统医学有很多治疗方法可以为康复所借鉴运用，如常用的针灸、推拿、火罐、刮痧、中药熏蒸等。在极高危、高危老年患者或者极高龄患者的心脏康复中，中医传统功法的应用十分值得提倡，尤其对运动能力较差的患者尤为适宜。也应提倡将药膳融入高龄患者心脏康复的营养指导中。

（2）营养处方管理：心脏康复不仅仅是运动疗法，还包括防止再发的生活指导及冠状动脉危险因素纠正教育在内的综合项目，营养指导是心脏康复一个重要的构成要素。

老年冠心病患者要避免由于过量饮食引起的热量过剩，通过减肥可以使血压下降，还能调整血糖和血脂；要减少盐分的摄入量，冠心病患者每天摄入食盐的目标量是 6 克；体内摄入的热量和需求消耗的热量保持平衡，防止过多的食用富含动物性脂肪和胆固醇的食物；多吃一些富含纤维素的食物，可以促使体内更易于排泄胆固醇，改善体内糖和脂质的代谢；脂肪热量的摄入应占总热量摄入的 20% ~ 25%，不要过多的摄入富含饱和脂肪酸的肉类和乳制品，多价的不饱和脂肪酸具有降低血中胆固醇和甘油三酯的作用，可以经常食用一些富含多价不饱和脂肪酸的植物油；胆固醇高的患者注意不要过多食用富含胆固醇的食物，如动物性脂肪（猪肉、牛肉等）、禽蛋和卵类（鸡蛋、鱼卵等）、内脏类（肝脏、大肠等）、奶制品类（奶油、奶酪等）等；多吃食物纤维，食物纤维在胃中会吸收水分而膨胀增加饱腹感，在肠内可以增加大便体积，吸附胆汁酸和胆固醇使之排出体外，还可以在肠内抑制糖的吸收，从而降低肝脏内胆固醇和甘油三酯的合成；蔬菜和水果中富含有钾，可以使体内多余的钠排出体外，降低血压，但血液中钾浓度过高可以引起心律不齐，因此心脏病患者需要控制钾的摄入量；少量饮酒可以改善血流，增加高密度脂蛋白胆固醇，使全身得到放松，但持续大量饮酒将产生血压上升、肝功能损害、肥胖、睡眠障碍等各种不良情况，因此要维持适量的饮酒，如果不能做到适量饮酒，可以禁酒；适量地饮用咖啡、茶类的饮料可以使身心放松，但这些饮料中含有的咖啡因可以使心脏兴奋，可以尝试不含咖啡因的咖啡，另外要注意控制砂糖和牛奶等配料的放入量。

具体营养饮食建议如下[214]：

1）蔬菜和水果：要有足够的摄入。至少 400 g/ 天（8 两 / 天），最好 800 g/ 天。蔬菜应多于水果，蔬菜 500 ~ 600 g/ 天，水果 200 ~ 300 g/ 天。每天选择不同颜色的蔬菜和水果，保障微量营养素平衡。如果喝果汁，每天不超过 1 杯（150 ml）。

2）全谷类和膳食纤维：主要通过食物摄入，同时应限制精制淀粉和糖摄入，尤其是含糖饮料。

3）膳食脂肪：食用不饱和脂肪酸（花生油、豆油、橄榄油、葵花籽油、葡萄籽油等植物油）代替饱和脂肪酸（猪油、黄油等动物油），尽量减少摄入肥肉、肉类食品和奶油；避免反式脂肪酸（氢化植物油），少吃含有人造黄油的糕点、含有起酥油的饼干和油炸油煎的食品。

4）盐：每天摄入不超过 6 g，包括味精、防腐剂、酱菜、调味品中的食物盐。减少食用加工食品、烟熏食品等。

5）蛋白质：食用鱼、禽肉、坚果和大豆类代替肥的红肉 / 畜肉或加工肉类。

6）乳制品：无特殊要求，尽管这是蛋白质和钙的良好来源，但过多摄入无益。

7）酒：饮酒者应适量饮用。男性酒精摄入量 20 ~ 30 g/d，相当于 50 度白酒 50 ml（1 两）或 38 度白酒 75 ml，或葡萄酒 250 ml（1 杯），或啤酒 750 ml（1 瓶）。女性酒精摄入量 10 ~ 20 g/d。隔两天喝 1 次。不饮酒者不建议适量饮酒。

8）维生素和矿物质补充剂：平衡膳食即可，不需要补充，除非有缺乏。

（3）戒烟处方管理[215, 216]：戒烟可降低心血管疾病的发病和死亡风险，戒烟也是挽救生命最经济有效的干预手段。禁烟对所有患者都很重要，除了减轻自身的恶性疾病、心血管疾病风险，还能减少第三者由于被动吸烟造成的心肌梗死等疾病风险。

1）非药物干预：包括心理支持治疗和行为指导。大多数吸烟者认为自己想戒烟就能戒烟，实际上这种戒烟持续一年以上的成功率不到 5%。戒烟需要临床医师指导，根据世界卫生组织的建议，对愿意戒烟者采用 5A 法帮助患者戒烟，对不愿意戒烟者采用 5R 法增强吸烟者的戒烟动机。

2）药物干预：世界卫生组织和美国于 2008 年颁布的戒烟指南建议，治疗烟草依赖，除存在禁忌证或缺乏有效性充分证据的某些人群（如妊娠人群、无烟草使用者、轻度吸烟者和青少年）外，临床医师应鼓励所有尝试戒烟的患者使用戒烟药物。一线戒烟药物包括伐尼克兰、尼古丁替代治疗（NRT）相关制剂和安非他酮。当单用一种戒断药物疗效不佳时，长效制剂和短效制剂可以联合应用。

3）随访和复吸处理：研究显示我国急性冠状动脉综合征患者 6 个月持续戒烟率为 64.6%，复吸率为 38.1%，与国外相关研究结果相似。复吸主要原因是：渴求，占 90.32%；其他原因，占 9.68%。尼古丁依赖评分 4 分以上是预测患者复吸的独立危险因素。出院后 2 个月内是患者复吸的高发时间。随访是戒烟干预的重要内容。随访建议如下：

随访时间：至少 6 个月。

随访频率：在戒烟日之后的第 1 周、第 2 周、第 1 月、第 3 月和第 6 月，总共随访次数不少于 6 次。

随访形式：戒烟者到戒烟门诊复诊、电话、短信或邮件形式。

随访内容：了解戒烟情况，就相关问题进行讨论：戒烟者是否从戒烟中获得益处；获得什么益处，如咳嗽症状减轻、形象改善、自信心增强等；在戒烟方面取得哪些成绩，如从戒烟日起完全没有吸烟、戒断症状明显减轻、自己总结的一些戒烟经验；在戒烟过程中遇到哪些困难，如烦躁、精神不集中、体重增加等；如何解决这些困难；戒烟药物的效果和存在问题；今后可能遇到的困难，如不可避免的吸烟诱惑、戒烟意识的松懈等。

（4）心理指导与睡眠管理[2]：目前的心血管疾病康复主要关注体力活动的恢复，而忽略了患者心理因素对康复的影响。实际上，冠心病患者的情绪管理应贯穿冠心病的全程管理的始终。

1）认知行为治疗

①健康教育：患者常因对疾病不了解、误解和担忧导致情绪障碍，需从心理上帮助患者重新认识疾病，合理解释患者心脏疾病转归和预后，纠正患者不合理的负性认知，恢复患者的自信心，可使很多患者的焦虑抑郁情绪得到有效缓解。

②心理支持：有精神障碍的患者往往有大量主诉，在漫长的就医过程中做了许多检查，用了许多药物治疗，但病情仍不能完全缓解，同时患者常会感到自己的病症得不到医师的重视和家人理解，心生怨意。这时，医师要对患者病情理解和同情，耐心倾听患者对疾病的描述，除了心血管疾病症状，要详细询问患者有无其他不适，如睡眠问题，有无紧张和担心害怕，有无乏力和情绪不佳；关注症状出现时的心理情绪问题，要了解患者对本身心脏疾病的认识，有无随时感到疾病会对自己造成重大威胁，或对疾病的治疗和恢复失去信心；要了解患者发病之初有无负性生活事件，如亲人病故、病重以及其他重大精神创伤和压力。通过与患者的充分交流沟通，可进一步取得患者信任，再对患者病情充分了解的情况下，结合本专业知识，对患者进行合情合理的安慰，给其适当的健康保证，打消其顾虑，使患者看到希望，恢复战胜疾病的勇气和信心。

③提高治疗依从性：研究显示合并有精神障碍的患者治疗依从性差，表现为对抗焦虑抑郁治疗的不依从，以及对心血管疾病康复的不坚持。因此，提高患者的治疗依从性对改善患者的预后非常重要。

a. 加强治疗指导：以患者能够理解的方式进行，使用亲切的语言宽慰患者，根据患者医疗需求和受教育程度提供浅显易懂的口头和书面信息，如为什么需要治疗、怎样治疗、治疗的益处，各个药物的用法用量、注意事项以及可能产生的不良反应。用药方案尽量适应患者的生活工作习惯，通过对患者进行健康教育，提高患者对自身疾病的认识，使患者正确理解治疗方案，促使患者家属积极配合，支持和监督患者接受治疗。

b. 调动支持系统：支持系统作为一种社会心理刺激因素，会影响患者的身心健康。提供正确、合理的家庭社会支持，改善家庭和社会环境，是提高治疗依从性的重要措施。家庭、社会的支持对患者精神健康有直接促进作用，能够让患者在遇到应激事件事件时，更好地应对困难，渡过难关，降低应激事件对身心健康产生的消极影响，减少心理障碍的诱发因素，降低发病率。良好的家庭、社会支持，对疾病康复起促进作用的同时也可减少疾病的复发。反之，缺乏家庭、社会有效支持的患者得不到良好康复，可能增加复发机会。鼓励患者家属和患者之间的感情互动，可促进患者恢复，同时要对患者家属进行适当健康教育，提醒患者家属避免因过度紧张给患者造成更大的精神压力。

c. 随访：有利于定期了解患者病情变化和指导患者进一步治疗，可提高治疗依从性，提高患者对治疗的信心。随访从患者接受治疗开始，可一周或两周一次，之后适当延长随访时间。随访中，医师主要观察患者治疗的效果及药物反应，并根据随访情况调整用药及支持性治疗内容。治疗早期随访非常重要，根据副作用的情况尽量把药物剂量加到有效值，同时鼓励患者治疗达到足够疗程，减少复发可能。远期随访可获得长期效果，随访过程对患者具有持续心理支持作用。随访方式可通过门诊咨询、电话或信件等方式进行。随访过程中，如反复出现治疗依从性不好、患病行为异常（如陷入疑病状态不能自拔）或出现报警信号（缺乏依据地投诉医师或有自我伤害行为），应请精神科或临床心理科会诊，缓解患者负面情绪造成的压力，避免与患者陷入纠缠乃至对立的关系。

2）睡眠管理[2]：处理失眠问题时首先需明确患者失眠的原因，包括：因心血管疾病症状所致失眠、冠状动脉缺血导致心脑综合征、心血管药物所致失眠、心血管手术后不适所致失眠、因疾病继发焦虑抑郁导致失眠、睡眠呼吸暂停导致失眠以及原发性失眠。有时同一患者可能有多种原因。对于因症状、疾病导致的失眠，建立良好医患关系，取得就诊者信任使其能主动合作很重要。对于初次诊断冠心病的患者要给予安慰、关心、保证与支持，使患者减轻因冠状动脉供血不足本身及其治疗而出现适应不良。不少患者对心肌缺血及治疗怀有恐惧心理，常担忧 PCI 或 CABG 治疗后的后果。在治疗前应详细说明治疗的必要性、效果及可能发生的反应，使患者有充分心理准备。指导患者适当活动，有助于减轻患者的紧张情绪，改善睡眠。

老龄、合并多种疾病和 CABG 后的患者易发生谵妄伴睡眠障碍，应注意治疗原发疾病和诱发因素，如心肌缺血、呼吸困难、低血压、电解质紊乱、焦虑等，同时给予对症药物治疗，如氯丙嗪（25 mg）肌内注射、奥氮平（2.5 ~ 10 mg）口服、奋乃静（1 ~ 2 mg）口服，从低剂量开始。对谵妄患者避免应用苯二氮䓬类镇静药物。

患者在发生失眠的急性期可使用镇静催眠药物，要短程、足量、足疗程，包括苯二氮䓬类（benzodiazepine，BZ）、非苯二氮䓬类或选择性 5- 羟色胺再摄取抑制剂（SSRI）。BZ 药物连续使用不超过 4 周。应注意 BZ 半衰期较短者比半衰期较长者撤药反应更快更严重，停服半衰期短的药物，如劳拉西泮，需逐步减量直至停掉。用药不可同时饮酒、喝茶、饮用咖啡等，否则会增加药物成瘾的危险性。一种抗催眠镇静药疗效不佳时可并用另外两种镇静催眠药物。每种药物都尽量用最低有效剂量。对有焦虑、抑郁情绪者建议采用新型抗焦虑药如 SSRI、氟哌噻吨美利曲辛等，其不良反应较少，成瘾性低。

（5）健康宣教或生活指导：老年冠心病康复教育的对象不仅仅是患者，还应包括患者家属及其照护者，心脏专科医师、护士及相关健康工作人员，社会及保险机构人员，更重要的是对冠心病康复专业人员的教育。冠心病康复教育要想达到较好效果，需长期坚持和循序渐进，并选择合适的教育方法（图4-4-4）。

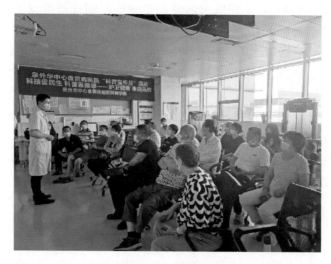

图4-4-4　健康宣教

1）在日常生活中尽量减少心脏负担：急剧的变化和压力将会增加心脏负担。因此，所有的行为动作要在轻松的状态下量力而行。吃饭、饮酒、运动、洗澡等行为动作都会增加心脏负担。"饱餐后运动""饮酒后洗澡"等双重增加心脏负担的行为，更易引起冠心病的发作。因此，尽量注意在完成一个行为动作后休息30分钟以上再进行另一个行为动作。

2）注意自己的身体状况：对于老年冠心病患者，管理好自己的身体状况是十分重要的。每天要养成测量血压、脉搏、体重的习惯。对于心力衰竭患者，由于血液流通不畅会使体内尿液的产生出现困难，因此尿量和排尿次数会减少，体重会增加。记录好每天可以做的事情和身体状态，并将记录的内容写在日志里，可以直观有效地观察和了解病情的细微变化。

3）起床时的注意事项：有研究报道指出心肌梗死在早晨的时间段容易发作，慌张匆忙地起床会更容易引起心肌梗死发作的危险。起床后身体处于脱水状态，血管会更容易出现栓塞。养成早睡早起的好习惯，起床后在轻松宽裕的时间里做事并开始新的一天。

4）如厕时的注意事项：用力憋气排便将使血压升高，增加心脏负担，诱发心脏病的发作。因此平时要注意预防便秘，必要的时候可以和医生商量接受药物治疗。在排便中不要憋气，用力的时候要进行呼气。使用坐便器比蹲便器更容易减轻心脏负担。冬天厕所内的温度较低，温度的变化容易引起血压的变化而诱发冠心病的发作，因此冬季如厕时要注意环境温度，尽量减少厕所和室内的温度差。

5）洗澡时的注意事项：最好选在吃饭前进行泡澡，泡澡前后还要注意补充水分。泡澡的时候水温过高以及水位超过胸口都会加重心脏负担，正确的做法是用温水先泡一下下肢等身体远心部位，使身体适应水温后，再将全身心脏以下的部位泡入澡盆，可以减轻心脏负担。泡澡中要注意洗澡水温度的变化，特别是冬天要注意保持浴室和更衣室的温度适宜。为了防止意外的发生，尽量在家里有人的时候洗澡。

6）出门时的注意事项：出门旅游的时候尽量将时间计划得宽裕一些，不要着急，按照自己习惯的节奏进行活动。外出前做好活动计划，不要过分消耗体力，如果感到疲劳要及时休息或者取消活动计划。集体活动可能会打乱自己的活动计划，应尽量避免集体活动。手提重物会加重心脏负担，不要勉强自己，可以选择快递重物等。不要忘记携带冠心病的治疗药物。

（6）安全管理：康复治疗过程中存在很多潜在风险，其风险不仅表现在康复治疗过程中，还可表现在康复治疗后的次日，甚至更长时间。

1）应急设备及管理[71]：运动场地需备心电监护和心肺复苏设备，包括心脏电除颤仪、血压计、急救药品（肾上腺素、硝酸甘油、多巴胺和阿托品等）、供氧设备、心电图机和心率表、血糖仪和吸引器，有条件时配备运动心电监护仪。急救药品、仪器设备需妥善保管，定期检查、检验校准、保养维护，做好记录，确保处于备用状态。

2）突发心脏意外事件应急预案：医护人员定期接受心脏急救训练，熟悉冠心病康复过程中突发心脏意外事件的应急预案，如"晕厥应急预案""急性心衰应急预案""急性心肌梗死应急预案""恶性心律失常应急预案""心搏骤停应急预案""肺栓塞应急预案"等，至少每半年组织应急演练1次。从事冠心病康复的护士应经过心肺复苏培训，掌握心血管专业的基本理论知识（人体解剖学、运动生理学等），以及冠心病康复治疗的适应证、禁忌证和运动终止指征。

（7）术后康复管理[210]：不同疾病的术后康复管理略有不同。对于胸骨正中切开的患者，术后3个月内需保持胸骨稳定，建议上肢训练负荷在3 kg以下。微创冠状动脉搭桥术（minimally invasive direct coronary artery bypass，MIDCAB）由于没有胸骨切开，患者可早期进行上肢负重训练，加速回归社会。上肢运动可以减缓关节僵硬、预防胸壁强直和胸壁肌肉萎缩，减轻肩背部疼痛和胸部压迫感。上肢运动包括上肢伸屈运动、上举及适当的扩胸运动。若手术切口愈合欠佳，或胸骨固定不牢固、活动时有骨擦感，则避免做扩胸运动。

关于运动时间和运动的量，术后24~48小时在患者体力及病情允许的情况下可进行康复运动，运动时间选择以两餐间为宜，如上午9~10点，下午3~4点。护士帮助患者逐步从坐在床上到坐在床边，直到离床进行室内短距离步行。72小时后活动量加大，可沿病房走廊步行。注意开始速度要慢，随着体力和心功能改善，逐渐加快步行速度。每日3次，每次200~400米。如果在活动中出现气短、心绞痛、心律失常、头晕、恶心、面色苍白及活动后出现长时间疲倦、失眠等不适时，提示这次运动过量，应该在下次运动时减量或暂停运动。冠状动脉搭桥术后早期的康复运动也有一定的潜在危险性，特别是对于心功能低下的患者。所以，要达到效果最好、风险最小的目的，确定个体化的运动量至关重要。术后最大运动量只能根据患者当时心功能状况而定。鼓励患者进行次极量运动，即以耐力运动为主。其实，这个次极量是不确定的，因为随着心功能和体力的逐渐恢复，运动耐力是逐渐增大的。要求患者逐渐加大运动量，以患者能自我耐受、不感过度疲劳、无心慌气短、不诱发心律失常和剧烈胸痛为度。低、中等强度运动时最高的心率分别为 100 次 /min，120 次 /min，活动中最高心率不超过 120 次 /min 属于正常反应。但患者行冠状动脉搭桥术后要长期服用药物，如钙拮抗剂、β 受体阻滞剂就对心率有影响，不能客观地反映运动强度。我们建议冠状动脉搭桥术后的患者应用谈话运动水平来掌握运动强度。在运动时谈话而不伴有明显气短的运动强度，即为产生训练的适宜运动强度。在此期间要鼓励患者进食高蛋白、高热量饮食，少量多餐，促进体力恢复和手术切口愈合，以便使患者有足够的体力和良好的身体状况来配合训练。

（二）院外早期康复期 / 门诊康复期（Ⅱ期）

1. 适宜人群　老年冠心病患者出院时病情都比较稳定，大量证据已表明老年人参加心血管疾病康复 / 二级预防（cardiac rehabilitation/secondary prevention，CR/SP）能从中获益，其中包括体力活动增强、生存率改善及良好的成本效益。因此，Ⅱ期康复适合各种老年稳定性冠心病患者，具体的适应证和禁忌证见表 4-4-22。然而，老年人参加 CR/SP 的比例很低，如在美国仅 14% 的心肌梗死后的老年患者参加，CABG 后为 31%，并且不同年龄段、不同性别、不同种族之间的老年人群参加的比例不尽相同。

表 4-4-22　Ⅱ期心脏康复适应证与禁忌证[71]

适应证	禁忌证
ST 段抬高型心肌梗死	不稳定型心绞痛
非 ST 段抬高型急性冠状动脉综合征	安静时收缩压＞ 200 mmHg 或舒张压＞ 110 mmHg 的患者
稳定型心绞痛	直立后血压下降＞ 20 mmHg 并伴有症状者
CABG 后	重度主动脉瓣狭窄
PCI 后	急性全身疾病或发热
缺血性心肌病	未控制的严重房性或室性心律失常
慢性收缩性心力衰竭	未控制的明显窦性心动过速（＞ 120 次 /min）
心脏猝死综合征	未控制的心力衰竭
下肢动脉闭塞症	Ⅲ度房室传导阻滞且未置入起搏器
心血管风险评估高危个体	活动性心包炎或心肌炎
	血栓性静脉炎
	近期血栓栓塞
	安静时 ST 段压低或抬高（＞ 2 mm）
	严重的可限制运动能力的运动系统异常以及其他代谢异常，如急性甲状腺炎、低血钾、高血钾或血容量不足

2. 介入目标　老年冠心病Ⅱ期心脏康复的目标注重在五大处方的监护下，运动处方的执行、生活方式的干预及安全管理等。注意老年冠心病患者的合并症，不同合并症的康复目标和内容略有区别。

3. 介入手段　生活方式干预及安全管理等在院内康复期已详细阐明，不再赘述。这里主要讲述老年冠心病患者院外早期康复期 / 门诊康复（Ⅱ期）的运动处方。在开始运动康复之前，需向患者详细介绍运动处方内容。在患者每次运动康复的前、中、后给予评估。在运动过程中，低危患者可使用心率表监护心率，重点教会患者识别可能的危险信号，以便出现不适反应时能正确判断并及时处理；中危患者建议给予医学监护，监测心率、血压、血氧饱和度、疲劳程度和不适症状等高危患者应严格连续医学监护，密切观察患者在运动中的心率、心电图、血压、血氧饱和度、疲劳程度和不适症状，一旦出现致命心律失常或心肌缺血等情况立即终止运动，行床旁心电图检查，通知医生并启动应急预案[217]。如果感觉到有任何关节或肌肉不寻常的疼痛，可能存在骨骼、肌肉的损伤，也应立即停止运动[218]。

（1）有氧运动处方[55]：有氧运动采用准备活动、训练阶段和放松运动的循序渐进式运动程序。准备活动即热身运动，为减少运动损伤风险，可自上而下活动全身主要关节的针对性低水平有氧运动 5 ~ 10 min。训练阶段包含有氧运动、抗阻运动、柔韧性运动和平衡运动训练，有氧运动是核心，抗阻运动和柔韧性运动是重要补充。放松运动可消除疲劳、促使体力恢复，使高血流动力学状态趋于缓和。通常持续时间为 5 ~ 10 min，风险越高持续时间越长[219]（图 4-4-5）。

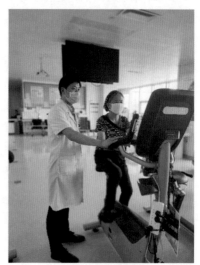

图 4-4-5　有氧运动

1）低危患者：对于低危的老年冠心病患者，有氧训练时限制相对较少，可选择动作稍激烈复杂的运动如平板、踏车、划船机、游泳等体育项目；老年医疗体操、有氧舞蹈、健身操等体操类运动；门球等对抗不激烈的娱乐性球类活动，以及传统养生功法中的动功等。抗阻训练除了采用弹力带训练，也可适当选择器械练习，如采用抗阻训练、渐进抗阻训练、等速肌力训练等方式。推荐进行核心稳定训练，常利用悬吊装置、bobath 球、泡沫筒等器械进行，核心肌力的增强有助于预防和缓解患者下腰痛，提高患者整体运动的协调性以及平衡功能，降低运动意外的发生率。

运动强度推荐达到 VO_{2max} 的 60% ~ 70% 为宜，不宜超过 80%，起始强度约为 50%，自觉疲劳程度量表（RPE）在 1 ~ 13 级的范围内运动。肌力训练时强度可选择 60% ~ 80% 1RM，最高不超过 80% 1RM，RPE 分级 13 ~ 16 分，最高不超过 16 分。训练可从 15 ~ 30 min/ 次起始，逐步延长至 60 min/ 次，肌力训练 10 ~ 15 个/ 组，4 ~ 10 肌群/ 次，有氧训练 3 ~ 7 次/ 周，肌力训练 3 ~ 4 组/ 肌群/ 次，2 ~ 3 次/ 周。注意以主动运动为主，可适当安排部分被动康复（物理因子治疗、传统康复、放松训练、呼吸训练等）辅助患者训练，缓解疲劳，加速恢复。

2）中危患者：老年冠心病中危患者的有氧训练以踏车、手摇车、老年医疗体操等为宜，肌力训练以弹力带训练为主，也可采用器械以渐进抗阻训练方式进行，视情况可降低强度核心稳定训练。

有氧训练的运动强度推荐逐步达到 VO_{2max} 的 40% ~ 60% 为宜，最高不超过 70%，起始强度通常低于 50%，RPE 在 11 ~ 13 分的范围内运动。肌力训练时强度可选择

40% ~ 60% 1RM，最高不超过 70% 1RM，RPE 在 11 ~ 13 分，最高不超过 16 分。有氧训练可从 15 ~ 30 min/ 次起始，逐步延长至 60 min/ 次。肌力训练 8 ~ 15 个组，3 ~ 4 肌群 / 次。有氧训练 3 ~ 5 次 / 周，肌力训练 3 ~ 4 组 / 肌群 / 次，2 ~ 3 次 / 周。尽量以主动运动康复为主加强被动康复辅助训练。

3）高危患者：高危老年冠心病患者的有氧运动形式以卧位踏车、手摇车、坐位老年有氧操等为宜。肌力训练以弹力带、橡皮球训练为主。极虚弱患者也可采用多点等长训练，但主要避免屏气等，可视情况安排悬吊装置下的核心稳定训练。

有氧训练的运动强度推荐达到 VO_{2max} 的 20% ~ 40% 为宜，一般不超过 40% ~ 50% 起始强度，通常低于 30% RPE，在 10 ~ 12 级的范围内运动。对于身体情况很差或极高龄的患者，也可按运动时心率较安静时增加不超过 10 ~ 20 次 /min 为标准。肌力训练时强度可选择 20% ~ 30% 1RM，不超过 40% 1RM 为宜，RPE 分级 10 ~ 11 分，最高不超过 13 分。有氧训练可从 5 ~ 10 min/ 次起始，逐步延长至 30 ~ 60 min/ 次，运动中可短暂休息，一般不超过 5 min 为宜。肌力训练 8 ~ 15 个 / 组，1 ~ 3 肌群 / 次。有氧训练 3 ~ 5 次 / 周，肌力训练 1 ~ 3 组 / 肌群 / 次，2 ~ 3 次 / 周。要以被动运动占主要地位，尤其是被动 / 助力运动、呼吸训练、作业治疗等，待患者逐渐适应现有运动强度后，增加主动运动比例。

（2）抗阻运动处方[71]

1）类型：老年冠心病的抗阻运动形式为一系列中等负荷、持续、缓慢、大肌群和多次重复的肌肉力量训练，常用的方法有 3 种：①徒手运动训练，包括克服自身体重（如俯卧撑）、仰卧蹬腿、腿背弯举、仰卧起坐、下背伸展和提踵等；②运动器械训练，包括哑铃、多功能组合训练器、握力器、腹力器和弹力带等；③自制器械训练，包括不同重量的沙袋和 500 ml 矿泉水瓶等。运动器械训练易受场地和经费限制，徒手运动训练、弹力带和自制器械都是同样有效的抗阻训练形式，有利于患者在家庭或社区开展运动训练指导。

2）频率：上肢肌群、核心肌群（包括胸部、肩部、上背部、下背部、腹部和臀部）和下肢肌群可在不同日期交替训练。每次训练 8 ~ 10 个肌群，每个肌群每次训练 1 ~ 4 组，从 1 组开始循序渐进，每组 10 ~ 15 次，组间休息 2 ~ 3 min。老年人可以增加每组重复次数（如 15 ~ 25 次 / 组），减少训练次数至 1 ~ 2 组。

3）时间：每周应对每个肌群训练 2 ~ 3 次，同一肌群练习时间应间隔至少 48 h。

4）强度：应注意训练前必须有 5 ~ 10 min 的有氧运动热身，推荐初始运动强度，上肢为一次最大负荷量（即在保持正确的方法且没有疲劳感的情况下，仅一次重复能举起的最大重量）的 30% ~ 40%，下肢为一次最大负荷量的 50% ~ 60%，通常抗阻运动的最大运动强度不超过一次最大负荷量的 80%。Borg 评分是一个简单实用的评估运动强度的方法，推荐运动强度为 11 ~ 13 分。切记运动过程中的正确呼吸方式，举起时呼气，放下时吸气，避免屏气动作。

5）抗阻运动的时期选择：如果无禁忌证，康复早期可开始关节活动范围内的肌肉活动和 1 ~ 3 kg 重量的抗阻训练，促进患者体能尽快恢复。常规的抗阻训练是指患者能举起 ≥ 50% 一次最大负荷量的训练，它要求在经皮冠状动脉介入治疗后至少 3 周，且应在连续 2 周有医学监护的有氧训练之后进行；心肌梗死或冠状动脉旁路移植术后至少 5 周，且应在连续 4 周有医学监护的有氧训练之后进行；冠状动脉旁路移植术后 3 个月内不应进行中到高强度上肢力量训练，以免影响胸骨的稳定性和胸骨伤口的愈合（图 4-4-6）。

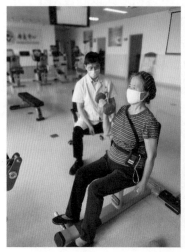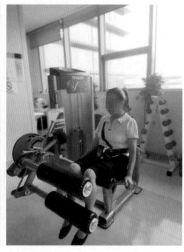

图 4-4-6　抗阻运动

（3）柔韧性（拉伸）运动：老年冠心病患者的柔韧性一般较差，使日常生活活动能力降低，保持躯干上部和下部、颈部和臀部的柔韧性尤其重要[71]。老年冠心病患者可以通过柔韧性练习提高 ROM 柔韧性。患者的 ROM 在柔韧性练习后会立即增加。每周进行至少 2 ～ 3 次，坚持 3 ～ 4 周的规律拉伸之后可提高其关节的稳定性和平衡性（特别是与抗阻训练结合进行时）。规律的柔韧性练习可能会减少运动者的肌肉韧带损伤、预防腰痛等（图 4-4-7）。

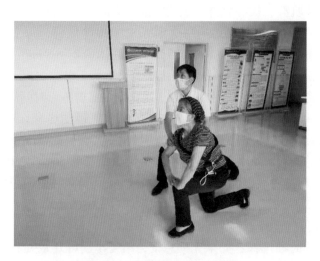

图 4-4-7　柔韧性（拉伸）运动

根据已有的研究结果，较合理的建议是运动者在执行一般体适能计划时，可以将柔韧性练习安排在心肺耐力或抗阻训练之后，或者单独运动者进行拉伸练习时，当感觉到肌肉轻微紧张后，保持这一姿势 10～30 s 就可以达到提高 ROM 的目的了。延长拉伸的时间对老年人更有益，如果老年人将拉伸时间延长到 30～60 s 则可以获得更大的柔韧性。训练方法为首先进行 3～6 s 的低到中等强度的收缩（即 20%～75% 最大随意收缩），紧接着由搭档进行辅助拉伸 10～30 s。根据运动者的需要，每个柔韧性练习都应重复 2～4 次，累计达到 60 s。例如，运动者可以拉伸 2 次，每次 30 s，也可以拉伸 4 次，每次 15 s。按照上述制订的拉伸计划，大多数人不超过 10 min 即可完成。

（4）神经动作练习：老年冠心病患者为保证运动安全和减少运动跌倒风险，需进行神经动作练习。神经动作练习包括平衡、协调、步态、灵敏性和本体感觉等控制技能的练习，有时也被认为是功能性体适能练习。某些将神经动作练习与抗阻、柔韧性练习相结合且涉及方面较多的体力活动有时也被看做是神经动作练习，如太极、气功和瑜伽等[220]。老年冠心病患者进行神经动作练习的好处是显而易见的，这类练习不仅可以提高老年人的平衡性、灵敏性和肌肉力量，还可以降低其发生跌倒的风险和对跌倒的恐惧感。

老年冠心病患者以及极高龄者推荐以瑜伽、太极拳、蛇形走、单腿站立和直线走等形式为主，双足至单足、睁眼至闭眼、静态至动态，强度由易至难，运动时间为 3～10 次 / 组，3～5 组 / 天或 20～30 min/ 天，2～3 天 / 周。

（5）中医导引技术[219]：导引技术是以少林内功、易筋经、五禽戏、八段锦、太极拳、六字诀等传统功法为主要手段，指导患者进行主动训练的推拿医疗技术，以指导患者进行功法训练为主，也可以在功法训练的同时进行手法治疗。太极拳属于小到中等强度的有氧运动，并且能提高机体平衡、柔韧功能。在一些国家，太极拳被列为改善平衡功能的运动项目之一。

（6）其他中医外治方法[219]：推拿疗法具有扩张血管，增强血液循环的作用。膝关节是人体最大的承重关节，国内部分心脏康复中心采用擦、揉、点、按等手法，在运动康复后进行推拿按摩，以达到保护膝关节的目的。推荐穴位：膝阳关、血海、曲泉、内外膝眼、足三里、阳陵泉、阴陵泉、委中、梁丘，每天 2 次，每次 10 min。熏洗及中药热奄包疗法借助热力与药力，使局部的毛细血管扩张，血液循环加速，达到疏通腠理、散风除湿、透达筋骨、活血理气的作用，可用于运动相关系统疾患（如关节、肌肉）的辅助治疗。

（三）社区 / 家庭长期康复期（Ⅲ期）

1. 适宜人群　参加社区心脏康复的患者为发生心血管事件或出院后 2～3 个月，病情相对稳定的低危、部分中危心脏病患者，已经基本恢复正常生活，具体的适应证和禁忌证见表 4-4-23。

2. 介入目标　其核心内容涉及心血管疾病预防、治疗、康复和社会心理等问题的全程综合管理，主要目的在于帮助患者维持已形成的健康生活方式和运动习惯，继续有效控制冠心病高危因素，帮助患者恢复家庭生活和社会交往等日常活动[217]。

表 4-4-23　Ⅲ期心脏康复适应证与禁忌证

适应证	禁忌证
陈旧性心肌梗死 稳定型劳力性心绞痛 无症状冠心病 冠状动脉分流术 腔内成形术和支架置入术后 心脏移植术后 心脏起搏器置入后	康复过程中可诱发临床病情恶化的情况都列为禁忌证，包括原发病临床病情不稳定或合并新临床病症

3. 介入手段　Ⅲ期的康复着重从常见日常活动、休闲活动和体育活动等方面入手，指导患者在社区和家庭进行相应强度的运动训练，提高参与能力、提高生活质量、指导患者主动控制危险因素，保持良好的心理状态、坚持运动习惯等。

（1）日常生活活动：该活动是康复与护理中不可缺少的重要项目，也与提高老年冠心病患者群的生活质量息息相关。针对生活环境中的行为以及疾病、外伤、高龄所引起的状态变化，重视、改善和提高患者日常生活活动能力、减轻依赖，能从躯体、精神心理等方面达到康复与护理的目标。

1）日常活动：老年冠心病患者在脱离医院单一的环境后，回到社区或家中，可能不得不面临上下楼梯的问题。治疗师应指导患者独立上下楼梯的技巧，如若需要照护者辅助或使用辅助器具，应对患者及照护者进行技巧指导。家居及社区环境下的楼梯应针对照明和防滑进行环境改造，必要时使用危险警示牌加以提醒，三级及以上台阶需配备安全稳固的扶手。尽量鼓励患者自行完成沐浴活动，较困难的动作可协助完成；沐浴时间不宜过长，一般控制在 20 分钟内；在沐浴过程中，可考虑选取坐位代替站立位，清洗时动作应轻稳、注意安全、预防跌倒；保持室内通风、温暖，注意观察患者情况，如出现寒战、面色苍白、脉速等，应立即停止操作，给予适当处理；水温不宜过凉或过热，防止受凉感冒，温度的掌握很重要，过冷刺激可致皮肤血管和外周血管收缩，使血压升高，加重心脏负担，过热又可因血管扩张血压下降而引起心绞痛发作。大量出汗会使血容量减少，容易诱发心血管事件。避免噪声可引起应激反应和相应的心血管效应。一般认为，噪声刺激可引起交感神经紧张，导致心率增快、心律失常、血压升高。

2）跌倒：老年冠心病患者跌倒的主要原因分为内因和外因。内因有年龄增长引起的变化（运动功能减低、视听觉等感觉功能降低）、影响运动功能的疾患及症状、药物的影响等。外因有室内外物理环境以及步行辅助工具的不充分。跌倒危险减低的策略重在预防，应对患者及环境因素进行综合评估，分析跌倒的危险因素，早期提出干预措施，减低跌倒危险。

治疗师需对老年冠心病患者进行跌倒风险及不良后果的宣教。如为高危患者，应在居所内放置防跌倒警示标识；给予适当的穿衣指导，如鞋子防滑、衣服大小适中、裤腿不拖地等；进行起床时更换体位指导，醒后卧床 1 min 再坐起，坐 1 min 再站起，站 1 min 再行走等；向患者说明服药注意事项，监测血压、血糖变化，头晕、头痛加重时及时就诊；镇静催眠药及抗精神病药物需在睡前服用，服药后立即卧床休息；夜间起床要有照明；照护者需注意观察患者的意识、肌力等；避免醉酒、酗酒、睡前过多饮水等；如果使用拐杖、助行器，治疗师应给予使用指导，定期检查使用安全性。另外治疗师要及时定期进行环境风险检查及指导，地面要平整、无障碍物、无水迹，擦拭地面时注意警示标识；浴室有防滑垫；保持光线明亮，不刺眼，无反光。治疗师还应开展专业的居家环境指导，对照护者进行跌倒预防的指导。

治疗师应指导老年冠心病患者掌握跌倒时的保护措施。如行走或直立时跌倒应降低身体重心，尽量保持下蹲状再跌坐到地面，可起到缓冲作用；尽量顺应身体姿势，顺着惯性跌倒后不要逆势而为或用四肢用力去支持身体，避免四肢骨折；跌倒时采取身体蜷缩，双手抱头，保护头部。老年患者在跌倒后若能自救，在自行站立后应联系家人或照护者陪同到医院检查、诊治。家属在发现患者跌倒后，先不要随意搬动其身体，评估其意识和全身情况后再进行处理。如患者出现头痛、昏迷、呼之不应、口眼歪斜、手脚无力、对答不切题的表现，应迅速拨打急救电话送至医院。如患者神志清楚、对答切题，让其按要求活动四肢观察有无疼痛、关节异常、骨折等情况，如无异常可缓慢扶起患者后使用轮椅或平车送至医院检查。怀疑有脊柱损伤的跌倒者，应由多位救助者（3人左右）平稳、轻柔地移动身体，三人并排下蹲，分别将手放置在跌倒者头颈及肩部、腰腹部、双下肢，同时用力托起实施搬运。怀疑有颈椎损伤的跌倒者，应先固定其头颈部，防止二次伤害。

3）用药管理[221]：提高患者用药依从性是重中之重。首先要加强用药管理，需针对出院带药的老年患者、独居老人，以及精神异常或不配合治疗的患者与吞咽障碍和神志不清的患者等，开展健康教育。可借助宣传媒介，采取专题讲座、小组讨论、发宣传材料、个别指导等综合性教育方法，通过门诊教育、住院教育和社区教育3个环节紧密相扣的全程健康教育计划的实施，反复强化患者循序渐进学习疾病相关知识、药物的作用及自我护理技能，提高患者的自我管理能力，促进其用药依从性。与患者建立合作性关系、鼓励患者参与治疗方案与计划的制订、表达对疾病的讨论与感受、倾听患者的治疗意愿，使患者对治疗充满信心，形成良好的治疗意向，促进其用药依从性。另外，治疗师还可对老年冠心病患者进行如下行为治疗。

①行为监测：建议患者写用药日记、病情自我观察记录等。

②刺激与控制：将患者的用药行为与日常生活习惯联系起来，如设置闹钟提醒用药时间[222]。

③强化行为：当患者用药依从性好时及时给予肯定，依从性差时当即给予批评。

对于经常处于外出情境下的患者，治疗师需定期评估其服药能力，如理解力、记忆力、阅读能力、表达能力等，考虑患者能否说出服药方法，能否区别各类药物，能否主动求助等；治疗师还需要指导患者正确保管药品、定期整理药柜、弃除过期变质药物等。

4）交通：交通工具的使用是老年冠心病患者回归社会不应忽视的重要环节，应合理选择恰当的交通工具。在使用交通工具过程中，有需要时合理求助他人。对于合并下肢功能严重减退者或使用轮椅者来说，自己通过公共汽车的踏板进入车内是困难的，一种解决方法是公共汽车踏板的高度可自由调节升降，使踏板降至与路沿同高；另一种方法是使用液压升降机直接将轮椅及其使用者同时转运入车厢内。

符合驾龄的老年冠心病患者进行驾驶活动时，应告知患者避免在承受压力或精神紧张的情况下驾驶，如时间紧迫、天气恶劣、夜间驾驶、严重交通堵塞或高速驾驶等。需要乘坐飞机的老年冠心病患者如静息状态下无心绞痛发作、无呼吸困难及低氧血症，并且对乘坐飞机无恐惧心理，可在家属陪同下乘飞机出行，并备用硝酸甘油[217]。

5）居住环境改造：建议尽可能安排患者睡在离厕所较近的卧室以方便如厕；于厕所及卧室间设置夜间照明设备；室内可安装对于烟、火、燃气等的语音或声光式报警装置，来弥补老年患者视觉或听觉功能的缺陷；室内尽量减少门槛的设计；过道、楼梯应设置休息设施，或选择拐杖合并椅子多用途的辅助用具；长形门把比圆形门把更理想，长形门把可达到省力的目的，也可设计省力方便的钥匙与水龙头；桌椅高度应顾及轮椅或拐杖使用者，或便于自行走动者做不同的调整；家具、扶手等会直接接触身体的部分应避免粗糙的材质；室温不低于 24℃；应用分散的光线，避免强而集中的光线。

（2）休闲活动：心血管疾病患者的精神心理问题是公认的心血管疾病危险因素，也是导致患者症状频发、生命质量下降和预后不良的重要原因。由于我国的慢性病管理体系不完善，老年冠心病患者接受手术治疗后对自身疾病不能客观认识，普遍存在焦虑状态或抑郁状态，倡导患者积极参与休闲活动可有效帮助其改善心理状态，对提高心血管疾病治疗效果具有重要作用[217]。本文将重点介绍以下方面。

1）动态休闲活动：体育锻炼活动主要涵盖有氧训练、稳定性训练、耐力性训练、灵活性练习等。综合考虑老年冠心病患者的整体健康水平，为使患者机体需氧与耗氧水平达到平衡状态，心肺功能得到有效改善，调节骨质疏松及精神状态，一般建议选择适量的中等强度有氧运动，如步行、骑车、太极拳、八段锦等运动方式。老年冠心病患者也适合如健身球、乒乓球、羽毛球、网球、台球等运动量不是太大的球类运动。以上举例的球类运动均具有运动强度相对较低、趣味性较强的特点。老年冠心病患者因自身体质差异，回归社区后应在医生给予的运动处方的建议下，根据自身兴趣选择恰当的球类活动并进行自我监测。

散步是老年冠心病患者较易执行的一项休闲活动，属于有氧运动的一种。场地一般选择在安静、舒适的户外进行，如社区、公园内。根据"冠心病患者运动治疗中国专家共识"建议，每次运动时间为 10 ~ 60 min。经历心血管事件的患者建议初始运动从 15 min 开始，根据患者的体适能水平、运动目的、症状和运动系统的限制情况，每周增加 1 ~ 15 min 的有氧运动时间。在治疗师指导下通过采用心率和自我感知劳累程度来自我监测运动强度。

2）静态休闲活动：老年冠心病患者不太适合情绪起伏太大的休闲活动。音乐欣赏只要有简单视听器材就可以进行。观影活动是很好的精神调剂，可放松心情、帮助患者接受最新资讯，但应选择合适体位，避免视觉疲劳、加重心脏负担。老年冠心病患者进行观影活动时，需要注意避免惊吓和刺激、避免过度的情绪波动，尽量选择轻松愉快的喜剧片。此外，不建议老年冠心病患者观看 3D 电影，避免引发眼部不适及头晕目眩等。黑暗的环境会使眼压升高，合并有青光眼的患者建议尽量少去电影院。观影活动前应避免饱食，过程中应注意饮水及进食活动，避免误吸呛噎。

3）社交性休闲活动：受中国传统文化的影响，棋牌类游戏深受患者喜爱。老年冠心病患者可在家中或社区参与如象棋、围棋、跳棋、纸牌、麻将等棋牌类活动。该方法常用来改善患者思维能力和视扫描能力或转移注意力，还可提高手的灵活性，促进感觉恢复，提高认知功能，改善心理状态，但应避免情绪激动。

一般而言，多数心血管疾病患者在病情稳定时可以适当旅行，而旅途远近和旅程时间的长短则视病情与体力而定。首先，患者应选择适宜的旅游地点和时间，如尽量避免海拔较高、昼夜温差较大或者是高寒的地方，同时向有关专科医师咨询，了解旅行的可能风险、需要注意的事项和备用的药品。如果可能，旅行的目的地和沿途应选择随时可以就医的地方，以便发生意外时可以立即就医治疗[223]。另外，应选择较为舒适的交通工具，嘈杂、拥挤的环境容易诱发心血管事件。最后，如果发生晕厥、血压明显升高、持续胸痛或呼吸困难不缓解，应立即中止旅行并及时前往当地医院就诊。

（3）社区环境改造：老年冠心病患者在回归社区和家庭后需要进行长期的社区或家庭康复，此阶段是Ⅱ期康复的延续，需要为患者提供适当的环境才能促进其生活质量的提高。除了家庭环境设施改造外，居住的社区环境也是重要的支撑。社区无障碍环境应当具备以下的基本设施。

1）停车场的残疾人停车位应当出入方便，靠近人行通路；停车场的残疾人机动车停车位宽度不得小于244 cm；停车场的残疾人机动车停车位设明显的标志。

2）铺设进入建筑物的无障碍通道，道路应当平整，夜间有明显的路灯照明。

3）在适当的位置可安装自动体外除颤器（automated external defibrillator，AED）。

其次，健身器材的设置是社区环境的重要组成部分，为老年患者提供恰当的健身器材服务，可促进患者主动参与体育锻炼，维持身心健康。应在社区内进行环境优化，减少障碍物，增加环境绿化，为患者提供更多如散步、球类等体育锻炼的活动空间。

（4）定期随访：老年冠心病患者在病情相对稳定后仍需根据不同情况，定期去医院随访、复查，随时观察病情的动态变化。复查内容可包括：血压、血脂、血糖的测定，以及心电图检查、心脏超声检查、单光子发射式计算机断层成像、心肌酶谱测定及有创伤性的冠状动脉造影等检查。

此外，老年冠心病患者出院后的健康教育是定期随访的重要组成部分。这可由社区医院或社工进行，结合冠心病二级预防指南进行戒烟、药物、运动、饮食、睡眠、心理等全面指导[217]。

1）教育冠心病患者坚持服用有临床研究证据、能改善预后的药物。

2）让患者获得冠心病防治的相关知识，包括冠心病危险因素控制、生命质量评估、运动指导、饮食及体重控制、出院用药和随访计划、心电监测知识等。

3）引导患者进行健康的生活方式，如戒烟、平衡膳食、改变不运动的习惯。

4）对冠心病患者及家属进行生存教育，包括患者出现胸痛或心悸等症状的应对措施和心力衰竭的家庭护理等。

5）急救措施培训，包括紧急情况下呼叫120、急救设备自动体外除颤器（AED）的使用，家庭成员进行心肺复苏训练。

随着电子信息技术的进步，随访的方式除了有面对面指导外，还可采用远程指导的方式，如利用电子设备进行视频交流互动或远程监测，实现不良事件的实时监控及预防。

第五节　老年冠心病的康复护理衔接技术

老年冠心病的全周期康复模式除了上述 4 个维度以外，还应积极推广"临床 - 康复 - 护理"衔接，以真正实现疾病的全周期康复。康复需要在"临床 - 护理"的基础上，结合老年冠心病的特点，基于 ICF 框架并结合全周期康复模式（特别是人员全周期），构建老年冠心病的"临床 - 康复 - 护理"衔接服务体系。当前国内冠心病及其并发症的诊治现状是以"临床 - 护理"为主，并形成了固定的临床路径，康复介入鲜少。究其原因可能在于大众对康复的"功能观"理念尚不清晰，主动康复意识不强。为提高治疗效果，需要在康复治疗的同时配合护理来提高康复质量与效率，进而有效改善患者病情，提高患者在日常生活中的自我管理能力与健康行为。发展老年冠心病的全周期康复，应注重"临床 - 康复 - 护理"的衔接。"临床 - 康复 - 护理"衔接的核心是将康复理念和技术在患者的基础护理活动中进行传递，通过将康复理念和技术贯彻给不同康复阶段的主要护理人员（包括但不限于护士、护工、普通照护者、养老志愿者等），提高整体康复意识，促进患者的康复行为，以取得最大化的康复效果。

康复护理的任务主要包括：观察患者康复治疗期间的各种反应和效果；协助康复医师和治疗师执行和调整康复方案；协调饮食、运动、药物治疗的关系；重视对老年患者的心理康复，协助医生开展宣教和科普工作。因此，护士应与临床医生、康复医生和康复治疗师密切合作，将康复护理延伸到老年冠心病患者的全周期康复中，形成完整的"康复 - 护理"体系[224]。护士在常规护理的同时，将康复训练融入患者的日常生活中，对患者进行分时段的训练与监督指导，确保"时时有康复"。同时，护士对患者自身及其照护者做好健康宣教与居家指导工作，协同康复治疗师制订家庭康复环境改造方案，为患者更好地回归家庭做好充足准备。同时，通过组织开展健康教育讲座及社区科普活动，将"临床 - 康复 - 护理"衔接技术传递给康复治疗师和护士的同时，还传递给了护工、普通照护者、养老志愿者等，让患者受到全方位的康复护理，实现康复效果的最大化。

一、院内康复护理

与其他年龄段的患者相比，老年冠心病患者对临床护理的需求更加迫切，但是临床实践中仍有许多老年患者未得到良好的照护。基于老年冠心病患者的疾病和生理特点，需要持续完善的护理流程，凸显重点环节，在做好康复科专科护理的同时，保证患者康复治疗的安全性和有效性[225]。另外，院内康复护理时还需培养患者的自我管理能力，为社区阶段的康复奠定基础。

1. 健康教育　患者入院后，护理人员了解其需求并实施针对性护理，并对老年患者的冠心病知识掌握情况系统评估，按照具体情况制订针对性的健康教育计划，健康教育内容有疾病危险因素预防以及康复运动的重要意义等。健康教育采用集体授课与单独指导结合的方式，如介绍有关知识、集体观看视频等，每周 1 次；定期组织病友讨论会，每月1次。强化健康知识教育，提升其对相关知识的掌握程度，纠正错误的认知，进而提高其治疗依从性。同时向患者发放健康指导手册，或者在病房放置资料便于患者查阅。

2. 心理护理　患者由于担心治疗效果与疾病造成的痛苦，会出现较为严重的心理障碍。对此，护理人员要给予患者一定的情感支持，缓解其心理压力，减轻心理负担与不适感，使其对医护人员产生信任感，充分提高患者的治疗积极性与配合度。老年冠心病患者入院后护理人员需与其建立良好的医患关系，与患者充分沟通交流，注意语速适中、语气平和及语言简单易懂，仪态仪表得体，评估其心理状态，强化对老年冠心病患者的心理指导与疏通，针对可能产生抑郁、焦虑与恐惧等情绪的患者，护理人员需尤其注重患者的心理护理，对患者的不良情绪进行系统排解，如采用沙盘疗法及音乐疗法来缓解患者的紧张和焦虑感。叮嘱家属多支持并鼓励患者，增强其治疗的信心。在健康教育的基础上，患者对疾病有一定认知，再配合科学的心理疏导，可使患者的心理健康水平提高。

3. 疾病干预　对老年冠心病患者在康复治疗期间的生命体征、疗效变化认真观察，加强巡视，注意药物、术后及康复治疗的注意事项、冠心病并发症、药物不良反应等，了解患者的不适状况并及时进行处理。严格按照医嘱用药，对血栓的出现进行有效预防；对患者病情密切监测，对其有无产生皮肤出血与内脏出血等情况认真观察，如果出现血压降低或胸痛等表现，需马上通知医师处理，并注重安抚患者的情绪。

4. 生活方式干预　老年冠心病患者由于肠道消化能力日益减退，需多吃一些容易消化且蛋白质含量较高的食物。护理人员在护理操作时，指导患者养成良好的生活习惯，指导患者食用低盐、低脂、低热量食物，食用蔬菜水果及高纤维类、粗纤维食物，少食多餐，戒烟戒酒，维持良好的生活状态，促使机体抵抗力的提高。

5. 睡眠干预　护理人员需为老年冠心病患者营造良好的睡眠环境，如温度与光线适宜，调低机器噪音；嘱患者睡前不要吃太多食物，睡前少喝水避免频繁起夜；告知患者17点后不要使自身情绪处于亢奋状态；帮助患者调整舒适的睡姿，入睡时最大程度使身体放松。如果患者休息30 min后依然不能入睡，这个时候可起床做一些适当的活动，直至有睡意后再上床休息，促使患者睡眠质量的提升。对于严重睡眠障碍的患者，遵医嘱应用相关药物促进睡眠[226]。

6. 康复护理　护理人员需协助康复医师和治疗师执行和调整康复方案。患者病情稳定后可指导其适当开展康复训练，主要进行坐立或辅助翻身等被动运动，慢慢由被动向主动运动转变，开展一些有氧运动，如快走或慢跑等，对运动过程加强指导与监督，为患者示范正确的动作，纠正错误的动作[227, 228]。

7. 疼痛护理　患者发生心绞痛后第一时间通知医生，并帮助老年患者调整体位，可通过更换体位来减轻疼痛，还可通过不同的呼吸方式放松身心，遵医嘱给予药物等相关疼痛处理。

8. 用药干预　药物治疗是老年冠心病的主要治疗手段，但由于临床常予以联合用药，且治疗方案较复杂，而老年冠心病患者由于年龄越大记忆力降低越明显，加之多数老年患者不与子女同住，周边支持相对不足，不利于患者定时、定量的安全服药。另外，一些患者学历较低，理解力相对不足，对疾病和治疗方案认知不足，致使无法坚持服药，也无法理解安全服药对病情和治疗的重要性。因此，对老年冠心病患者不仅需要给予个体化的临床与康复治疗，还要给予有效的护理干预措施，以促进患者安全服药，达到预期的疗效。护理人员需在老年综合评估（comprehensive geriatric assessment，CGA）档案上详细记录患者的用药情况，包括药物的种类、每种药物的使用方法、不良反应等，随时发现异常问题并及时处理。护理人员需耐心为患者讲解冠心病的相关知识，使患者充分认识到安全服药在冠心病康复中的重要性，并为患者详细介绍所服用的药物特性，指导患者遵医嘱定时定量服药，切勿擅自增减剂量，强调规范用药的必要性，嘱患者随身携带急救药物，告知患者服药后可能出现的不良反应情况和自身急救知识[229]。

9. 二便护理　在适当的时机锻炼患者的盆底肌功能，做好私处的卫生工作，对患者的排尿冲动行为予以控制。保持大便通畅，多做腹部顺时针按摩，防止用力排便而增加心肌耗氧量，诱发心绞痛。

10. 并发症的护理　注意对老年冠心病患者并发症的预防护理。老年冠心病的并发症主要有心律失常、急性心肌梗死并发心力衰竭及心源性休克、缺氧等症状，面对患者的潜在并发症，给予患者更加细致的护理措施具有深远意义。

（1）心律失常：护理不当很容易造成患者心律异常，使患者的生命受到严重威胁。因此，针对心律失常并发症，一是要加强心电监测，使用胺碘酮等药物保护患者的生命安全，保持急性心力衰竭护理效果；二是要做好抢救准备，提前准备好抢救工作需要的设备。

（2）急性心肌梗死并发心力衰竭及心源性休克：考虑到患者年龄比较大，在日常生活中应该合理安排患者的饮食，帮助患者培养情趣，放松心情，关注患者情绪上的波动，切忌急躁。

（3）缺氧：给予患者充足的氧气，帮助患者缓解呼吸急促等症状。在给予氧气过程中，要注意给氧的方式方法，关注患者的呼吸需求。在整个治疗与护理过程中，注意患者的卧床姿势，垫高床头，引导患者采用正常的方式呼吸[230]。

若患者需要进行手术治疗，需要对老年冠心病患者进行围手术期护理；术前告知患者手术流程，做好术前准备，消除患者紧张情绪；术后指导患者卧位、饮食及下床活动等，并向患者及家属宣教相关并发症，在其发生时及时识别并处理；住院期间引导患者正确认识、对待疾病，使患者将疾病融入生活并适应其影响；为患者提供社会支持，如相关基金会、志愿者组织和下级康复医院等；对负性情绪较重的患者加强心理支持，听取患者感受及想法，及时对其进行心理疏导，激发患者积极乐观的心态；出院后告知患者及家属各项注意事项并定期随访，持续进行护理干预。此阶段护理重点为疾病行为、自我概念行为和日常生活行为[231]。

11. 延续护理　患者出院前护理人员需做好出院评估，根据具体情况为患者制订个体化的后续护理方案，并登记在 CGA 档案中。患者出院后前 3 周进行电话随访，1 次 / 周，叮嘱患者第 4 周到门诊复查，在出院之后的 2 ~ 6 个月，每个月进行 1 次随访，并根据患者的具体情况对后续护理方案进行强化与调整，对于病情不稳定的患者可增加随访频率。每次随访均需了解患者的饮食情况与运动情况，帮助其调整饮食，养成良好的饮食习惯，预防急性冠脉事件的发生。饮食主要以清淡、低脂、高纤维及低胆固醇食物为主，坚持少食多餐的原则，控制钠盐的摄入，多进食新鲜蔬果预防便秘。

除此以外，部分患者由于年龄的原因，视力与听力都不如从前，要加强安全管理，清除障碍物，设置床栏，卫生间安装扶手，地面保持干净且干燥，以免患者跌落、滑倒，必要情况下邀请耳鼻喉科及眼科专家会诊，齐心帮助患者获得更好的医疗服务。

二、社区康复护理

社区康复主要面向老年稳定性冠心病患者，其康复目标是控制危险因素，预防急性冠状动脉综合征及心脏性猝死的发生，提高患者的治疗依从性。这是院内康复阶段的延续和家庭康复阶段的基础，起着承上启下的枢纽作用。此阶段的康复护理重点在于健康教育、生活方式干预与心理干预，协助患者完成从医院到家庭的过渡。

1. 护理评估　患者从综合医院或康复医院出院后进入社区医院继续康复治疗，出院时医院护理人员将患者档案、护理康复计划等资料转至社区[232]。护理人员需根据老年冠心病患者的实际情况、生活习惯、防病意识、心理状态等，对患者住院治疗后的整体状况进行护理评估，结合上级医院制订的护理方案，为老年冠心病患者制订个体化的社区护理方案[233]。

健康教育是有目的、有计划的系统性教育活动，属于护理工作的重要组成部分，是帮助人们建立健康意识、养成良好生活方式、形成健康行为的必要举措。护理人员需对不同患者的健康教育需求进行全面评估，采取语言或非语言方式与患者有效沟通，耐心解答患者及家属的疑问，了解患者文化水平、健康信念、疾病认知程度及存在的健康行为等，关爱、安慰患者，减轻患者负性情绪，明确健康教育需求，提高患者依从性。健康教育以精神激励为主，通过耐心讲解不健康行为对疾病转归的不利影响，改变患者健康信念，促进患者行为改变，让患者意识到不良遵医行为的严重后果，从而自觉采纳健康遵医行为。在此阶段，除了张贴冠心病知识宣传海报，制作宣传手册外，还需对患者进行集体教育或个体化教育。

2. 集体教育　组织患者参与疾病知识讨论会、讲座，通过集体教育方式，向患者介绍冠心病相关知识，如病因、治疗、注意事项、主要表现、并发症等知识，指导患者及家属学习康复知识，如功能锻炼、良好生活习惯养成等；了解患者所关心的话题或问题，以其为重点组织共同讨论；为患者介绍治疗成功案例，或让治疗成功人员现身说法。此阶段对家属的健康教育也很重要，护理人员需嘱咐家属多陪伴、关爱患者，在生活中多鼓励、肯定患者，及时向护理人员反馈患者服药情况，监督患者养成健康生活方式，当出现药物不良反应时，督促或带领患者及时就医。

3. 个性化教育　通过分析患者不同健康教育需求，遵循因人而异的原则，选取针对性的宣教内容，制订个性化教育方案；针对不识字患者，采取口头宣教方式，为其介绍疾病知识；针对情绪低落患者，播放舒缓轻音乐转移其注意力，以患者所能接受的形式进行健康教育，如播放疾病知识动画、视频等，提高患者接受度。嘱患者保持愉快的心情，培养乐观向上的人生态度。指导患者掌握情绪转移法、意向放松法以及倾诉法等心理调节方法，控制自己的行为，保持愉快的心情[234]。

生活干预方面，护理人员需嘱患者增加食品种类及多样性，总则是以低盐、低脂、低胆固醇、优质高蛋白、富含纤维素的食物为主，保证维生素（动物肝脏、瘦肉、鱼、蛋、新鲜蔬菜等）的摄入量等[235]，保持营养的均衡丰富；注意不可过食、过饱、暴饮暴食，少食多餐、定量进餐，有利于减轻体重；忌食辛辣油腻及刺激性食物，并注意每日适当补充水分，有利于保持大便的通畅。戒烟戒酒，按照运动处方进行运动训练[236, 237]。

冠心病具有病程长、反复发作、疼痛等特点，易使患者产生较大的心理压力和心理障碍。在老年冠心病的社区康复阶段，也应适当介入心理疏导治疗。此阶段的护理心理干预需要护理人员与老年患者进行常规的日常交流，可通过言语、表情、姿势、态度和行为等方面来缓解患者的焦虑情绪[238]，并采取说服、鼓励、示范、暗示和诱导等方式，指导患者正确放松身心，以兴趣疗法等转移患者的注意力，提高患者对康复治疗的配合度[239]，同时调动患者自我调节能力，使患者保持心理健康。

三、家庭康复护理

老年冠心病患者更多的生活时间是在家庭度过的。家庭康复护理得当，能更好地提高生活质量及预防本病的复发[240]。在家庭康复训练的过程中，家属的参与、督促至关重要。因此，护理人员需对患者及家属一体化健康教育，使患者及家属主观能动地参与到康复训练中，帮助患者适应家庭生活环境，使家庭康复成为康复医疗整体服务中的一个组成部分。在家庭康复护理的过程中，通过对老年患者的心理方面与行为方面加强干预，帮助其树立治疗的信心，进而不断提高其治疗依从性。同时，患者及家属需掌握冠心病的知识及护理技术，才能达到预防并发症及提高生活质量的护理目标。

1. 生活方式干预　护理人员包括家属、护工等应指导患者养成良好的生活习惯，形成健康的生活方式。脾胃弱者可少食多餐，食物应冷热软硬适中，可根据患者的实际情况分别采用流食、半流食、普食等，膳食结构要合理避免摄入过多的脂肪和大量的甜食。注意每日的饮水量及纤维素的摄入，保持大便通畅，注意养成定时排便的习惯。排便时切忌急于排空而用力屏气，用力过猛可使血压骤升而诱发意外。患者应学会排便时的自我放松，轻轻用力，便后不要骤然站起。加强体育锻炼，积极控制好血压、血糖和血脂[241]。养成良好的作息习惯，遵守每天的作息制度，睡眠休息要有规律，忌烟酒。根据病情和自己的爱好选择运动方式。运动要循序渐进，避免剧烈运动、竞技性运动。若身体感觉不适、情绪不佳、气候异常时，不宜进行运动锻炼。

2. 心理护理　由于冠心病是终身疾病，患者会产生恐惧、焦虑、消极等不良情绪，对家人的言语态度比较敏感甚至失去生活信心。此时就需要亲人的关心、体贴和无微不至的照顾，帮助其树立战胜疾病的信心，并为老人创造一个安静、舒适、温馨的休养环境。鼓励冠心病患者多进行社交活动，单独向其家属强调"暗示"和"鼓励"等心理干预的技巧，尽量让家属多参与患者的康复训练。

3. 健康教育　护理人员应教会患者及家属心绞痛发作时的缓解方法，胸痛发作时应立即停止活动或舌下含服硝酸甘油。如服用硝酸甘油不缓解或心绞痛发作比以往频繁、程度加重、疼痛时间延长，应立即到医院就诊。家庭护理时需注意寒冷、饮食、劳累、情感变化等冠心病危险因素，如洗漱宜用温水，尤其是冬季，骤然的冷水刺激可使血管收缩而致血压升高。寒冷刺激也是心绞痛发作的常见诱因。起床宜缓不宜急，应先慢慢起来，稍坐一会儿，再缓缓下床，如操之过急，可引起心率和血压较大的波动。另外，护理人员还需教会患者及家属识别一些心绞痛和心梗发作的非典型症状，例如腹部疼痛和不适。对老年人或有高血压、糖尿病、心脏病家族史的人，若出现不寻常的严重消化不良症状，持续 20 ~ 30 min，应怀疑是心脏病发作。

4. 用药指导　护理人员应指导患者坚持服药，不可擅自增减药量，自我监测药物的不良反应。外出时随身携带硝酸甘油以备急用。由于老年人感知功能减退、记忆力下降、逻辑思维混乱，在治疗过程中，使用药物品种过多，对药物名称、剂量、服药时间记忆不清，导致误服或漏服，特别是漏服的比例较多。家属应将服药和生活中的某些必做的事相联系，将药物放在醒目的位置，可提醒老年人立即服药。或简化疗程，减少用药种类，用字体较大的标签标明用药剂量和服药时间，便于老年人记忆。如果老年人遗忘，家属要提醒老年人按时服药，避免误服或漏服而诱发严重并发症[242-244]。

5. 随访及定期复查　每 1 个月进行 1 次电话随访，每 3 个月进行 1 次家访，主要了解患者家庭康复方案执行情况、药物不良反应情况等。现场指导冠心病患者自我监测每天的运动量和记录服药情况，解决患者提出的各种疑问。通过强化自我监测和随访，患者的遵医依从性可以得到提高，特别是有氧运动、规律服药及合理饮食等多方面健康行为的建立，有利于改善患者生理功能及心脏功能，增强其战胜疾病的信心，消除不良情绪，从而提高生活质量[245]。定期随访能够最大程度上提高患者家属支持度，充分调动患者的积极性，进而有利于提高患者自我效能。自我效能主要指个体对自身能否实施某一行为的期望，自我效能越高则冠心病控制程度越好[246]。护理人员也可借助互联网医疗设施，开展定期、定时的康复指导与监测，为患者提供正确的康复理念及技术。护理人员的随访工作应持续终生，时刻关注患者病情变化，嘱患者定期门诊随访。如出现下列情况时，患者应及时到医院就医：心绞痛发作突然频繁，程度加重，时间超过 30 min 以上，硝酸甘油不能缓解时，要警惕急性心肌梗死；出现特殊不适，如心悸、心律失常、心动过速或过缓、突然晕倒、晕厥或出现气喘、水肿等心功能不全症状；服药期间出现疗效不理想或出现异常[247]。

参考文献

[1] 贾杰. 发展老年全周期康复，健全老年健康服务体系——老年全周期康复技术体系与信息化管理研究项目的实施之路 [J]. 中国医刊，2021，56（10）：1043-1044.

[2] 刘遂心，丁荣晶，胡大一. 冠心病康复与二级预防中国专家共识 [J]. 中华心血管病杂志，2013（04）：267-275.

[3] 侯琴芝，姚黎清，王文丽，等. 老年颈椎病患者疼痛的全周期康复模式 [J]. 中国医刊，2021，56（08）：822-824.

[4] 王茂斌. 关于康复医疗服务体系建设的若干问题 [J]. 中国康复医学杂志，2012，27（7）：587-589.

[5] 丁荣晶，胡大一. 中国心脏康复与二级预防指南 2018 精要 [J]. 中华内科杂志，2018，57（11）：802-810.

［6］刘强，刘美茜，张玉梅．帕金森病患者的院内全周期康复模式［J］.老年医学与保健，2020，26（03）：340-342.

［7］徐娜，王爱雪，王琪，等.综合康复护理对于老年冠心病患者的临床应用效果分析［J］.结直肠肛门外科，2021，27（S1）：157-158.

［8］REN W，HASENBIEKE N，LIU Y，et al. Motivations and training needs of general practitioner preceptors［J］. Chin Med J（Engl），2017，130（14）：1689-1693.

［9］LIAN SQ，CHEN Q，YAO M，et al. Training pathways to working as a general practitioner in China［J］. Fam Med，2019，51（3）：262-270.

［10］施丹丹，雍刚，张戎，等.区域医疗中心建立社区全科医生持续能力培养模式的路径构建与建议［J］.中华全科医师杂志，2020，19（6）：532-536.

［11］王泽军，贾杰，林艳丽，等."县域医共体模式"下卒中全周期康复病例分析［J］.中国卒中杂志，2021，16（03）：236-239.

［12］丁力，贾杰.老年糖尿病周围神经病功能障碍及其全周期康复与护理［J］.老年医学与保健，2020，26（03）：337-340.

［13］贾杰.从"拐点康复"看颈椎病康复的全周期工作模式［J］.中国医刊，2021，56（08）：813-814+806.

［14］史华伟，李娟，梁亚浩.新型家庭医生签约服务制度下无锡市老龄人口社区医疗服务机构首诊情况及影响因素研究［J］.中国全科医学，2020，23（18）：2318-2323.

［15］李忠萍，王建军.分级诊疗体系下的转诊决策与政府协调机制研究［J］.系统工程理论与实践，2020，40（11）：2897-2909.

［16］栾颖，孙延明.冠心病康复全书［M］.北京：人民军医出版社，2010.

［17］HENDERSON A. Coronary heart disease：overview［J］. Lancet，1996，348 Suppl 1：s1-4.

［18］SUAYA JA，STASON WB，ADES PA，et al. Cardiac rehabilitation and survival in older coronary patients［J］. J Am Coll Cardiol，2009，54（1）：25-33.

［19］王广州.新中国70年：人口年龄结构变化与老龄化发展趋势［J］.中国人口科学，2019（03）：2-15+126.

［20］陈淼.结合老年冠心病的特点探讨其治疗中的"既病防变"［D］.辽宁中医药大学，2012.

［21］VLIEGENTHART R，OUDKERK M，HOFMAN A，et al. Coronary calcification improves cardiovascular risk prediction in the elderly［J］. Circulation，2005，112（4）：572-577.

［22］王乐民.重视冠心病康复方案中的运动疗法［J］.中华心血管病杂志，2015，43（07）：570-572.

［23］BOYD CM，LEFF B，WOLFF JL，et al. Informing clinical practice guideline development and implementation：prevalence of coexisting conditions among adults with coronary heart disease［J］. J Am Geriatr Soc，2011，59（5）：797-805.

［24］WEINSTEIN G，GOLDBOURT U，TANNE D. Angina pectoris severity among coronary heart disease patients is associated with subsequent cognitive impairment［J］. Alzheimer Dis Assoc Disord，2015，29（1）：6-11.

［25］张卫东.外科医师处方手册［M］.北京：人民军医出版社，2010.

［26］KNUUTI J，WIJNS W，SARASTE A，et al. 2019 ESC Guidelines for the diagnosis and management of chronic coronary syndromes［J］. Eur Heart J，2020，41（3）：407-477.

［27］郭宏洲，黄榕翀.2019 ESC慢性冠状动脉综合征指南解读［J］.中国循环杂志，2019，34（S1）：18-23.

［28］杨惠敏.浅析老年人冠心病的特点［J］.心血管病防治知识（学术版），2013（16）：25-27.

［29］李文.老年冠心病的特点［N］.中国医药报，2018.

［30］陈俊杰.老年人冠心病的特点及临床诊疗体会［J］.家庭医药.就医选药，2018（08）：47-48.

［31］毛会芹.老年人冠心病的特点及临床诊疗体会［J］.世界最新医学信息文摘，2018，18（01）：80+84.

［32］GENEST J，MCPHERSON R，FROHLICH J，et al.2009 Canadian Cardiovascular Society/Canadian guidelines for the diagnosis and treatment of dyslipidemia and prevention of cardiovascular disease in the adult - 2009 recommendations［J］.Can J Cardiol，2009，25（10）：567-579.

［33］贾娜，何青.老年人冠心病治疗的现状和临床策略［J］.中华老年医学杂志，2019，38（10）：1175-1179.

［34］SMITH SC JR，BENJAMIN EJ，BONOW RO，et al.AHA/ACCF Secondary Prevention and Risk Reduction Therapy for Patients with Coronary and other Atherosclerotic Vascular Disease：2011 update：a guideline from the American Heart Association and American College of Cardiology Foundation［J］.Circulation，2011，124（22）：2458-2473.

［35］IVERS NM，SCHWALM JD，JACKEVICIUS CA，et al. Length of initial prescription at hospital discharge and long-term medication adherence for elderly patients with coronary artery disease：a population-level study［J］.Can J Cardiol.2013，29（11）：1408-1414.

［36］杨坚，沈玉芹，李擎.脑卒中合并稳定性冠心病运动康复专家共识［J］.中国康复医学杂志，2018，33（04）：379-384.

［37］MARCHIONNI N，ORSO F. Stable angina in the elderly：diagnostic and therapeutic approach［J］.J Cardiovasc Med（Hagerstown），2018，19 Suppl 1：e84-e87.

［38］丁荣晶.稳定性冠心病心脏康复药物处方管理专家共识［J］.中华心血管病杂志，2016，44（01）：7-11.

［39］薛小刚，赵多胜.血管紧张素受体阻滞剂治疗老年冠心病的有效性及安全性观察［J］.中国医学创新，2013，10（22）：61-62.

［40］张霞，杨扬.老年冠心病患者应用血管紧张素转换酶抑制剂和β受体阻滞剂对心原性猝死的影响［J］.中华老年医学杂志，2010（05）：404-405.

［41］GIUSEPPE C，PAUL J，HANS-ULRICH I. Use of nitrates in ischemic heart disease［J］.Expert Opin Pharmacother，2015，16（11）：1567-1572.

［42］MÜLLER-WERDAN U，STÖCKL G，EBELT H，et al.ADDITIONS Study Investigators. Ivabradine in combination with beta-blocker reduces symptoms and improves quality of life in elderly patients with stable angina pectoris：age-related results from the ADDITIONS study［J］.Exp Gerontol，2014，59：34-41.

［43］SAFAR ME，SICHE JP，MALLION JM，et al. Arterial mechanics predict cardiovascular risk in hypertension［J］.J Hypertens，1997，15（12 Pt 2）：1605-1611.

［44］巩宜栋，张霞.冠心病的影像学检查［J］.心血管病防治知识（学术版），2011（06）：28-30.

［45］诸骏仁，高润霖，赵水平，等.中国成人血脂异常防治指南（2016年修订版）［J］.中国循环杂志，2016，31（10）：937-953.

［46］郭艺芳.2014年中国胆固醇教育计划血脂异常防治专家建议［J］.中华心脏与心律电子杂志，2014，2（03）：12-16.

［47］PETERSON ED，ALEXANDER KP，MALENKA DJ，et al.American Heart Association Chronic CAD Working Group. Multicenter experience in revascularization of very elderly patients［J］. Am Heart J，2004，148（3）：486-492.

［48］ARMSTRONG PW，GERSHLICK AH，GOLDSTEIN P，et al. Fibrinolysis or primary PCI in ST-segment elevation myocardial infarction［J］.N Engl J Med，2013，368（15）：1379-1387.

［49］LIM HS，TONINO PA，DE BRUYNE B，et al. The impact of age on fractional flow reserve-guided percutaneous coronary intervention：a FAME（Fractional Flow Reserve versus Angiography for Multivessel

Evaluation）trial substudy［J］. Int J Cardiol，2014，177（1）：66-70.

［50］SKOLNICK AH，ALEXANDER KP，CHEN AY，et al. Characteristics，management，and outcomes of 5，557 patients age ＞ or =90 years with acute coronary syndromes：results from the CRUSADE Initiative［J］. J Am Coll Cardiol，2007，49（17）：1790-1797.

［51］AMSTERDAM EA，WENGER NK，BRINDIS RG，et al. 2014 AHA/ACC Guideline for the Management of Patients with Non-ST-Elevation Acute Coronary Syndromes：a report of the American College of Cardiology/American Heart Association Task Force on Practice Guidelines［J］. J Am Coll Cardiol，2014，64（24）：e139-e228.

［52］ROFFI M，PATRONO C，COLLET JP，et al. ESC Scientific Document Group. 2015 ESC Guidelines for the management of acute coronary syndromes in patients presenting without persistent ST-segment elevation：Task Force for the Management of Acute Coronary Syndromes in Patients Presenting without Persistent ST-Segment Elevation of the European Society of Cardiology（ESC）［J］. Eur Heart J，2016，37（3）：267-315.

［53］MONTALESCOT G，SECHTEM U，ACHENBACH S，et al. 2013 ESC guidelines on the management of stable coronary artery disease：the Task Force on the management of stable coronary artery disease of the European Society of Cardiology［J］. Eur Heart J，2013，34（38）：2949-3003.

［54］KOZLOV KL，BOGACHEV AA. Coronary revascularization in the elderly with stable angina［J］. J Geriatr Cardiol，2015，12（5）：555-568.

［55］朱平，王磊，范志清，等.75 岁及以上稳定性冠心病患者运动康复中国专家共识［J］.中华老年医学杂志，2017，36（06）：599-607.

［56］余雪源.心脏储备功能检测的临床意义探讨［D］.山东大学，2012.

［57］BONOW RO，VITALE DF，BACHARACH SL，et al. Effects of aging on asynchronous left ventricular regional function and global ventricular filling in normal human subjects［J］. J Am Coll Cardiol，1988，11（1）：50-58.

［58］王浩，川玲.老年冠心病患者心功能改变的特点［J］.实用老年医学，1994，8（03）：113-114+142-143.

［59］BONOW RO，BACHARACH SL，GREEN MV，et al. Impaired left ventricular diastolic filling in patients with coronary artery disease：assessment with radionuclide angiography［J］. Circulation，1981，64（2）：315-323.

［60］宋克勤.老年冠心病患者心功能的超声研究［J］.中国医学影像技术，1997，13（05）：31-32.

［61］石晓明.老年冠心病患者心脏康复过程中心肺机能和心脏自主神经功能的改善及二者关系的研究［D］.天津体育学院，2014.

［62］刘晓芳.老年冠心病心功能特点及护理对策［J］.现代中西医结合杂志，2000，9（11）：1068-1069.

［63］高和，潘天鹏，马利铭，等.老年冠心病慢性左心功能不全对肺功能的影响［J］.空军总医院学报，1989（01）：30-32.

［64］Braunwald E.Heart failure：Pathophysiology and treatment［J］. American Heart Journal，1981，102（3 Pt 2）：486-490.

［65］AYRES SM. Mechanisms and consequences of pulmonary edema：Cardiac lung，shock lung，and principles of ventilatory therapy in adult respiratory distress syndrome［J］. Am Heart J，1982，103（1）：97-112.

［66］RICE DL，BEDROSSIAN C，BLAIR HT，et al. Closing volumes with variations in pulmonary capillary wedge pressure［J］. Am Rev Respir Dis，1981，123（5）：513-516.

［67］SIN DD，WU L，MAN SF. The relationship between reduced lung function and cardiovascular mortality：

a population-based study and a systematic review of the literature ［J］. Chest，2005，127（6）：1952-1959.

［68］ANTONIU SA，MIHAESCU T. Hospitalizations and mortality in the Lung Health Study ［J］. Expert Rev Pharmacoecon Outcomes Res，2002，2（6）：523-526.

［69］张琼，马江伟，黄建华，等.肺功能与冠心病及其冠状动脉病变严重程度的相关性［J］.中国循环杂志，2016，31（01）：55-59.

［70］FEARY JR，RODRIGUES LC，SMITH CJ，et al. Prevalence of major comorbidities in subjects with COPD and incidence of myocardial infarction and stroke：a comprehensive analysis using data from primary care ［J］. Thorax，2010，65（11）：956-962.

［71］丁荣晶，胡大一，马依彤.冠心病患者运动治疗中国专家共识［J］.中华心血管病杂志，2015，43（07）：575-588.

［72］佚名.《冠心病患者运动治疗中国专家共识》十大要点［J］.实用心脑肺血管病杂志，2015，23（07）：88.

［73］BOYD CM，LEFF B，WOLFF JL，et al. Informing clinical practice guideline development and implementation：prevalence of coexisting conditions among adults with coronary heart disease ［J］. J Am Geriatr Soc，2011，59（5）：797-805.

［74］SALTIN B，ROWELL LB. Functional adaptations to physical activity and inactivity ［J］. Fed Proc，1980，39（5）：1506-1513.

［75］HUANG CP，CHEN WL. Relevance of Physical Fitness and Cardiovascular Disease Risk ［J］. Circ J，2021，85（5）：623-630.

［76］PETTEE GABRIEL K，WHITAKER KM，DUPREZ D，et al. Clinical importance of non-participation in a maximal graded exercise test on risk of non-fatal and fatal cardiovascular events and all-cause mortality：CARDIA study ［J］. Prev Med，2018，106：137-144.

［77］SAWADA SS，LEE IM，NAITO H，et al.Cardiorespiratory fitness，body mass index，and cancer mortality：a cohort study of Japanese men ［J］. BMC Public Health，2014，14：1012.

［78］SCHMID D，LEITZMANN MF. Cardiorespiratory fitness as predictor of cancer mortality：a systematic review and meta-analysis ［J］. Ann Oncol，2015，26（2）：272-278.

［79］LIN PS，HSIEH CC，CHENG HS，et al.Association between Physical Fitness and Successful Aging in Taiwanese Older Adults ［J］. Plos One，2016，11（3）：e0150389.

［80］GOFF DC JR，LLOYD-JONES DM，BENNETT G，et al.2013 ACC/AHA guideline on the assessment of cardiovascular risk：a report of the American College of Cardiology/American Heart Association Task Force on Practice Guidelines ［J］. J Am Coll Cardiol，2014，63（25 Pt B）：2935-2959.

［81］HELDENS A，BONGERS BC，LENSSEN AF，et al.The association between performance parameters of physical fitness and postoperative outcomes in patients undergoing colorectal surgery：An evaluation of care data ［J］. Eur J Surg Oncol，2017，43（11）：2084-2092.

［82］TEW GA，BATTERHAM AM，COLLING K，et al.Randomized feasibility trial of high-intensity interval training before elective abdominal aortic aneurysm repair ［J］. Br J Surg，2017，104（13）：1791-1801.

［83］SMITH JL，VERRILL TA，BOURA JA，et al.Effect of cardiorespiratory fitness on short-term morbidity and mortality after coronary artery bypass grafting ［J］. Am J Cardiol，2013，112（8）：1104-1109.

［84］DELISA JA.康复医学—理论与实践［M］.南登崐，郭正成，译.西安：世界图书出版公司，2004.

［85］苏金虎，齐晓晖.老年冠心病运动治疗的研究进展［J］.医学综述，2020，26（22）：4462-4466+4472.

［86］VAN DE VORST IE, KOEK HL, DE VRIES R, et al. Effect of Vascular Risk Factors and Diseases on Mortality in Individuals with Dementia: A Systematic Review and Meta-Analysis［J］. J Am Geriatr Soc, 2016, 64（1）: 37-46.

［87］BLECKWENN M, KLEINEIDAM L, WAGNER M, et al.Impact of coronary heart disease on cognitive decline in Alzheimer's disease: a prospective longitudinal cohort study in primary care［J］. Br J Gen Pract, 2017, 67（655）: e111-e117.

［88］HOGUE CW JR, HERSHEY T, DIXON D, et al. Preexisting cognitive impairment in women before cardiac surgery and its relationship with C-reactive protein concentrations［J］. Anesth Analg, 2006, 102（6）: 1602-1608.

［89］ROSENGART TK, SWEET J, FINNIN EB, et al.Neurocognitive functioning in patients undergoing coronary artery bypass graft surgery or percutaneous coronary intervention: evidence of impairment before intervention compared with normal controls［J］. Ann Thorac Surg, 2005, 80（4）: 1327-1334.

［90］TULLY PJ, BAUNE BT, BAKER RA. Cognitive impairment before and six months after cardiac surgery increase mortality risk at median 11 year follow-up: a cohort study［J］. Int J Cardiol, 2013, 168（3）: 2796-2802.

［91］ROBERTS RO, GEDA YE, KNOPMAN DS, et al.Cardiac disease associated with increased risk of nonamnestic cognitive impairment: stronger effect on women［J］. JAMA Neurol, 2013, 70（3）: 374-382.

［92］SINGH-MANOUX A, SABIA S, LAJNEF M, et al.History of coronary heart disease and cognitive performance in midlife: the Whitehall II study［J］. Eur Heart J, 2008, 29（17）: 2100-2107.

［93］SILBERT BS, SCOTT DA, EVERED LA, et al. Preexisting cognitive impairment in patients scheduled for elective coronary artery bypass graft surgery［J］. Anesth Analg, 2007, 104（5）: 1023-1028.

［94］GHARACHOLOU SM, REID KJ, ARNOLD SV, et al. Cognitive impairment and outcomes in older adult survivors of acute myocardial infarction: findings from the translational research investigating underlying disparities in acute myocardial infarction patients' health status registry［J］. Am Heart J, 2011, 162（5）: 860-869.

［95］LIMA LM, CARVALHO MD, FERREIRA CN, et al. Atheromatosis extent in coronary artery disease is not correlated with apolipoprotein-E polymorphism and its plasma levels, but associated with cognitive decline［J］. Curr Alzheimer Res, 2010, 7（6）: 556-563.

［96］WEINSTEIN G, GOLDBOURT U, TANNE D. Angina pectoris severity among coronary heart disease patients is associated with subsequent cognitive impairment［J］. Alzheimer Dis Assoc Disord, 2015, 29（1）: 6-11.

［97］王晓蕾.稳定性冠心病患者认知功能现况调查及其相关因素研究［D］.苏州大学, 2017.

［98］刘丽, 张铁梅, 张巍.冠心病与认知功能障碍的关系［J］.中华心血管病杂志, 2018, 46（01）: 74-77.

［99］GEERLINGS MI, APPELMAN AP, VINCKEN KL, et al. SMART Study Group. Association of white matter lesions and lacunar infarcts with executive functioning: the SMART-MR study［J］. Am J Epidemiol, 2009, 170（9）: 1147-1155.

［100］ALMEIDA OP, GARRIDO GJ, BEER C, et al.Coronary heart disease is associated with regional grey matter volume loss: implications for cognitive function and behaviour［J］. Intern Med J, 2008, 38（7）: 599-606.

［101］KOSCHACK J, IRLE E. Small hippocampal size in cognitively normal subjects with coronary artery disease［J］. Neurobiol Aging, 2005, 26（6）: 865-871.

［102］BERNARD C, CATHELINE G, DILHARREGUY B, et al.Cerebral changes and cognitive impairment after an ischemic heart disease: a multimodal MRI study. Brain Imaging Behav, 2016, 10（3）: 893-900.

［103］ROBERTS RO, KNOPMAN DS, GEDA YE, et al.Coronary heart disease is associated with non-amnestic mild cognitive impairment［J］. Neurobiol Aging, 2010, 31（11）: 1894-1902.

［104］HAI S, DONG B, LIU Y, et al. Occurrence and risk factors of mild cognitive impairment in the older Chinese population: a 3-year follow-up study［J］. Int J Geriatr Psychiatry, 2012, 27（7）: 703-708.

［105］WELLS KB, GOLDING JM, BURNAM MA.Psychiatric disorder in a sample of the general population with and without chronic medical conditions［J］. Am J Psychiatry, 1988, 145（8）: 976-981.

［106］POGOSOVA N, KOTSEVA K, DE BACQUER D, et al.EUROASPIRE Investigators. Psychosocial risk factors in relation to other cardiovascular risk factors in coronary heart disease: Results from the EUROASPIRE IV survey. A registry from the European Society of Cardiology［J］. Eur J Prev Cardiol, 2017, 24（13）: 1371-1380.

［107］邓必勇, 崔建国, 李春坚, 等.住院冠心病患者1083例心理状况的调查与相关分析［J］.中华心血管病杂志, 2010, 38（08）: 702-705.

［108］杨亚娟, 蒋珍珍, 赵金娣, 等.老年人睡眠障碍的原因及护理进展［J］.中华护理杂志, 2007, 42（01）: 75-77.

［109］杨清风, 崔红.睡眠障碍对老年人健康的影响［J］.中华保健医学杂志, 2015, 17（02）: 157-159.

［110］朱秋芬, 简伟研, 杨磊, 等.中国社区老年人睡眠质量状况及影响因素［J］.中国老年学杂志, 2019, 39（03）: 606-611.

［111］JORDAN AS, MCSHARRY DG, MALHOTRA A. Adult obstructive sleep apnoea［J］. Lancet, 2014, 383（9918）: 736-747.

［112］曹源, 徐延敏.睡眠障碍对心血管疾病的影响［J］.中国心血管杂志, 2020, 25（01）: 86-88.

［113］LIU TZ, XU C, ROTA M, et al.Sleep duration and risk of all-cause mortality: A flexible, non-linear, meta-regression of 40 prospective cohort studies［J］. Sleep Med Rev, 2017, 32: 28-36.

［114］MATSUDA R, KOHNO T, KOHSAKA S, et al.The prevalence of poor sleep quality and its association with depression and anxiety scores in patients admitted for cardiovascular disease: A cross-sectional designed study［J］. Int J Cardiol, 2017, 228: 977-982.

［115］隆雪原, 罗素新.睡眠与心血管疾病相互关系的研究进展［J］.心血管病学进展, 2015, 36（06）: 735-738.

［116］沈妍交, 郝秋奎, 董碧蓉.老年焦虑抑郁障碍的诊治［J］.现代临床医学, 2016, 42（06）: 463-465+468.

［117］JANSZKY I, AHNVE S, LUNDBERG I, et al.Early-onset depression, anxiety, and risk of subsequent coronary heart disease: 37-year follow-up of 49, 321 young Swedish men［J］. J Am Coll Cardiol, 2010, 56（1）: 31-37.

［118］WU Q, KLING JM. Depression and the Risk of Myocardial Infarction and Coronary Death: A Meta-Analysis of Prospective Cohort Studies［J］. Medicine（Baltimore）, 2016, 95（6）: e2815.

［119］WATKINS LL, KOCH GG, SHERWOOD A, et al.Association of anxiety and depression with all-cause mortality in individuals with coronary heart disease［J］. J Am Heart Assoc, 2013, 2（2）: e000068.

［120］LADWIG KH, LEDERBOGEN F, ALBUS C, et al.Position paper on the importance of psychosocial factors in cardiology: Update 2013［J］. Ger Med Sci, 2014, 12: Doc09.

［121］VAN DIJK MR, UTENS EM, DULFER K, et al.Depression and anxiety symptoms as predictors of mortality in PCI patients at 10 years of follow-up［J］.Eur J Prev Cardiol, 2016, 23（5）: 552-558.

［122］OSSOLA P, GERRA ML, DE PANFILIS C, et al.Anxiety, depression, and cardiac outcomes after a first diagnosis of acute coronary syndrome［J］.Health Psychol, 2018, 37（12）: 1115-1122.

［123］符祖丰, 熊萍, 钟一鸣.冠心病患者心理问题的诊疗进展［J］.赣南医学院报, 2020, 40（05）: 460-464.

［124］高阳, 周洪丹, 杨宇彤, 等.冠心病合并焦虑、抑郁的研究进展［J］.中国初级卫生保健, 2019, 33（12）: 74-77.

［125］杨玲利, 白春林.双心疾病发病机制研究进展［J］.临床心身疾病杂志, 2017, 23（6）: 163-167.

［126］胡大一.从"双心医学"到"五大处方"［J］.中华心血管病杂志, 2021, 49（11）: 1061-1062.

［127］张芷毓, 梁春光, 王玉霞, 等.老年冠心病患者抑郁情绪与疾病不确定感的相关性［J］.中国老年学杂志, 2021, 41（16）: 3567-3569.

［128］BIRATU A, HAILE D. Prevalence of antenatal depression and associated factors among pregnant women in Addis Ababa, Ethiopia: a cross-sectional study［J］.Reprod Health, 2015, 12: 99.

［129］王丽娜, 关红.中老年冠心病住院患者焦虑抑郁与社会支持及其相关性［J］.中国老年学杂志, 2021, 41（17）: 3846-3849.

［130］董文菁, 林梅.中文版疼痛心理弹性量表在冠心病患者中的心理测量学评价［J］.中国实用护理杂志, 2018, 34（32）: 2486-2490.

［131］MARCHIONNI N, ORSO F. Stable angina in the elderly: diagnostic and therapeutic approach［J］.J Cardiovasc Med（Hagerstown）, 2018, 19 Suppl 1: e84-e87.

［132］范维勇.瑞舒伐他汀与阿托伐他汀治疗冠心病的疗效分析［J］.中国实用医药, 2020, 15（20）: 131-133.

［133］邵柳俊, 王咏梅, 邹海英.冠心病患者疼痛心理弹性与康复运动知信行的相关性研究［J］.中国医院统计, 2020, 27（05）: 460-463+467.

［134］苏蔚.冠心病患者疼痛自我管理阶段调查及其与生活质量相关性研究［D］.山东大学, 2018.

［135］洪秋平, 郑娜.冠心病患者疼痛水平、疼痛自我管理阶段分布情况及与生活质量的相关性.国际护理学杂志, 2021, 40（19）: 3487-3490.

［136］卢瑞华, 牟小军.冠心病介入治疗后尿潴留的相关因素研究［J］.实用护理杂志, 2000, 16（10）: 13-14.

［137］刘淑燕, 刘莉梅, 于春艳.心血管介入术前床上排尿预防术后尿潴留［J］.青岛医药卫生, 2006, 38（05）: 374-375.

［138］朱思明.生理学［M］.南京: 东南大学出版社, 1992.149-150.

［139］高晓玲, 莫惠彬, 王妙珍.术前床上排尿训练对冠心病介入诊疗术后排尿功能影响的研究［J］.全科护理, 2010, 8（18）: 1617-1618.

［140］张小东主译.尿动力学［M］.北京: 人民军医出版社, 1999.6-14.

［141］郭蕾, 马丽嫱, 齐艳丽, 等.术前个性化排尿训练对冠心病患者介入术后排尿的影响及护理［J］.中国实用护理杂志, 2007, 23（02）: 19-20.

［142］刘威.高龄冠心病患者的便秘症状评分及护理效果分析［J］.中国老年保健学, 2020, 18（06）: 154-155.

［143］李瑞菡.老年冠心病合并慢性便秘患者心率变异性及中医证型的临床研究［D］.北京中医药大学, 2021.

［144］徐晓燕.老年冠心病PCI术后发生便秘情况及影响因素［J］.中国肛肠病杂志, 2021, 41（10）: 37-39.

［145］金晓霞.冠心病患者发生便秘的相关因素研究进展［J］.大家健康旬刊，2017，11（8）：298-299.

［146］刘晓雪.冠心病患者的排便管理［J］.家庭医药.就医选药，2018，（11）：331-332.

［147］方秀才，柯美云，罗金燕，等.中国慢性便秘的诊治指南（2007，扬州）［J］.中华消化杂志，2007，27（09）：619-622.

［148］周艳颜，饶红英，杨秋莲，等.老年住院患者日常生活活动能力的影响因素分析［J］.中国实用医药，2020，15（18）：10-13.

［149］邱志军，刘梦清，殷晓敏，等.老年人日常生活活动能力现状及影响因素研究［J］.卫生职业教育，2021，39（16）：130-132.

［150］周楚仪，刘薇薇，管梓瑶，等.养老机构老年人群日常生活活动能力与认知功能的相关性调查研究［J］.中国预防医学杂志，2020，21（01）：98-102.

［151］孙水英，薛亚卓，曾慧.老年人日常生活活动能力与认知功能的相关性［J］.解放军护理杂志，2011，28（03）：15-17.

［152］YESAVAGE JA, BRINK TL, ROSE TL, et al. Development and validation of a geriatric depression screening scale：a preliminary report［J］.J Psychiatr Res，1982-1983，17（1）：37-49.

［153］BRINK TL，YESAVAGE JA，LUM O，et al. Screening tests for geriatric depression［J］.Clin Gerontol，1981，1（1）：37-43.

［154］GOPINATH B，LIEW G，BURLUTSKY G，et al.Age-related macular degeneration and 5-year incidence of impaired activities of daily living［J］.Maturitas，2014，77（3）：263-266.

［155］刘祚燕，吴琳娜，胡秀英.老年住院患者日常生活活动能力影响因素研究［J］.四川大学学报（医学版），2015，46（02）：311-314.

［156］GRAF C. Functional decline in hospitalized older adults［J］.Am J Nurs，2006，106（1）：58-67，quiz 67-68.

［157］孟利敏，王欣，姚宏亮，等.住院老年慢性病患者抑郁与社会支持的相关性［J］.中国老年学杂志，2012，32（23）：5232-5233.

［158］杨风雷，陈甸.社会参与、老年健康与老年人力资源开发［J］.劳动保障世界（理论版），2012，（01）：34-37.

［159］吴芳芳.老年群体的社会参与问题研究［D］.哈尔滨工业大学，2009.

［160］杨茜.中国老年人口健康和社会参与的相关关系研究［D］.西南财经大学，2020.

［161］王萍.中国老年人社会参与、孤独感与老年痴呆发病风险的关系研究［D］.厦门大学，2017.

［162］ADAMSON J，LAWLOR DA，EBRAHIM S. Chronic diseases，locomotor activity limitation and social participation in older women：cross sectional survey of British Women's Heart and Health Study［J］.Age Ageing，2004，33（3）：293-298.

［163］SUNDQUIST K，LINDSTRÖM M，MALMSTRÖM M，et al. Social participation and coronary heart disease：a follow-up study of 6900 women and men in Sweden［J］.Soc Sci Med，2004，58（3）：615-22.

［164］刘颂.老年社会参与对心理健康影响探析［J］.南京人口管理干部学院学报，2007，23（04）：38-40.

［165］杨宗传.再论老年人口的社会参与［J］.武汉大学学报（人文社会科学版），2000，53（01）：61-65.

［166］丁荣晶.心脏康复评估技术［J］.中国实用内科杂志，2017，37（07）：590-593+598.

［167］李泽禹.双阶段动态心功能评估方法研究［D］.重庆邮电大学，2020.

［168］刘静.急性心肌梗死介入术后患者运动康复方案的构建与实证研究［D］.第二军医大学，2017.

［169］侯翠红，方丕华.平板运动试验在冠心病诊断中的进展［J］.中国医刊，2006，41（01）：

16-18.

［170］胡大一，王吉云．如何规范心电图运动负荷试验问答［J］．中国医刊，2000，（03）：17-18.

［171］董晖，赵真真．心电图平板运动试验在冠心病中的应用［J］．中国社区医师（医学专业半月刊），2008，10（19）：3.

［172］杜廷海，胡宇才，陈鹏．运动心电图试验在新药临床试验的质控探讨［J］．中国社区医师（医学专业），2012，14（32）：106.

［173］王乐民，沈玉芹．慢性稳定性心力衰竭运动康复中国专家共识［J］．中华心血管病杂志，2014，42（09）：714-720.

［174］沈逸华，林沁，谢良地．心肺运动试验的指标及结果解读［J］．中华高血压杂志，2019，27（01）：84-88.

［175］刘西花，李晓旭，毕鸿雁，等．中医康复临床实践指南·心肺康复［J］．康复学报，2020，30（04）：259-265+269.

［176］杨青．术后早期康复方案在心脏外科手术老年患者中的应用研究［D］．上海交通大学，2020.

［177］刘前桂，李永杰，郑曦，等．6分钟步行试验在呼吸康复训练中的临床应用［J］．临床肺科杂志，2010，15（01）：129-131.

［178］中华医学会老年医学分会．老年患者6分钟步行试验临床应用中国专家共识［J］．中华老年医学杂志，2020，39（11）：1241-1250.

［179］胡建平．无创正压通气对稳定期合并慢性呼吸衰竭的COPD患者的疗效观察［D］．郑州大学，2014.

［180］王玉龙，郭铁成，于敏华，等．康复功能评定学［M］．北京：人民卫生出版社，2008.

［181］刘枫，唐晓燕．诊断学［M］．北京：人民军医出版社，2008.

［182］周小玲．肺功能检查在冠心病中的应用及护理［J］．心血管病防治知识（学术版），2019（05）：86-88.

［183］中华医学会，中华医学会杂志社，中华医学会全科医学分会，等．常规肺功能检查基层指南（2018年）［J］．中华全科医师杂志，2019，18（6）：511-518.

［184］张琼，马江伟，黄建华，等．肺功能与冠心病及其冠状动脉病变严重程度的相关性［J］．中国循环杂志，2016，31（01）：55-59.

［185］朱绍英．肺功能检查中的感染预防与控制对策［J］．现代预防医学，2010，37（18）：3538-3539+3541.

［186］谢思蓉，黄静铭．肺功能检查患者依从性分析与对策［J］．全科护理，2011，9（18）：1605-1606.

［187］朱蕾，胡莉娟，李丽，等．关于肺功能诊断的建议［J］．中华结核和呼吸杂志，2018，41（04）：308-311.

［188］张筠，张铁栓，赵铭琴．基础肺功能检查在冠心病与肺间质纤维化鉴别中的应用价值［J］．河南医学研究，2014，23（12）：42-43.

［189］何建伟，王晓伟，曾琳叶，等．肌肉力量检测方法在体育应用中的再研究［J］．西昌学院学报（自然科学版），2010，24（02）：105-108.

［190］《常用康复治疗技术操作规范》编写组．常用康复治疗技术操作规范．2012［M］．北京：中国妇女出版社，2012.

［191］侯曼，侯佳，王汉玉．对60～89岁老年人下肢柔韧性的测试研究［J］．北京体育大学学报，2004，27（01）：57-59.

［192］齐皓．迷走神经刺激术对于难治性癫痫患者认知功能影响的研究［D］．安徽医科大学，2019.

［193］池孟轩．从脏腑整体观探讨中医药对青少年抑郁症的防治［D］．北京中医药大学，2009.

［194］段莹，孙书臣．睡眠障碍的常用评估量表［J］．世界睡眠医学杂志，2016，3（04）：201-203.

［195］HERR KA，SPRATT K，MOBILY PR，et al.Pain intensity assessment in older adults：use of experimental pain to compare psychometric properties and usability of selected pain scales with younger adults［J］.Clin J Pain，2004，20（4）：207-219.

［196］刘雪琴，李漓.老年人疼痛强度评估量表的选择［J］.中华护理杂志，2004，39（03）：8-10.

［197］ZHOU Y，PETPICHETCHIAN W，KITRUNGROTE L.Psychometric properties of pain intensity scales comparing among postoperative adult patients，elderly patients without and with mild cognitive impairment in China［J］.Int J Nurs Stud，2011，48（4）：449-457.

［198］赵越.认知训练及经颅直流电刺激对脑卒中患者认知障碍的疗效研究［D］.河北医科大学，2021.

［199］中国老年保健医学研究会老龄健康服务与标准化分会，北京老年医院，北京市老年健康服务指导中心，等.医疗服务机构老年综合评估基本标准与服务规范（试行）［J］.中国老年保健医学，2018，16（03）：3-10.

［200］马晓雯，谢红.国外居家环境适老化评估工具介绍及其对我国的启示［J］.中国护理管理，2016，16（03）：381-385.

［201］于卫华，戴夫.“医养结合”医养结合老年护理实践指南［M］.安徽：中国科学技术大学出版社，2018.

［202］云春凤，韩怡文，曾平，等.老年人健康相关居住环境风险评估方法的研究进展［J］.中华老年医学杂志，2021，40（01）：132-136.

［203］康复辅助器具分类和术语：GB/T 16432-2016［S］.北京：中国标准出版社，2016.

［204］无障碍设计规范：GB 50763-2012［S］.北京：中国标准出版社，2012.

［205］城市道路和建筑物无障碍设计规范：JGJ50-2001［S］.北京：中国建筑工业出版社，2001.

［206］JOSEF NIEBAUER.心脏康复实践操作手册［M］.胡大一，译.北京：北京大学医学出版社，2012.

［207］胡大一，王乐民，丁荣晶.心脏康复临床操作实用指南［M］.北京：北京大学医学出版社，2017.

［208］张蕾.强化降脂与介入治疗在冠心病二级预防中的效果比较［J］.中外医疗，2011，30（03）：4-5.

［209］王雅明.运动训练对冠心病 PCI 术后患者心功能及生活质量的影响［D］.吉林大学，2016.

［210］冠状动脉旁路移植后心脏康复专家共识［J］.中国循环杂志，2020，35（01）：4-15.

［211］曾昭萍，宋晶金.系统化心脏康复干预对急性心肌梗死患者 PCI 术后心功能和预后的影响［J］.中国现代药物应用，2021，15（09）：240-242.

［212］王冉冉，陈蕾，张萌，等.综合呼吸功能训练在心脏外科术后患者早期心脏康复中的应用［J］.中西医结合心血管病电子杂志，2018，6（21）：6-7.

［213］唐文庆，张瑞媞，殷稚飞.体外膈肌起搏在膈肌功能障碍中的应用［J］.中华物理医学与康复杂志，2018，40（11）：871-874.

［214］胡大一，王乐民，刘遂心，等.中国心血管疾病康复/二级预防指南［M］.北京：北京科学技术出版社，2015.

［215］中国医师协会心血管病分会.心血管疾病戒烟干预中国专家共识［J］.中华内科杂志，2012，51（2）：168-173.

［216］钱钧.心脏康复的戒烟处方［J］.健康人生，2018，（02）：24-26.

［217］中华医学会，中华医学会杂志社，中华医学会全科医学分会，等.冠心病心脏康复基层指南（2020年）［J］.中华全科医师杂志，2021，20（2）：150-165.

［218］丁荣晶.心血管病患者运动处方的制定［J］.中华全科医师杂志，2014，13（05）：331-334.

［219］李瑞杰，史大卓，姜红岩，等.稳定性冠心病中西医结合康复治疗专家共识［J］.全科医学临床

与教育，2019，17（03）：196-202.

[220] 张稳 . 运动对代谢综合征患者干预效果的系统评价 [D]. 泰山医学院，2017.

[221] 由淑萍，代亚丽，王彦茹 . 乌鲁木齐南山牧区哈萨克族高血压患者服药依从性的影响因素分析 [J]. 新疆医科大学学报，2007，30（08）：827-829.

[222] 邵利辉 . 白内障术后患者院外局部用药不依从性的原因分析及对策 [J]. 当代护士（学术版），2011，（02）：73-75.

[223] 戴若竹 . 心血管患者出院后的日常生活问题 [J]. 心血管康复医学杂志，2006，15（B12）：83-86.

[224] 邹飞，林赢男，郑献召 . 老年脑卒中多功能障碍的院内全周期康复及护理延伸 [J]. 老年医学与保健，2020，26（03）：343-345.

[225] 王春燕，徐静，康亚婵 . 无缝隙护理模式在老年冠心病患者护理中的应用分析 [J]. 心血管病防治知识，2021，11（01）：94-96.

[226] 章华 . 基于老年综合评估的护理干预在老年冠心病患者中的应用价值分析 [J]. 心血管病防治知识，2021，11（09）：85-87.

[227] 谢翠玲 . 多元化护理干预对老年冠心病患者睡眠质量和生命质量的影响 [J]. 世界睡眠医学杂志，2021，8（08）：1373-1375.

[228] 黄晓君，王冉，黄龙珍 . 改进护理干预对老年冠心病患者焦虑抑郁心理及生活质量的影响研究 [J]. 中外医疗，2021，40（25）：147-150.

[229] 翟媛，叶益真，邱瑞芬 . 规范化护理干预在老年冠心病患者安全服药中的应用效果 [J]. 西藏医药，2021，42（04）：120-121.

[230] 陶彩云 . 无缝隙护理在老年冠心病患者护理中的应用效果 [J]. 家庭科技，2021，（02）：59-60.

[231] 黄婕 . 老年冠心病患者应用慢性疾病轨迹模式护理对其心理状态的影响 [J]. 中外医学研究，2021，19（25）：96-99.

[232] 汤瑾 . 医院 - 社区 - 患者三位一体护理在出院老年冠心病患者中的应用 [J]. 现代诊断与治疗，2021，32（16）：2669-2670.

[233] 常莎 . 老年冠心病患者护理中应用无缝隙护理的临床效果 [J]. 中国医药指南，2021，19（30）：16-18.

[234] 蔡津津 . 无缝隙护理对老年冠心病患者心绞痛控制及预后的效果 [J]. 心血管康复医学杂志，2015，24（02）：204-206.

[235] 王玫，刘发兰 . 自我管理指导对 COPD 患者生活质量的影响 [J]. 实用临床医药杂志，2014，18（12）：112-114.

[236] 王霞 . 社区护理干预措施对冠心病患者疗效的价值 [J]. 中西医结合心血管病电子杂志，2014，2（18）：172-173.

[237] 孙宜波 . 社区护理干预对老年冠心病患者的影响效果分析 [J]. 中西医结合心血管病电子杂志，2016，4（22）：121.

[238] 侯琴芝，姚黎清，王文丽，等 . 老年颈椎病患者疼痛的全周期康复模式 [J]. 中国医刊，2021，56（08）：822-824.

[239] 燕淑红 . 老年冠心病患者护理中健康教育的实施及效果研究 [J]. 中国农村卫生，2021，13（14）：6-7.

[240] 刘冬航，徐萍 . 老年冠心病患者的家庭护理 [J]. 黑龙江中医药，2000，（04）：49.

[241] 汪雪漫，张晓明 . 老年冠心病患者的家庭护理 [J]. 黑龙江中医药，2002，（03）：50.

[242] 方海燕，邓淑华，尤凤敏，等 . 老年高血压冠心病患者口服药物的家庭护理 [J]. 中国中医药现代远程教育，2010，8（10）：120.

[243] 王丽 . 老年糖尿病合并冠心病患者的家庭护理 [J]. 中国实用医药，2008，3（27）：154-155.

［244］檀雪涛.浅谈老年糖尿病合并冠心病患者的家庭护理［J］.基层医学论坛，2011，15（17）：536-537.

［245］张巧云，刘青.延续护理理论指导的家庭护理对冠心病患者的护理效果观察［J］.检验医学与临床，2020，17（24）：3672-3675.

［246］刘梅，吴晓磊，靳敬伟，等.基于医院-社区-患者一体化护理模式对全科出院冠心病患者自我效能的影响［J］.中国实用护理杂志，2019，35（15）：1121-1125.

［247］杜小静，赵立华，李彩瑞.老年冠心病患者的家庭护理［J］.中国误诊学杂志，2011，11（05）：1093.

第五章
老年慢性心力衰竭全周期康复专家共识

　　我国从 1999 年开始已进入老龄化社会，且老龄人口比例逐年上涨，据 2020 年第七次全国人口普查报告，我国 65 岁以上人口约 1.9 亿，占总人口数的 13.50%。建设"以人民健康为中心，关注生命全周期，健康全过程"为目标的"健康中国"已上升为国家战略。"健康老龄化"作为重要的战略任务之一，是积极主动应对老龄社会挑战的重大需求，也是实现健康老龄化和"健康中国 2030"战略目标的必由之路。

　　心力衰竭（以下简称心衰）是导致老年患者死亡主要的发病原因。心衰与其他疾病不同，不会随年龄的增长而下降，相反随着年龄越大，心衰的发病率越高。大于 80 岁的老年人心衰发病率仍然保持在 20%，且占心衰患者的 10%，≥ 75 岁的心衰患者超半数为女性，且多为射血分数保留的心力衰竭（heart failure with preserved ejection fraction，HFpEF），而 90% 左右的 65 岁以下的心衰为射血分数降低的心力衰竭（heart failure with reduced ejection fraction，HFrEF）。2003 年我国流行病学调查显示，我国 35 ~ 74 岁成年人心衰患病率为 0.9%，≥ 80 岁的人群心衰患病率近 12%。

　　老年慢性心衰伴有多个慢性疾病，大多数老年心衰患者伴有冠心病、高血脂、高血压和（或）糖尿病，这必然造成每个老年患者需要同时服用多种药物，通常会超过 5 种或更多，这给老年慢性心衰的管理带来很大的挑战。

　　心衰的发展过程是不可逆的，怎样预防心衰及将心衰稳定在既有的水平成为目前心衰管理的重点，在这里心衰的康复治疗效果是无法替代的，而目前尚无专门针对心衰的康复指南，在心衰的康复过程中希望本书给临床医生、护士、治疗师带来帮助。

　　本章共识由国家重点研发计划"老年全周期康复技术体系与信息化管理研究（2018YFC2002300）"项目组牵头，由国内老年慢性心力衰竭康复领域的专家组共同撰写。通过系统检索 PubMed、Embase、The Cochrane Library、PEDro 等外文数据库，中国知网、万方、维普等中文数据库，共识撰写小组对国内外心力衰竭康复相关指南与共识等文献进行梳理，并结合领域内的最新临床经验与科研成果，经过专家组的投票、讨论、决策后撰写完成。本共识旨在从全周期康复、疾病观、功能观等角度提供老年慢性心力衰竭的诊断、康复评定和康复治疗的学术性指导和临床实践规范。

第一节　老年慢性心力衰竭的概述

一、老年慢性心力衰竭的定义

心力衰竭（heart failure，HF）是由于各种心脏结构或功能性疾病失去了对心脏泵血功能的补偿，而导致心室充盈及（或）射血能力受损引起的一组综合征。临床症状包括呼吸困难、不适、肿胀，伴或不伴运动功能下降，是各种心脏疾病的严重表现或晚期阶段。

心力衰竭是慢性、自发进展性疾病，神经内分泌系统激活导致心肌重构是引起心衰发生和发展的关键因素。心肌重构最初可以对心功能产生部分代偿，但随着心肌重构的加剧，心功能逐渐由代偿向失代偿转变，出现明显的症状和体征。

急性心衰因急性严重心肌损害或突然加重的负荷，使心功能正常或处于代偿期的心脏在短时间内发生衰竭或使慢性心衰急剧恶化。慢性心衰有一个缓慢的发展过程，一般均有代偿性心脏扩大或肥厚及其代偿机制参与。若其发生于老年患者（年龄≥65岁），则称为老年慢性心衰。

二、老年慢性心衰的病因

老年慢性心衰大致可分为原发性心肌损害导致或由于心脏长期容量和（或）压力负荷过重引起的，详见表5-1-1。

表 5-1-1　老年慢性心衰病因分类

病因分类	具体病因或疾病
心肌病变	
缺血性心脏病	左心衰指左心室代偿功能不全而发生心力衰竭，临床上较为常见，以肺循环淤血为特征
心脏毒性药物	抗肿瘤药（如蒽环类、曲妥珠单抗），抗抑郁药，抗心律失常药，非甾体类抗炎药，麻醉药
药物滥用	酒精、可卡因、安非他命、合成代谢类固醇等
重金属中毒	铜、铁、铅、钴等
免疫及炎症介导的心肌损害	
感染性疾病	细菌，病毒，真菌，寄生虫（Chagas病），螺旋体，立克次体
自身免疫性疾病	巨细胞性心肌炎，自身免疫病（如系统性红斑狼疮），嗜酸性粒细胞性心肌炎（Churg-Strauss综合征）
心肌浸润性病变	非恶性肿瘤相关系统性浸润性疾病（心肌淀粉样变、结节病），贮积性疾病（血色病、糖原贮积病）

续表

病因分类	具体病因或疾病
恶性肿瘤相关	肿瘤转移或浸润
内分泌代谢性疾病	
激素相关	糖尿病，甲状腺疾病，甲状旁腺疾病，肢端肥大症，生长激素缺乏，皮质醇增多症，醛固酮增多症，肾上腺皮质功能减退症，代谢综合征，嗜铬细胞瘤，妊娠及围产期相关疾病
营养相关	肥胖，缺乏维生素 B、L- 肉毒碱、硒、铁、磷、钙，营养不良
遗传学异常	遗传因素相关的肥厚型心肌病，扩张型心肌病及限制型心肌病，致心律失常性右心室心肌病，左心室致密化不全，核纤层蛋白病，肌营养不良症
应激	应激性心肌病
心脏负荷异常	
高血压	原发性高血压，继发性高血压
瓣膜和心脏结构的异常	二尖瓣、三尖瓣、主动脉瓣、肺动脉瓣狭窄或关闭不全，先天性心脏病（先天性心内或心外分流）
心包及心内膜疾病	缩窄性心包炎，心包积液，嗜酸性粒细胞增多症，心内膜纤维化
高心输出量状态	动静脉瘘，慢性贫血，甲状腺功能亢进症
容量负荷过度	肾功能衰竭，输液过多过快
肺部疾病	肺源性心脏病，肺血管疾病
心律失常	
心动过速	房性心动过速，房室结内折返性心动过速，房室折返性心动过速，心房颤动，室性心律失常
心动过缓	窦房结功能异常，传导系统异常

三、老年慢性心衰分类（表 5-1-2）

（一）左心衰、右心衰和全心衰

　　左心衰指左心室代偿功能不全而发生心力衰竭，临床上较为常见，以肺循环淤血为特征。单纯的右心衰竭主要见于肺源性心脏病及某些先天性心脏病，以体循环淤血为主要表现。左心衰竭后肺动脉压力增高，使右心负荷加重，长时间后，右心衰竭也继之出现，即为全心衰。心肌炎及心肌病患者左、右心同时受损，左、右心衰可同时出现（图 5-1-1）。

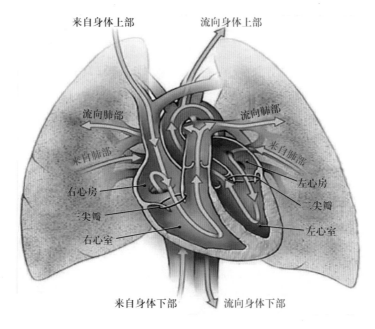

图 5-1-1 老年慢性心衰示意图

（二）收缩性和舒张性心衰

心脏以其收缩射血为主要功能。收缩功能发生障碍，心排血量下降并有阻性充血的表现即为收缩性心力衰竭，也是临床上常见的心衰。心脏正常的舒张功能是为了保证收缩期的有效泵血。当心脏的收缩功能不全时常同时存在舒张功能障碍。单纯的舒张性（舒张期）心衰可见于高血压、冠心病的某一阶段，当收缩期射血功能尚未明显降低，而因舒张功能障碍导致左室充盈压增高，进而导致肺的阻性充血。严重的舒张期心衰见于原发性限制型心肌病、原发性肥厚型心肌病等。

（三）左室射血分数降低 / 中间值 / 保留的心衰

射血分数降低的心力衰竭（HFrEF）：患者出现心力衰竭的症状、体征时，LVEF ＜ 40%。

射血分数保留的心力衰竭（HFpEF）：患者出现心力衰竭的症状、体征时，LVEF ≥ 50%，且利钠肽升高，至少满足下列其中的一条：①左心室肥厚和（或）左心房扩大；②心脏舒张功能异常。

射血分数中间值的心衰（heart failure with mid-range ejection fraction，HFmrEF）：患者出现心力衰竭的症状、体征时，40% ＜ LVEF ＜ 50%，且利钠肽升高，至少满足下列其中的一条：①左心室肥厚和（或）左心房扩大；②心脏舒张功能异常。

表 5-1-2 老年慢性心衰各种分类

分类依据	具体表现
根据左心衰、右心衰和全心衰分	
左心衰	左心衰指左心室代偿功能不全而发生心力衰竭，临床上较为常见，以肺循环淤血为特征

续表

分类依据	具体表现
右心衰	单纯的右心衰主要见于肺源性心脏病及某些先天性心脏病,以体循环淤血为主要表现
全心衰	全心衰常见于左心衰竭后肺动脉压力增高,使右心负荷加重,长时间后,右心衰竭也继之出现。心肌炎心肌病患者左、右心同时受损,左、右心衰可同时出现
根据收缩性和舒张性心衰分	
收缩性心衰	心脏以其收缩射血为主要功能,收缩功能障碍,心排血量下降并有阻性充血的表现即为收缩性心力衰竭,也是临床上常见的心衰
舒张性心衰	心脏正常的舒张功能是为了保证收缩期的有效泵血。当心脏的收缩功能不全时常同时存在舒张功能障碍。单纯的舒张性心衰可见于高血压、冠心病的某一阶段;严重的舒张性心衰见于原发性限制型心肌病、原发性肥厚型心肌病等
根据射血分数降低/中间值/保留的心衰分	
左室射血分数降低的心衰(HFrEF)	患者出现心力衰竭的症状、体征时,LVEF < 40%
左室射血分数保留的心衰(HFpEF)	患者出现心力衰竭的症状、体征时,LVEF ≥ 50%,且利钠肽升高,至少满足:①左心室肥厚和(或)左心房扩大;②心脏舒张功能异常,其中的一条
左室射血分数中间值的心衰(HFmrEF)	患者出现心力衰竭的症状、体征时,40% < LVEF < 50%,且利钠肽升高,至少满足:①左心室肥厚和(或)左心房扩大;②心脏舒张功能异常,其中的一条

四、老年慢性心衰分期与分级

(一)心力衰竭分期

2001年美国心脏病学会/美国心脏协会(ACC/AHA)的"成人慢性心力衰竭指南"上提出分期的概念,2005年更新,具体见表5-1-3。

表5-1-3　老年慢性心衰分期

分期	具体表现
A 期	心力衰竭高危期,尚无器质性心脏(心肌)病或心力衰竭症状,如患者有高血压、心绞痛、代谢综合征,使用心肌毒性药物等,可发展为心脏病的高危因素
B 期	已有器质性心脏病变,如左室肥厚,LVEF降低,但无心力衰竭症状
C 期	器质性心脏病,既往或目前有心力衰竭症状
D 期	需要特殊干预治疗的难治性心力衰竭

心力衰竭的分期对每一个患者而言只是停留在某一期或向前进展而不可能逆转。因此，只有在 A 期对各种高危因素进行有效的治疗，在 B 期进行有效干预，才能有效减少或延缓进入到有症状的临床心力衰竭。

（二）心力衰竭分级

1928 年美国纽约心脏病协会（NYHA）提出按诱发心力衰竭症状的活动程度将心功能的受损状况分为四级，其在临床上一直沿用至今（表 5-1-4）。

这种分级的优点是简便易行，但其缺点是仅凭患者的主观陈述评估，有时症状和客观检查有很大差距，同时患者个体之间的差异也较大。

表 5-1-4　老年慢性心衰分级

分级	具体表现
Ⅰ级	活动不受限。日常体力活动不引起明显的气促、疲乏或心悸
Ⅱ级	活动轻度受限。休息时无症状，日常活动可引起明显的气促、疲乏或心悸
Ⅲ级	活动明显受限。休息时可无症状，轻于日常活动即引起显著的气促、疲乏、心悸
Ⅳ级	休息时也有症状，任何体力活动均会引起不适。如无需静脉给药，可在室内或床边活动者为Ⅳa级；不能下床并需静脉给药支持者为Ⅳb级

第二节　老年慢性心力衰竭的临床检查与治疗

老年人群的心血管系统、呼吸系统、消化系统等各系统均发生退行性改变，功能储备能力下降，机体适应性降低，肌肉数量和质量下降，常伴有高血压、糖尿病、冠心病、高脂血症等基础疾病，而这些基础疾病既是慢性心衰的病因，又为慢性心衰的治疗带来困难。

心脏的结构和功能[1]与心脏的年龄相关，这可以很大程度上解释老年慢性心衰的病理生理及表面特点，随着年龄的增长，在肌肉的质量和数量上均会下降，心肌更新机制受损，心肌纤维数量增加，加之淀粉样变也会随年龄的增加而增加，多方面因素促使了心衰的发生。

一、老年慢性心衰的发病特点

心力衰竭是导致老年人发病率和死亡率提高的主要原因。年龄 ≥ 80 岁的老年人，预测 3 个月内的再次住院风险的重要因素中有五分之二是心力衰竭[2]。在一项心衰患者的最近住院自我保健研究分析中显示，仅对于射血分数降低的心衰而言，年龄 ≥ 65 岁为重要的心力衰竭住院或死亡的预测指标[3]。在一项年龄与心衰的住院关系的研究显示，死亡率与年龄呈 u 形，25 岁以下和 64 岁以上的患者死亡率更高[4]。

老年心衰的常见症状包括气短、下肢水肿、活动耐力下降，且这些症状在老年患者中多不典型，包括虚弱、感觉器官改变、情绪易怒或激动、胃肠功能紊乱（厌食、腹胀、排便习惯改变）或没精神（图 5-2-1）。除此之外，老年患者因静态的生活习惯很少出现气短或活动不耐受。相反，典型的心衰症状可能由于其他疾病导致，比如气短或活动不耐受可能由于急性或慢性肺病、贫血、肥胖或物理退化导致[1]。

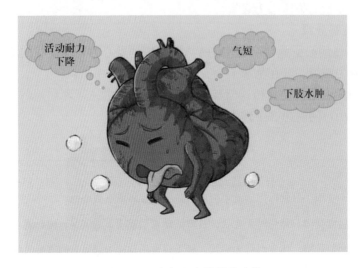

图 5-2-1　老年心衰的常见症状

二、老年慢性心衰的诊断评估

心衰的诊断和评估依赖于病史、体格检查、实验室检查、心脏影像学检查和功能检查。慢性心衰的诊断流程为：首先，根据病史、体格检查、心电图、胸部 X 线片判断有无心衰的可能性；然后，通过利钠肽检测和超声心动图检查明确是否存在心衰，再进一步确定心衰的病因和诱因；最后，还需评估病情的严重程度及预后，以及是否存在并发症及合并症。全面准确的诊断是心衰患者有效治疗的前提和基础。

老年心衰患者的诊断和评估有以下特殊性：①不典型症状更为多见，更易发生肺水肿、低氧血症及重要器官灌注不足。②以 HFpEF 为多见（40% ~ 80%），常合并冠心病，但临床上易误诊和漏诊[5]。尸检病理研究显示高龄老年 HFpEF 患者中心肌淀粉样变检出率高[6]。③多病因共存，合并症多，研究发现＞65 岁的老年人中超过 40% 具有 5 个以上合并症，且随年龄增长，非心血管合并症增多。④胸部 X 线片、超声心动图、血浆脑钠肽（brain natriuretic peptide，BNP）水平在老年心衰诊断中特异性降低。

（一）心衰的症状和体征

详细的病史采集和体格检查可提供心衰的病因和诱因线索，以明确患者存在的心血管疾病及非心血管疾病。由于心衰的代偿程度和受累心室不同，心衰患者的症状和体征有较大的个体差异，代偿良好的心衰患者可以无症状和体征。体格检查应评估患者的生命体征和判断液体潴留的严重程度，注意有无近期体重增加、颈静脉充盈、外周水肿、端坐呼吸等。颈静脉压升高和心尖冲动位置改变对诊断心衰更为特异。

（二）常规检查

1. 心电图　所有心衰患者以及怀疑心衰患者均应行心电图检查，明确心律、心率、QRS 形态、QRS 宽度。心衰患者一般有心电图异常，心电图完全正常的可能性极低[7]。

怀疑存在心律失常或无症状性心肌缺血时应行 24 h 动态心电图检查。

2. 胸部 X 线片 对疑似、新发的心衰患者应行胸片检查，以识别 / 排除肺部疾病或其他引起呼吸困难的疾病，提供肺淤血和心脏增大的信息，但胸部 X 线片正常并不能除外心衰。

3. 生物标记物

（1）利钠肽：多指 B 型利钠肽（B-type natriuretic peptide，BNP）或 N 末端 B 型利钠肽原（N-terminal pro-BNP，NT-proBNP）测定，利钠肽检测推荐用于心衰筛查、诊断和鉴别诊断、病情严重程度及预后评估[8]。出院前的利钠肽检测有助于评估心衰患者出院后的心血管事件风险[9]。BNP < 100 ng/L、NT-proBNP < 300 ng/L 时通常可排除急性心衰。BNP < 35 ng/L、NT-proBNP < 125 ng/L 时通常可排除慢性心衰，但其敏感度和特异度较急性心衰低。二者容易受疾病影响，临床应多结合患者的病史。

（2）反映心肌纤维化、炎症、氧化应激的标志物：如可溶性 ST2（soluble ST2，sST2）、半乳糖凝集素 3 及生长分化因子 15 也有助于心衰患者的危险分层和预后评估，联合使用多项生物标志物可能是未来的发展方向[10]。

4. 经胸超声心动图 经胸超声心动图是评估心脏结构和功能的首选方法，可提供房室容量、左右心室收缩和舒张功能、室壁厚度、瓣膜功能和肺动脉高压的信息[11]。LVEF 可反映左心室收缩功能，组织多普勒和应变成像的可重复性和可行性已证实，对于存在发生心衰风险的患者，应考虑采用以识别临床前的心肌收缩功能异常[12]。超声心动图是目前临床上唯一可判断舒张功能不全的成像技术，但单一参数不足以准确评估，建议多参数综合评估。HFpEF 主要的心脏结构异常包括左心房容积指数 > 34 ml/m^2、左心室质量指数 ≥ 115 g/m^2（男性）或 95 g/m^2（女性）；主要的心脏舒张功能异常指标包括 E/e' ≥ 13、e' 平均值（室间隔和游离壁）< 9 cm/s；其他间接指标包括纵向应变或三尖瓣反流速度。

5. 实验室检查 血常规、血钠、血钾、血糖、尿素氮、肌酐或估算的肾小球滤过率（estimated glomerular filtration rate，eGFR）、肝酶和胆红素、血清铁、铁蛋白、总铁结合力、血脂、糖化血红蛋白、促甲状腺激素、利钠肽为心衰患者的初始常规检查。临床怀疑某种特殊病因导致的心衰（如心肌淀粉样变、嗜铬细胞瘤等）时，应进行相应的筛查和诊断性检查。

（三）特殊检查

心衰的特殊检查用于需要进一步明确病因和病情评估的患者。

1. 心脏磁共振（cardiac magnetic resonance，CMR） CMR 是测量左右心室容量、质量和射血分数的"金标准"，当超声心动图未能作出诊断时，CMR 是最好的替代影像检查。CMR 也是复杂性先天性心脏病的首选检查方法。

2. 冠状动脉造影 该方法适用于经药物治疗后仍有心绞痛的患者，合并有症状的室性心律失常或有心脏停搏史的患者[13]，有冠心病危险因素、无创检查提示存在心肌缺血的心衰患者[14]（图 5-2-2）。

3. 心脏 CT 对低中度可疑的冠心病或负荷试验未能明确诊断心肌缺血的心衰患者，可考虑行心脏 CT 以排除冠状动脉狭窄。

4. 负荷超声心动图　运动或药物负荷超声心动图可用于心肌缺血和（或）存活心肌、部分瓣膜性心脏病患者的评估[15]。对存在劳力性呼吸困难，LVEF 正常但静息舒张功能参数未能做出诊断的患者，负荷超声心动图有一定辅助作用[16]。对于老年患者而言，应充分考虑老年患者的耐受能力。

5. 核素心室造影及核素心肌灌注和（或）代谢显像　当超声心动图未能作出诊断时，可使用核素心室造影评估左心室容量和 LVEF。核素心肌灌注显像可用于诊断心肌缺血，代谢显像可判断心肌存活的情况。对心

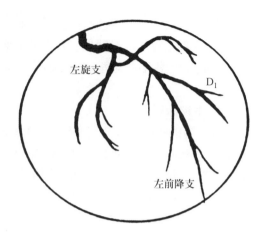

图 5-2-2　冠状动脉造影示意图

衰合并冠心病的患者，在决定行血运重建前，可考虑用心脏影像学检查（CMR、负荷超声心动图、SPECT、PET）评估心肌缺血和心肌存活的情况[17]。

6. 心肺运动试验　心肺运动试验能量化运动能力，可用于心脏移植和（或）机械循环支持的临床评估，指导运动处方的优化，以及原因不明呼吸困难的鉴别诊断[18]。心肺运动试验适用于临床症状稳定 2 周以上的慢性心衰患者。

7. 6 min 步行试验　用于评估慢性心衰患者的运动耐力。6 min 步行距离< 150 m 为重度心衰，150 ~ 450 m 为中度心衰，> 450 m 为轻度心衰。

8. 有创血流动力学检查　在慢性心衰患者中，右心导管和肺动脉导管检查适用于：①考虑心脏移植或机械循环支持的重症心衰患者的术前评估；②超声心动图提示肺动脉高压的患者，在瓣膜性或结构性心脏病干预治疗前评估肺动脉高压及其可逆性；③对经规范治疗后仍存在严重症状或血流动力学状态不清楚的患者，为调整治疗方案可考虑行此检查。

9. 心肌活检　仅推荐用于经规范治疗病情仍快速进展，临床怀疑心衰是由可治疗的特殊病因所致且只能通过心肌活检明确诊断的患者。不推荐用于心衰患者的常规评价。

10. 基因检测　对肥厚型心肌病、特发性扩张型心肌病、致心律失常性右心室心肌病患者，推荐基因检测和遗传咨询。限制型心肌病和孤立的致密化不全心肌病亦可能具有遗传起源，也可考虑基因检测[2]。

（四）预后评估

下列参数与心衰患者的不良预后相关：LVEF 下降、利钠肽持续升高、NYHA 心功能分级恶化、低钠血症、运动峰值耗氧量减少、红细胞压积降低、QRS 增宽、慢性低血压、静息心动过速、肾功能不全、不能耐受常规治疗、难治性容量超负荷等[19]。

三、老年慢性心衰的预防

建议对所有患者进行临床评估以识别心衰危险因素，临床证据显示通过情绪健康和健康行为改变、控制心衰危险因素、治疗无症状的左心室收缩功能异常等有助于延缓或

预防心衰的发生。

（一）情绪健康和健康行为改变

1. 心力衰竭患者应使用有效的措施，并在临床护理路径的协作下筛选抑郁症。

2. 改变饮食习惯，目标是盐的摄入量低于 6 g/ 天，不使用"低盐"替代品，因为其可能含高钾。

3. 应该建议心力衰竭患者不要过度饮酒，尤其当心力衰竭的病因学与酒精有关时，应强烈鼓励患者停止饮酒。

4. 应强烈建议心力衰竭患者不要吸烟，并向他们提供戒烟的建议和支持。

5. 应鼓励患者在其症状所规定的限度内进行有氧运动。

（二）对心衰危险因素的干预

1. 高血压　高血压是心衰最常见、最重要的危险因素，长期有效控制血压可以使心衰风险降低 50%。应根据高血压防治指南控制高血压以预防或延缓心衰的发生[20, 21]。对存在多种心血管疾病危险因素、靶器官损伤或心血管疾病的高血压患者，血压应控制在 130/80 mmHg 以下[22]。

2. 血脂异常　根据血脂异常防治指南进行调脂治疗，以降低心衰发生的风险。对冠心病患者或冠心病高危人群，推荐使用他汀类药物预防心衰[23]。

3. 糖尿病　糖尿病是心衰发生的独立危险因素，女性糖尿病患者发生心衰的风险更高。推荐根据目前糖尿病防治指南控制糖尿病[24]。近来研究显示钠 - 葡萄糖协同转运蛋白 2 抑制剂（恩格列净或卡格列净）能够降低具有心血管高危风险的 2 型糖尿病患者的死亡率和心衰住院率[25]。

4. 其他危险因素　对肥胖、糖代谢异常的控制也可能有助于预防心衰发生[26]，戒烟和限酒有助于预防或延缓心衰的发生[27]。

5. 利钠肽筛查高危人群[2]　Framingham 研究证实 B 型利钠肽可预测新发心衰的风险。心衰高危人群（高血压、糖尿病、血管疾病等）经利钠肽筛查（BNP > 50 ng/L），然后接受专业团队的管理和干预，可预防心衰发生。故建议检测利钠肽水平以筛查心衰高危人群（心衰 A 期）。控制危险因素和干预生活方式有助于预防左心室功能障碍或新发心衰。

（三）对无症状性左心室收缩功能障碍的干预

对心肌梗死后无症状性左心室收缩功能障碍［包括 LVEF 降低和（或）局部室壁活动异常］的患者，推荐使用血管紧张素转换酶抑制剂（ACEI）和 β 受体阻滞剂以预防和延缓心衰发生，延长寿命；对不能耐受 ACEI 的患者，推荐血管紧张素 Ⅱ 受体阻滞剂（ARB）。在急性心肌梗死后尽早使用 ACEI/ARB、β 受体阻滞剂和醛固酮受体拮抗剂，特别是存在左心室收缩功能障碍的患者，可降低心衰住院率和死亡率。稳定性冠心病患者可考虑使用 ACEI 预防或延缓心衰发生。所有无症状的 LVEF 降低的患者，为预防或延缓心衰发生，推荐使用 ACEI 和 β 受体阻滞剂。存在心脏结构改变（如左心室肥厚）的患者应优化对血压的控制，预防发展为有症状的心衰[2]。

四、老年慢性心衰的治疗

老年心衰患者的治疗有以下特殊性。

（1）循证医学证据较为缺乏，尤其是非药物治疗。

（2）易发生水电解质及酸碱平衡紊乱。

（3）合并用药多，易发生药物相互作用和不良反应。老年心衰患者的最佳剂量多低于年轻人的最大耐受剂量，治疗既强调以指南为导向，也要注意个体化。

（4）衰弱在老年心衰患者中很普遍，应寻找和处理其原因，相关的心衰指南与共识（包括本篇）推荐的药物对于衰弱老年人是否获益尚不确定。≥ 80 岁的心衰患者中约 1/3 合并痴呆，不能及时识别心衰症状，治疗依从性差。抑郁导致老年患者自我管理和获取社会帮助的能力下降，也与预后不良相关。对老年患者进行综合评估和多学科管理有助于识别上述情况并尽可能避免其不利影响。

（5）高龄老年人面临预期寿命缩短、手术风险增加等问题，选择非药物治疗需严格掌握适应证，仔细评估风险收益比。

（6）老年患者面临更多的经济、社会问题，就医和随访难度大，医生需结合其生活状态选择恰当的方式，适当运用电话随访和远程监护，鼓励患者开展并坚持家庭健康监测和社区随访。

（一）慢性 HFrEF 治疗

1. 慢性 HFrEF 的药物治疗　慢性 HFrEF 的治疗目标是改善临床症状和生活质量，预防或逆转心脏重构，减少再住院，降低死亡率。

一般性治疗包括去除心衰诱发因素，调整生活方式。限钠（< 3 g/d）有助于控制 NYHA 心功能 Ⅲ - Ⅳ 级心衰患者的淤血症状和体征。一般不主张严格限制钠摄入和将限钠扩大到轻度或稳定期心衰患者。轻中度症状患者常规限制液体并无益处，严重低钠血症（血钠 < 130 mmol/L）患者的水摄入量应 < 2 L/d。心衰患者宜低脂饮食，吸烟患者应戒烟，肥胖患者应减轻体重。严重心衰伴明显消瘦（心脏恶病质）者，应给予营养支持。失代偿期需卧床休息，多做被动运动以预防深部静脉血栓的形成。临床情况改善后在不引起症状的情况下，应鼓励患者进行运动训练或规律的康复治疗。

（1）利尿剂：利尿剂可消除水钠潴留，有效缓解心衰患者的呼吸困难及水肿，改善运动耐量。恰当使用利尿剂是心衰药物治疗取得成功的关键和基础。若利尿剂用量不足，会降低对 ACEI 的反应，增加使用 β 受体阻滞剂的风险。另外，不恰当的大剂量使用利尿剂则会导致血容量不足，增加发生低血压、肾功能恶化和电解质紊乱的风险。

注意事项：①痛风是噻嗪类利尿剂的禁忌证。②利尿剂开始应用或增加剂量 1 ~ 2 周后，应复查血钾和肾功能。③利尿剂导致的低钾、低镁血症是心衰患者发生严重心律失常的常见原因。④老年人血压调节能力差，易低血压，首先应区分容量不足和心衰恶化，纠正低钠及低血容量水平，若无淤血的症状及体征，应先将利尿剂减量；若仍伴有低血压症状，还应调整其他扩血管药物（如硝酸酯）的剂量。⑤老年患者脏器代偿能力下降，肾脏低灌注和肾静脉淤血都会导致肾功能损害。

（2）肾素—血管紧张素系统抑制剂：推荐在 HFrEF 患者中应用 ACEI、ARB 或血管紧张素受体脑啡肽酶抑制剂（angiotensin receptor neprilysin inhibitor，ARNI）抑制肾素—血管紧张素系统，或联合应用 β 受体阻滞剂及在特定患者中应用醛固酮受体拮抗剂的治疗策略，以降低心衰的发病率和死亡率。

1）ACEI：ACEI 能降低 HFrEF 患者的住院风险和死亡率，改善症状和运动能力。随机对照试验证实，在 HFrEF 患者中，无论轻、中、重度心衰，无论有无冠心病，都能获益[28]。

注意事项：①血肌酐 > 221 μmol/L（2.5 mg/dl）或 eGFR < 30 ml·min^{-1}·1.73 m^{-2}；血钾 > 5.0 mmol/L。②症状性低血压（收缩压 < 90 mmHg）与左心室流出道梗阻（如主动脉瓣狭窄、梗阻性肥厚型心肌病）应慎用。③可出现低血压，无症状性低血压通常不需要改变治疗。对于症状性低血压，可调整或停用其他有降压作用的药物；若无液体潴留，利尿剂可减量；必要时暂时减少 ACEI 剂量。④对于发生血管神经性水肿的患者终生禁用。

2）ARB：ARB 耐受性好，长期使用可改善血流动力学，降低因心衰再住院率和心衰的死亡率，特别是对不能耐受 ACEI 的患者[29]。

注意事项：应监测血压、肾功能和血钾，同 ACEI 注意事项。

3）ARNI：ARNI 有 ARB 和脑啡肽酶抑制剂的作用，后者升高利钠肽、缓激肽、肾上腺髓质素及其他内源性血管活性肽的水平。ARNI 的代表药物沙库巴曲缬沙坦钠使主要复合终点（心血管死亡和心衰住院）风险降低 20%，包括心脏性猝死风险减少 20%。

注意事项：①患者由服用 ACEI/ARB 转为 ARNI 前需稳定血压，并停用 ACEI 36 h。②中度肝损伤（Child-Pugh 分级为 B 级）、≥ 75 岁患者起始剂量要小。起始治疗和剂量调整后应监测血压、肾功能和血钾。③低血压、肾功能恶化、高钾血症和血管神经性水肿等相关处理同 ACEI。

（3）β 受体阻滞剂：临床试验已证实 HFrEF 患者长期应用 β 受体阻滞剂（琥珀酸美托洛尔、比索洛尔及卡维地洛），能改善症状和生活质量，降低死亡、住院、猝死的风险[30]。静息心率降至 60 次/min 左右的剂量为 β 受体阻滞剂应用的目标剂量或最大耐受剂量。

注意事项：①心源性休克、病态窦房结综合征、二度及以上房室传导阻滞（无心脏起搏器）、心率 < 50 次/min、低血压（收缩压 < 90 mmHg）、支气管哮喘急性发作期禁用。②尽早使用，NYHA 心功能Ⅳ级患者应在血流动力学稳定后使用。③因 β 受体阻滞剂的负性肌力作用可能诱发和加重心衰，治疗心衰的生物学效应需持续用药 2～3 个月才逐渐产生，故起始剂量须小，每隔 2～4 周可剂量加倍，逐渐达到指南推荐的目标剂量或最大可耐受剂量，并长期使用。④在慢性心衰急性失代偿期，可继续维持使用；心动过缓（50～60 次/min）和血压偏低（收缩压 85～90 mmHg）的患者可减少剂量；严重心动过缓（< 50 次/min）、严重低血压（收缩压 < 85 mmHg）和休克患者应停用，但在出院前应再次启动 β 受体阻滞剂治疗。

（4）醛固酮受体拮抗剂：研究证实在使用 ACEI/ARB、β 受体阻滞剂的基础上加用醛固酮受体拮抗剂，可使 NYHA 心功能 Ⅱ ~ Ⅳ 级的 HFrEF 患者获益，降低全因死亡、心血管死亡、猝死和心衰住院的风险[31]。

注意事项：①肌酐 > 221 μmol/L（2.5 mg/dl）或 eGFR < 30 ml·min⁻¹·1.73 m⁻²；血钾 > 5.0 mmol/L 禁用。②通常醛固酮受体拮抗剂应与襻利尿剂合用，避免同时补钾及食用高钾食物，除非有低钾血症。③使用醛固酮受体拮抗剂治疗后 3 d 和 1 周应监测血钾和肾功能，前 3 个月每月监测 1 次，以后每 3 个月监测 1 次。

（5）伊伐布雷定：伊伐布雷定通过特异性抑制心脏窦房结起搏电流减慢心率。SHIFT 研究显示[32]伊伐布雷定使心血管死亡和心衰恶化住院的相对风险降低 18%，患者左心室功能和生活质量均显著改善。SHIFT 中国亚组分析显示联合伊伐布雷定平均治疗 15 个月，心血管死亡或心衰住院复合终点的风险降低 44%[33]。

注意事项：①起始剂量 2.5 mg，2 次 /d，治疗 2 周后，根据静息心率调整剂量，每次剂量增加 2.5 mg，使患者的静息心率控制在 60 次 /min 左右，最大剂量 7.5 mg，2 次 /d。老年、伴有室内传导障碍的患者起始剂量要小。②避免与强效细胞色素 P4503A4 抑制剂（如唑类抗真菌药、大环内酯类抗生素）合用。③心率 < 50 次 /min 或出现相关症状时应减量或停用。

（6）洋地黄类药物：洋地黄类药物通过抑制 Na^+/K^+-ATP 酶，产生正性肌力作用，增强副交感神经活性，减慢房室传导。研究显示使用地高辛可改善心衰患者的症状和运动耐量。荟萃分析显示心衰患者长期使用地高辛对死亡率的影响是中性的，但可降低住院风险。ARISTOTLE 研究[34]显示心房颤动患者服用地高辛后，死亡风险与血清地高辛浓度独立相关，浓度 ≥ 1.2 μg/L 患者的死亡风险最高，无论是否伴心衰，启动地高辛治疗与心房颤动患者的死亡率独立相关。

注意事项：①注意洋地黄类药物的禁忌证。②地高辛 0.125 ~ 0.25 mg/d，老年、肾功能受损者、低体重患者可 0.125 mg，1 次 /d 或隔天 1 次，应监测地高辛血药浓度，建议维持在 0.5 ~ 0.9 μg/L。③老年患者认知障碍，需注意胃肠道症状、神经精神症状（视觉异常、定向力障碍）的副作用。

（7）中医中药治疗：一项多中心、随机、安慰剂对照试验，由 23 个中心参加，随机选取 512 例患者，研究共 12 周，以 NT-proBNP 水平下降为主要评价指标，结果表明，在标准治疗基础上联合应用中药芪苈强心胶囊，比较对照组可显著降低慢性心衰患者的 NT-proBNP 水平，改善次要评价指标，即 NYHA 心功能分级、心血管复合终点事件（死亡、心脏骤停行心肺复苏、因心衰入院、心衰恶化需要静脉用药、心衰恶化患者放弃治疗）、6 min 步行距离以及明尼苏达生活质量评分[35]。

（8）其他药物：①血管扩张药：对于无法使用 ACEI/ARB/ARNI 的有症状 HFrEF 患者，合用硝酸酯与肼屈嗪治疗可能有助于改善症状；②能量代谢：心肌细胞能量代谢障碍在心衰的发生和发展中发挥一定作用，有研究显示使用改善心肌能量代谢的药物，如曲美他嗪、辅酶 Q10、辅酶Ⅰ、左卡尼汀、磷酸肌酸等可以改善患者症状和心脏功能，改善生活质量，但对远期预后的影响尚需进一步研究[36]。

2. 慢性 HFrEF 患者的心脏植入型电子器械治疗　心衰患者的心脏植入型电子器械治疗主要包括 2 项内容：①心脏再同步化治疗（cadiac resyn-chronization），用于纠正心衰患者的心脏失同步以改善心衰；②埋藏式自动复律除颤器（implantable automatic cardiovertor-defibrillator，AICD），用于心衰患者心脏性猝死的一级或二级预防。两者具体的适应证及注意事项可查看相关指南。

（二）慢性 HFpEF 和 HFmrEF 的治疗

HFpEF 患者的治疗主要针对症状、心血管基础疾病和合并症、心血管疾病危险因素，采取综合性治疗手段。临床研究未能证实 ACEI/ARB、β 受体阻滞剂能改善 HFpEF 患者的预后和降低病死率。因基础心血管疾病（如心房颤动、高血压、冠心病、肺动脉高压）以及合并症（糖尿病、慢性肾脏病等）的不同，HFpEF 患者的病理生理机制差异很大[2]。非心血管疾病也是 HFpEF 患者死亡和住院的原因。故建议对 HFpEF 和 HFmrEF 患者进行心血管疾病和非心血管疾病合并症的筛查及评估，并给予相应的治疗，以改善症状及预后。

1. 利尿剂　有液体潴留的 HFpEF 和 HFmrEF 患者应使用利尿剂，利尿剂的使用方法见 HFrEF 的药物治疗中利尿剂部分。

2. 基础疾病及合并症的治疗

（1）高血压：是最重要和最常见的 HFpEF 的病因，有效控制血压可降低因心衰住院、心血管事件及死亡率。建议将血压控制在 130/80 mmHg 以下。降压药物推荐优选 ACEI/ARB、β 受体阻滞剂。存在容量负荷过重的患者首选利尿剂。

（2）冠心病：合并冠心病的 HFpEF 患者应按冠心病相关指南进行治疗，经规范的药物治疗后仍有心绞痛症状或存在心肌缺血，应考虑行冠状动脉血运重建术。冠心病的治疗见心衰常见合并症的处理中冠心病部分。

（3）心房颤动（简称房颤）：合并房颤的 HFpEF 患者根据相关指南进行治疗可改善心衰症状[37]。房颤的治疗见心衰常见合并症处理中房颤部分。

（4）其他：积极治疗糖尿病和控制血糖，肥胖者要减轻体重[38]。糖尿病的治疗见心衰常见合并症的处理中糖尿病部分。

3. 醛固酮受体拮抗剂　TOPCAT 研究亚组分析提示螺内酯可降低 HFpEF 患者因心衰住院的风险。对 LVEF ≥ 45%，BNP 升高或 1 年内因心衰住院的 HFpEF 患者，可考虑使用醛固酮受体拮抗剂以降低住院风险[2]。

4. HFmrEF 的治疗　HFmrEF 占心衰患者的 10% ~ 20%，HFmrEF 与 HFpEF 的临床表型不尽相同，目前关于其临床特点、病理生理、治疗与预后的临床证据有限。初步研究显示，HFmrEF 在病因学、临床特点、影像学表现、合并症、治疗及预后等方面介于 HFrEF 与 HFpEF 之间。HFmrEF 中缺血性心脏病的患者比例与 HFrEF 相似，明显高于 HFpEF 患者。部分 HFmrEF 可转变为 HFpEF 或 HFrEF，从 HFmrEF 进展到 HFrEF 的患者预后比那些保持在 HFmrEF 或转变为 HFpEF 的患者更差。对一些随机对照试验的回顾性分析以及荟萃分析表明，ACEI/ARB、β 受体阻滞剂、醛固酮受体拮抗剂可能改善 HFmrEF 患者的预后[39]。

（三）慢性右心衰竭治疗

目前尚未见针对单纯慢性右心衰竭治疗的随机临床试验，且缺乏促进右心室功能稳定和恢复的特异性治疗。目前的治疗原则是积极治疗导致右心衰竭的原发疾病，减轻右心前、后负荷和增强心肌收缩力，维持心脏收缩同步性。同时纠正诱发因素，如感染、发热、劳累、情绪激动、长时间乘飞机或高原旅行等。

治疗中最关键的是容量管理，在治疗初期应确定患者的容量状态，如患者容量状态不明或存在血流动力学不稳定、肾功能恶化，可采用有创血流动力学监测以帮助确定和维持合适的前负荷。血管活性药物在急性右心衰竭的治疗中具有重要作用，目的在于降低右心室后负荷，增加前向血流以及增加右心室灌注，主要根据血流动力学评估结果选择药物。研究显示在拟行心脏移植的患者中使用米力农能降低肺血管阻力，增加心输出量，尤其对于严重肺动脉高压的患者疗效更为明显。

动脉性肺动脉高压伴发右心衰竭的治疗：利尿剂效果不佳的患者，可考虑短期应用正性肌力药物；避免应用非选择性血管扩张药；特发性肺动脉高压、遗传性和药物毒物相关性肺动脉高压患者需要进行急性血管反应试验；阳性者可给予大剂量钙通道阻滞剂治疗，通常 3 ~ 4 个月后应再次评估；对钙通道阻滞剂反应不佳者，应予以选择性的肺血管扩张药，如内皮素受体拮抗剂、磷酸二酯酶-5 抑制剂及磷酸鸟苷环化酶激动剂、前列环素类似物及前列环素受体激动剂；经充分的内科治疗后临床效果不佳、等待肺移植或内科治疗无效的患者可考虑行房间隔造口术[2]。

（四）终末期心衰患者的姑息治疗和临终关怀

对于老年患者，终末期心衰的治疗涉及姑息治疗和临终关怀。姑息治疗适用于：①经积极的药物和非药物治疗后仍有严重的心衰症状，导致生活质量长期低下和反复住院治疗的患者；②失去了机械循环辅助支持和心脏移植机会的患者；③心源性恶病质的患者；④临床判断已接近生命终点的患者。终末期心衰管理的重点是最大限度地减轻患者痛苦和呼吸困难，利尿剂对缓解症状十分重要，应持续至生命末期。应加强人文关怀，关注患者需求。还应考虑适时停用部分药物或关闭 ICD 功能，考虑恰当的复苏处理。

五、老年慢性心衰常见合并症的处理

老年患者伴随多个脏器的退行性改变，常伴有冠心病、高血压、糖尿病、高脂血症、骨质疏松、肾功能不全等老年多发病，大多数老年心衰患者伴有 2 ~ 6 个非心脏系统的并发症，大于 25% 的老年心衰患者伴有 6 个以上的慢性疾病[40]，许多常见的并发症直接影响心衰的诊断、管理和预后[41]。须尽早识别并进行评估，判断其与心衰预后的相关性，进行合理转诊或遵循相关指南进行治疗。

（一）老年慢性心衰合并冠心病

冠心病是心衰最常见的病因，血运重建治疗改善了心肌梗死患者的存活率，而心肌梗死后心室重构导致慢性心衰的发病率升高。对于心衰患者，推荐无创影像学技术明确是否存在冠心病，冠状动脉造影的适应证见心衰的诊断和评估中特殊检查部分。

合并冠心病的慢性心衰患者应进行冠心病二级预防。HFrEF 伴心绞痛的患者，首选β受体阻滞剂；若β受体阻滞剂不耐受或达到最大剂量，窦性心律且心率仍 ≥ 70 次/min可加用伊伐布雷定；有心绞痛症状可考虑加用短效或长效硝酸酯类药物。冠心病合并心衰患者应用曲美他嗪有助于改善 LVEF、NYHA 心功能分级、运动耐量和生活质量，降低心血管再入院和远期死亡风险，故曲美他嗪可用于合并冠心病的 HFrEF 患者[42]。经优化药物治疗仍有心绞痛的患者应行冠状动脉血运重建。

（二）老年慢性心衰合并高血压

高血压是心衰的主要危险因素，我国心衰患者合并高血压的比率为 50.9%，高血压伴有的慢性心衰通常早期表现为 HFpEF，晚期或合并其他病因时表现为 HFrEF。前瞻性研究证实心衰患者中较高的基线收缩压、舒张压和脉压水平与较高的不良事件发生率相关。控制血压有助于改善心衰患者预后，预防与高血压有关的并发症。

应遵循高血压指南，优化合并高血压的心衰患者的血压控制，若高血压合并 HFrEF建议将血压降到小于 130/80 mmHg。降压药物优选 ACEI/ARB 和 β 受体阻滞剂；血压不达标可联合使用利尿剂和（或）醛固酮受体拮抗剂；若血压还不达标，可联合使用氨氯地平或非洛地平；禁用 α 受体阻滞剂、莫索尼定、地尔硫䓬和维拉帕米。高血压合并HFpEF 患者的治疗见慢性 HFpEF 和 HFmrEF 的治疗部分[2]。

（三）老年慢性心衰合并糖尿病

心衰与糖尿病常同时存在，相互增加发生风险。心衰患者糖尿病的患病率为10% ~ 47%。住院 HFrEF 患者中约 40% 合并糖尿病。糖尿病患者心衰患病率是普通人群的 4 倍。糖尿病显著增加缺血性心脏病患者心衰的风险；糖尿病本身也可能引起糖尿病心肌病，后期也可能出现收缩功能障碍。合并糖尿病的心衰患者的心衰住院、全因死亡和心血管死亡率更高[2]。

对心衰合并糖尿病的患者应逐渐、适度控制血糖，目标应个体化（一般糖化血红蛋白应 < 8%），尽量避免低血糖事件，因其可降低恶性心律失常阈值、增加猝死风险。常用降糖药物包括二甲双胍、磺脲类药物、胰岛素、二肽基肽酶 4 抑制剂（DPP4i）、胰高血糖素样肽 -1（GLP1）受体激动剂、钠 - 葡萄糖协同转运蛋白 2 抑制剂等。不同降糖药物对心衰的影响不同，应用要个体化。荟萃分析显示二甲双胍可降低心衰患者全因死亡率和心衰住院率。建议二甲双胍作为糖尿病合并慢性心衰患者一线用药，禁用于有严重肝、肾功能损害的患者，因其存在乳酸性酸中毒的风险。噻唑烷二酮类（罗格列酮和吡格列酮）可引起水钠潴留，增加心衰恶化或住院风险，应避免用于慢性心衰患者[2]。

（四）老年慢性心衰合并肺部疾病

心衰与 COPD、哮喘的症状有重叠，鉴别诊断存在一定困难。有研究报道肺部超声的"彗星尾征"有助于鉴别 COPD 和哮喘与心衰引起的呼吸困难。建议肺功能检查在心衰患者病情和容量状态稳定 3 个月后进行，以避免肺淤血引起肺泡和支气管外部阻塞对检测指标的影响。心衰合并 COPD 的患者或怀疑有气道高反应的患者，建议使用心脏选择性 β_1 受体阻滞剂，如比索洛尔、美托洛尔。对哮喘稳定期的 HFrEF 患者，可考虑在专科医生的密切监护下，从小剂量开始应用，同时密切观察气道阻塞症状[43, 44]。

（五）老年慢性心衰合并肾功能不全

心衰与慢性肾病常合并存在，合并肾功能不全的心衰患者预后更差。治疗时应同时兼顾心脏和肾脏。心衰患者住院期间出现的肾功能恶化，严重时称为急性肾损伤，主要与应用利尿剂或其他损害肾功能的药物（如对比剂、非甾体类抗炎药等）相关。心衰患者在启动 ACEI、ARB、ARNI 或增加剂量，出现肌酐升高的处理见 ACEI 的不良反应部分，并需要对患者进行评估，包括潜在的肾动脉狭窄、血容量过高或过低、伴随药物等因素。肾脏排泄的药物（地高辛、胰岛素和低分子量肝素等）在肾功能恶化时需要调整剂量。

（六）老年慢性心衰合并睡眠呼吸暂停

睡眠呼吸暂停在心衰患者中常见，并与其严重程度和预后相关。心衰怀疑存在睡眠呼吸障碍或白天嗜睡的患者，需进行睡眠呼吸监测，并鉴别阻塞性与中枢性睡眠呼吸暂停。对于伴有心血管疾病的阻塞性睡眠呼吸暂停患者，持续气道正压通气治疗有助于改善睡眠质量和白天嗜睡情况。NYHA 心功能 II ~ IV 级的 HFrEF 患者伴有中枢性睡眠呼吸暂停时，给予伺服通气会增加患者的死亡率，故不推荐用于 HFrEF 伴中枢性睡眠呼吸暂停的患者。

（七）老年慢性心衰与贫血、铁缺乏症

贫血在心衰患者中很常见，与心衰的严重程度独立相关，并且与预后差和活动耐力下降有关。应积极寻找贫血病因。对于 NYHA 心功能 II ~ III 级的 HFrEF 且铁缺乏（铁蛋白 < 100 μg/L，或转铁蛋白饱和度 < 20% 时铁蛋白为 100 ~ 300 μg/L）的患者，静脉补充铁剂有助于改善活动耐力和生活质量；对于心衰伴贫血的患者，使用促红细胞生成素刺激因子不能降低心衰死亡率，反而增加血栓栓塞的风险。

第三节　老年慢性心力衰竭功能障碍的概述

一、ICF 框架下的老年慢性心衰康复评估概述

基于 ICF 框架的理论对老年慢性心衰的康复评估，包括身体健康状态、个体活动和个体的社会功能三个层面的评估。从 ICF 的两大组成部分来看，评估应包括，一是功能和残疾的评估，即身体功能和身体结构、活动和参与；二是背景性因素评估，主要指环境因素的评估。在各层面的评估手段及方法上，可能会存在交叉。

（一）身体健康状态评估

老年慢性心衰的健康状态评估包括一般状况评估与功能状态评估。

1. 一般状况评估

（1）现病史及既往史的询问。

（2）体格检查：包括呼吸、心率、脉搏、血压、系统体格检查等。

（3）虚弱的评估[45]：采用 Fried 表型衰弱（Fried's frailty phenotype，FP）量表、简易体能状况量表（short physical performance battery，SPPB）等评定方法。

（4）实验室检查：肝肾功能、电解质、血脂、心脏标记物等。

（5）专科检查：心电图、动态心电图、心脏超声等无创检查，必要时行有创检查。

2. 功能评估　针对老年慢性心衰患者可能存在的心功能、肺功能、运动功能、认知功能、精神心理功能等功能障碍进行评估，选择适宜患者的评定方法，同时需要在临床研究中进一步探讨针对老年慢性心衰的高特异性、高灵敏性的功能评定。

（二）个体活动功能评估

个体活动功能评估包括基本性日常生活活动（BADL）和工具性日常活动（IADL）评估，可分为提问法、观察法和量表检查法。

1. 基本性日常生活活动（BADL）评估　BADL 是指维持人最基本的生存、生活需要所必须每日反复进行的活动。临床一般采用 Bathel 指数评分、功能独立性评定（FIM）来评估基本性日常生活能力。

2. 工具性日常活动（IADL）评估　IADL 指维持人独立生活进行活动时使用一些工具的能力。临床一般采用社会功能评定问卷（FAQ）及快速残疾评定量表来评估工具性日常活动能力。

（三）社会功能评估

对于老年慢性心衰患者的社会功能评估主要是家庭职能、人际交往和联系、接受教育等主要生活领域，多不涉及职业职能，可采用的社会功能评定量表包括社会功能量表（social function rating scale，SFRS）、住院精神病人社会功能评定量表（scale of social function in psychosis inpatients，SSPI）等。

二、老年慢性心衰可能出现的功能障碍

老年人的各个脏器退化可伴随多个功能障碍。老年慢性心衰患者的功能障碍也较复杂，有的功能障碍是由于疾病本身引起的，有的功能障碍是因衰老带来的，甚至二者叠加在一起。对于疾病引起的功能障碍，我们可以通过积极治疗疾病与康复来改善功能，而对于衰老本身带来的功能障碍，通过康复手段的预防应该是最佳选择（表5-3-1）。

表 5-3-1　老年慢性心力衰竭的功能障碍特点

功能障碍	ICF 编号	特点
心功能障碍	B410 B415 B420 B430	左心功能不全的主要症状如气促和呼吸困难在老年人中也不明显 夜间阵发性呼吸困难是左心衰的特征性临床表现之一，但在老年人中白天和夜间均可发生 老年人因左心衰产生肺水肿时，咯粉红色泡沫样痰较年轻患者少见
肺功能障碍	B440 B445 B455 B460	老年心衰患者肺功能受损，表现为孤立的或合并的肺功能异常，如限制、弥散障碍，以及较轻度的气道阻塞，可能导致感觉呼吸困难和运动障碍 老年心衰患者由于生理无效腔的增加表现为更多的通气效率的降低 老年心衰患者呼吸肌耐力明显降低 老年人存在 COPD 导致的全身性炎症反应，也会引起心衰
运动功能障碍	B730 B740 D430 D450	慢性心力衰竭的运动功能障碍特点具有其特殊性，主要表现为整体的运动能力（由代谢当量 MET 评定）下降，并与不同程度的 NYHA 心功能分级相对应

续表

功能障碍	ICF 编号	特点
认知功能障碍	B140 B144 B160 B164	老年慢性心衰的认知功能障碍是指因心血管疾病或年龄增加相关的认知能力下降，包括定向力、注意力、记忆力等方面的障碍
精神心理障碍	B134 B152 D240	慢性心衰患者因各种消极心理状态可以导致机体内分泌失调、免疫力下降，引发其他疾病，同理躯体疾病又会加重焦虑抑郁心理，从而形成恶性循环
疼痛	B280	老年心衰患者中，肌肉骨骼疼痛是最常见的，其次为心绞痛。常见的其他非心脏性疼痛包括头痛、腹痛和糖尿病神经病变等合并症引起的疼痛
二便功能障碍	B525 B620	高达 50% 的慢性心衰患者患有尿失禁和膀胱过度活动这两种小便功能障碍，且心功能 NYHA 分级越高，膀胱过度活动和下尿路症状越显著

（一）心 - 肺 - 运动功能障碍

老年慢性心衰最常见的功能障碍就是心功能，以及因心功能下降、动力不足而引起的运动耐力降低的运动功能障碍。老年慢性心衰患者孤立的或合并的肺功能异常是众所周知的，如限制、弥散障碍，以及较轻度的气道阻塞，这在慢性心力衰竭患者中很常见。

1. 心功能障碍　老年人心力衰竭几乎总是发生在多种并存疾病的背景下，大多数患者有 2～6 种非心脏性并存疾病，约 25% 的患者同时存在 6 种以上的慢性疾病。许多常见的共病直接影响心衰的诊断、治疗和预后。

（1）心功能障碍特点：老年人心衰最常见的症状包括劳力性气短、下肢水肿和活动耐受性受损，但老年患者也可能出现非典型症状，包括疲劳、感觉改变、易怒或躁动、胃肠紊乱（厌食、腹胀、排便习惯改变）等。此外，由于久坐不动的生活方式、认知障碍或假定症状是由"老年"引起的，老年患者可能不会报告劳力性气短或活动不耐受。相反，心衰的典型症状可能是由于其他原因，例如，呼吸短促和运动不耐受可能是由急性或慢性肺病、贫血、肥胖或身体不适引起的。由于合并肺部疾病，胸部 X 线片检查可能难以解释。

在老年人中，心衰和虚弱之间存在着重要的交叉点，如心衰是发病虚弱的危险因素，而虚弱的存在与治疗的不良反应有关，更糟糕的是功能的结果给治疗与评估带来压力。

（2）老年心衰患者心功能存在以下特点：

1）左心功能不全的主要症状如气促和呼吸困难在老年人中有变化，不少老年人即使有心衰存在，但在活动时并不感到明显气促，而常表现为极度疲倦无力，不愿行走。

2）夜间阵发性呼吸困难是左心衰的特征性临床表现之一，但不少老年患者也可发生在白天，且具有相同的临床意义。此外，老年人因左心衰产生肺水肿时，咯粉红色泡沫样痰等症状较年轻患者少见。

3）老年人心功能不全致心排血量降低，往往使已有不同程度脑动脉硬化的脑血供进一步减少，从而导致意识障碍和失眠比年轻人更为多见，心源性脑卒中屡见不鲜。

4）老年人心功能不全致肝和胃肠淤血引起的腹痛、恶心与呕吐也比一般人多见。

5）老年人不寻常的大汗淋漓，特别是发生在面部和颈部的，往往是心功能不全的象征。

（3）老年人容易误诊的原因：①老年人由于体衰，活动少或长期卧床，心衰症状不典型。②老年人无心衰症状而出现脑供血不足的表现，头昏、嗜睡或失眠，烦躁不安，倦怠，明显乏力；③腹胀、恶心、呕吐、厌食；④老年人心率增快往往不明显，剑突下肝大、压痛；⑤高龄患者由于记忆力差，病史叙述不清，这也是造成误诊的客观原因。

2. 肺功能障碍　老年慢性心衰的肺功能障碍是指因慢性心衰引起的或因老年导致的肺换气和（或）肺通气功能障碍。表现为休息时呼吸肌无力，吸气功能受限，气道受限，血流灌注的改变，通气/血流灌注比值异常等。

肺功能障碍特点：慢性心力衰竭患者出现肺功能受损是众所周知的[46]。孤立的或合并的肺功能异常，如限制、弥散障碍，以及较轻度的气道阻塞，在慢性心力衰竭患者中很常见[47]，可能导致感觉呼吸困难和运动障碍[48]。临床中无肺部疾病的老年人存在肺功能下降时，会增加心衰发病的风险。心衰且伴有射血分数保留的老年患者在运动高峰期时，由于生理无效腔的增加表现为更多的通气效率的降低。老年心衰患者的呼吸肌耐力明显降低，同时老年人存在 COPD 导致的全身性炎症反应，也会引起心衰。

文献报道的扩散障碍患病率为 41% ~ 93%，限制性通气障碍患病率为 21% ~ 55%，气道阻塞患病率为 14% ~ 60%[49]，慢性阻塞性肺疾病的患病率为 9% ~ 44%[50]。这些研究中不同的原因可以解释为通常被纳入的患者数量少、研究人群的差异以及用于定义肺功能异常的诊断标准。

3. 运动功能障碍　心力衰竭的一个显著特征是运动能力下降。老年慢性心力衰竭的运动功能障碍指老年人由于心脏功能受损而导致或继发的整体运动能力下降，同时患者因心衰的反复发作出现的焦虑、抑郁也会影响患者的运动功能，最终出现活动能力甚至日常生活活动能力的下降。

运动功能障碍特点：慢性心力衰竭的运动功能障碍特点具有其特殊性，主要表现为整体的运动能力（由代谢当量 MET 评定）下降，并与不同程度的 NYHA 心功能分级相对应。具体的运动功能障碍为运动耐力下降，以及一些老年心力衰竭患者的外周紊乱，包括血管反应活性受损、骨骼肌氧化能力降低、功能性缺铁和骨密度降低，老年患者的肌肉数量及质量下降，也会出现对应的运动功能的特点。

（二）认知 - 精神心理障碍

越来越多的证据表明，"心 - 脑连续体"的存在将冠心病、心衰等心血管疾病与认知能力下降联系起来，同时老年患者因脑萎缩等也会引起认知功能的自然下降。慢性心力衰竭作为一种慢性反复发作性疾病，患者由于各种消极心理状态可以导致机体内分泌失调、免疫力下降，引发其他疾病，同理躯体疾病又会加重焦虑抑郁心理，从而形成恶性循环，这就必将造成老年慢性心衰患者的焦虑、抑郁等精神心理障碍。

1. 认知功能障碍　老年慢性心衰的认知功能障碍是指因心血管疾病或年龄增加相关的认知能力下降，包括定向力、注意力、记忆力等方面的障碍。目前大量的中英文综述和临床研究证实了慢性心力衰竭患者存在认知功能障碍。"心 - 脑连续体"的存在将冠心病和心衰等心血管疾病与认知能力下降联系起来。脑灌注不足引起的脑结构和功能改变、低心输出量和大脑轻微栓塞是认知功能障碍的最可能机制，由此老年重度心力衰竭患者认知功能障碍的风险增加[51]。

认知功能障碍特点：心力衰竭与一系列认知功能减退有关，包括谵妄、轻度认知障碍和痴呆。过去十年的许多研究表明心力衰竭和认知障碍之间存在联系，最近的系统综述预估了慢性心衰患者中认知障碍的发生率为43%。在美国的健康和退休研究中报道老年心力衰竭患者的痴呆患病率为15%[52]。认知功能障碍是影响心衰患者预后的重要因素。认知功能障碍影响了25% ~ 85%的心衰患者，且其在心衰患者中比同等年龄的无心衰的患者中发展得更早。与年龄匹配的对照组相比，心衰患者认知功能受损的风险增加了2倍，尤其是在记忆力、精神运动速度、注意力和执行功能方面[53]。

研究表明心衰与认知障碍、痴呆和阿尔茨海默病是独立相关的。相反，心衰患者的认知障碍会损害自我护理和坚持服药，导致恶性循环。最近的观察研究表明，心房颤动导致心衰患者的认知能力下降之间存在独立的联系[54]。

慢性心力衰竭认知功能障碍的类型最常出现在记忆领域，包括语言和视觉记忆、工作记忆、注意力、处理速度和执行功能[51]。注意力和记忆缺陷是心衰患者常见的症状。在一项研究中，26%的心衰患者在一个认知区域有认知障碍，30%在四个或更多的认知区域有损害。心衰已被证明是5年内发生痴呆和阿尔茨海默病的危险因素。心衰的低舒张压也被证明是痴呆的一个附加危险因素[55]。慢性充血性心衰患者做左室射血分数与MMSE得分呈非线性相关，左室射血分数＜30%的患者认知功能明显下降，慢性心衰患者注意力、词语流畅性、记忆力、精神运动速度、信息处理速度等方面均较健康者差[56]。有大量证据表明，23% ~ 50%的慢性心衰患者存在记忆和注意力功能障碍，这种功能障碍与大脑变化相关，包括内侧颞叶萎缩和死亡[51]。

2. 精神心理功能障碍　老年慢性心衰的精神心理功能障碍是指因心衰的慢性反复发作而导致的老年患者精神心理方面的问题，以焦虑、抑郁为主。

精神心理功能障碍特点：慢性心力衰竭患者常病情反复发作，由此产生的各种消极心理状态可以导致机体内分泌失调、免疫力下降，引发其他疾病，同理躯体疾病又会加重焦虑抑郁心理，从而形成恶性循环[57]。多个心衰的指南中提到心衰患者的管理需要注重情绪健康，将筛选抑郁症纳入临床护理路径的协作护理模型中[20]。一项横断面研究表明，老年慢性心力衰竭患者轻度抑郁发生率达27.5%，重度抑郁达36.5%[58]。

慢性心力衰竭患者的精神心理临床表现主要为烦躁不安、嗜睡、言语错乱、精神不清等[59]。心理困扰对心力衰竭的预后有多种不良影响，如加重呼吸困难和疲劳的心理促发因素，强化心力衰竭交感神经的过度激活，阻碍患者有效的疾病自我管理[60]。焦虑和抑郁是充血性心力衰竭的主要情绪障碍。其机制尚不清楚，可能与遗传、生化、生理和社会等多因素相关[60]。多项研究表明焦虑和低社会支持与心衰相关的再入院独立相关，社会支持可以抑制抑郁，但对焦虑没有明显作用，这表明要将焦虑、抑郁及社会支持纳入心衰的评估和管理中[61, 62]。

（三）其他功能障碍

疼痛也是慢性心衰患者面临的重要问题，包括了胸部疼痛及其他部位的疼痛。心力衰竭的晚期患者由于长期卧床，加之胃肠蠕动功能随年龄增长而下降，二便功能也会存在异常。除此之外，言语、吞咽、感觉功能障碍在老年慢性心衰患者中也会出现，只是发生率较低而已，具体相关机制尚不清楚。

1. 疼痛特点　心衰患者的疼痛发生率在不同的研究中有差异，从 23% 到 85%，老年心衰患者疼痛患病率为 67%～69%。此外，年龄在 75 岁以上的心衰患者报告的疼痛患病率远远高于相同年龄和性别的患者报告的疼痛患病率：男性（68% 和 14%）和女性（85% 和 19%）[63]。大量的研究表明，大多数心衰患者，尤其是进展期心衰患者，受到疼痛的困扰。左室射血分数（LVEF）较低的患者的疼痛评分可能显著高于 LVEF 较高的患者[64]。

在老年心衰患者中，疼痛部位表现为多个，肌肉骨骼疼痛是最常见的，其次为心绞痛。常见的其他非心脏性疼痛包括头痛、腹痛和糖尿病神经病变等合并症引起的疼痛[65]。有研究发现 15% 的稳定的慢性心衰患者报告有胸痛、背痛、颈痛、腹痛或四肢痛；大约三分之一的心力衰竭患者有胸痛；有三分之一的患者报告有非常严重的疼痛（当疼痛不是"胸部"疼痛时，这种情况更严重），而疼痛最强的预测因子是伴随的退行性关节疾病、呼吸困难和心绞痛[66]。

2. 二便功能障碍　因老年慢性心衰引起的或年龄增长导致的大小便功能异常。老年慢性心衰患者的二便功能障碍主要表现为尿失禁（urinary incontinence，UI）、膀胱过度活动症（overactive bladder，OAB）和便秘。

二便功能障碍特点：研究发现，高达 50% 的慢性心衰患者患有尿失禁和膀胱过度活动这两种小便功能障碍[67]，且心功能 NYHA 分级越高，膀胱过度活动和下尿路症状越显著[68]。另一项研究发现，治疗心力衰竭的药物会导致二便失禁的发生，利尿剂、血管紧张素转换酶抑制剂和 β 受体阻滞剂等治疗心力衰竭药物会加重下尿路症状，因此在给患者制订处方时要注意处方药物的选择[69]。目前未查询到老年慢性心衰患者中便秘的发病率。

慢性心衰患者尿失禁的筛查可能是心衰管理计划中常规护理的重要组成部分[70]。由于各种原因，患者需要在床上排便，排便环境及习惯发生改变，使其心理发生变化，再加上须由旁人协助排便，导致心理紧张，无法排便。心力衰竭患者多见胃肠道淤血，使胃肠蠕动减慢。有的患者常常限制饮水量，因饮水不足，或者因为利尿剂的应用，导致肠道内失水，粪便变硬、排便减少。有些患者长期应用泻剂、缓泻剂使便意的阈值上升，肠道失去自主排便的功能，而造成意识性的抑制排便。或者临床常使用的一些药物，如钙离子拮抗剂，会使肠壁肌肉松弛，导致便秘。由于上述众多原因导致患者便秘的发生率较高，而且在发病时便秘症状会更加明显。便秘与心力衰竭患者的疾病预后有密切关系，如便秘或排便时用力会使心肌负荷加重，诱发急性心力衰竭、急性心肌梗死等，甚至导致猝死[71]。对于便秘尚未查到相关的评定与治疗。

第四节　老年慢性心力衰竭功能障碍的全周期康复评估与治疗

一、老年慢性心衰心功能障碍

（一）康复评估

临床评估手段及分级方法详见本章前文介绍，这里只阐述康复评估相关内容。

1. 心肺运动试验　该方法可以量化心衰患者的运动能力，指导并优化运动处方，鉴别诊断原因不明的呼吸困难。心肺运动试验适用于临床症状稳定两周以上的慢性心衰患者。

2. 6分钟步行心功能分级　6分钟步行试验（6MWT）能较好地反映患者生理状态下的心功能，是一种无创、简单、安全的临床试验，要求患者在平直的走廊里尽快地行走，测定其6分钟的步行距离，以此为依据将心衰划分为轻中重3个等级。

（1）步行距离< 150米：重度心衰。

（2）150米≤步行距离≤ 425米：中度心衰。

（3）425米<步行距离< 550米：轻度心衰。

（二）康复治疗

老年心衰的心功能障碍的治疗主要以运动处方为主。运动包括有氧耐力训练、抗阻 / 力量训练，运动形式包括连续性训练、间歇性训练（低强度间歇训练更适合心功能较差的老年患者 NYHA Ⅲ级）。

1. 康复训练分期　个体化康复训练常分为4期。

（1）1期：住院期。住院康复计划包括早期评估和动员、疾病相关危险因素评估、教育、运动测试和出院后运动计划。住院期康复的目的有：鉴别体力活动可能影响存在心血管系统的患者；减少卧床的不良影响；在患者康复训练时提供监测，评估患者的心功能是否能安全从事日常生活活动；制订康复计划，过渡到门诊康复，以长期进行心脏康复。

由于患者在住院期间分为心脏重症监护病房患者和普通病房患者，先根据心脏康复适应证和禁忌证，再根据危险分层进行康复训练。心脏重症监护病房患者仅限于一些自我照顾的活动，如洗漱、姿势体位改变、床边小便、上下肢关节活动度维持、过渡到下床行走。普通病房患者会增加更多的床下活动，美国运动医学学会（American College of Sports Medicine，ACSM）指南建议住院期间的康复运动处方为：①频率，为住院前3天 2 ~ 4次 / 天，之后为2次 / 天；②强度，先测定坐位或站立位静息心率，自我疲劳评价分值不大于13；③时间，第一次在能耐受的情况下间歇步行，持续3 ~ 5分钟，逐渐增加步行时间；④休息，根据患者情况自行决定，休息时间应比每次步行持续的时间短，并尝试以2：1的步行 / 休息时间比进行运动；⑤运动方式为步行；⑥进度，当步行时间可持续10 ~ 15分钟时，推荐在自我疲劳评估分值内或心率范围内增加运动强度到能够耐受的强度。在运动过程中应密切监测患者心率、血压、症状和体征，运动停止指征见下文。综合康复计划还包括患者和家属健康宣教、营养、戒烟、行为改变、运动、避免诱发因素等。

（2）2期：出院后恢复期（2～6周）。患者在出院后，应根据出院时的运动处方继续运动训练，同时密切观察对住院时一些治疗措施的反应（有无并发症），本阶段的主要目的是延续住院期康复计划，同时密切观察患者对包括心脏康复等治疗方法的反应。

（3）3期：监测下的门诊治疗期（6～12周）。门诊心脏康复的目标为：帮助患者制订和督促执行安全、规律、有效的心脏康复方案；通过门诊管理和监测以发现患者情况变化；使患者能从事心功能能够维持的工作娱乐活动。本阶段可在医院门诊或社区医疗机构完成，制订安全有效的心脏康复计划，使患者从低水平的恢复性活动过渡到运动训练。

（4）4期：社区长期维持期（1年～终身）。当患者能连续完成适宜的中等/高强度运动训练，同时监测的各项指标（心率、血压等）和体征、症状都稳定，便可转介至社区维持心脏康复训练，也可制订家庭运动处方，本阶段的重点在于教育患者长期坚持心脏康复。

2. 运动处方　个体化运动处方包括 FITT-VP，即频率（frequency），强度（intensity），时间（time），方式（type）及总量（volume）和进度（progression）。如果可能，运动方案都应以客观的运动测试为依据；物理治疗师根据患者的运动偏好和个人目的制订运动方案；运动康复方案应起到改善身体健康，改善心肺耐力的作用。运动的停止指征有：舒张压≥110 mmHg；运动中负荷增加时出现收缩压下降＞10 mmHg；严重的心律不齐；Ⅱ度或Ⅲ度传导阻滞；运动中出现不耐受运动的体征或症状，如心绞痛、呼吸困难和心电图出现缺陷改变。

（1）运动频率：是指在固定时间内完成运动训练的次数。以前大多运动处方都建议患者每周完成3～5次有氧训练，最新指南建议在心脏康复3期的患者，每周训练5次。对于运动处方中总量（强度、时间、频率）较低的患者，可每天运动2次，每次可连续运动20～60分钟，每周5次。

运动处方应考虑强度、时间和频率，以使运动总量达到最低标准，同时需注意高运动总量带来骨骼肌肉过度训练造成损伤的风险。

（2）运动强度：是指患者在运动过程中运动的负荷或费力程度，通常根据最大心率储备、VO_{2max} 或运动疲劳指数来确定，由于心率与心脏做功大小存在相关性，且心率在运动中易于监测，因此首选用心率来计算运动强度。对于未服用与心率相关药物或健康的个体而言，运动处方中运动强度的确定大多采用最大心率的百分比，而最大心率首选由分级运动试验得来，也可由年龄估计［206.9–（0.67×年龄）］，训练时运动强度多在最大心率的57%～94%。还有使用心率储备制订运动强度的，即 Karvonen 公式：心率储备＝（最大心率－静息心率）×运动强度＋静息心率，运动强度多在0.35～0.85，具体强度由治疗师选择。采用 Karvonen 公式方法计算运动强度优于直接计算心率百分比，如果是按 VO_{2max} 计算运动强度，一般选择在30%～85%之间。同时，可以用目标 VO_{2max} 换算为代谢当量（MET）来计算运动强度。自我运动疲劳评估常用于不能监测心率或使用了影响心率药物的患者，其他有监测心率的患者也应常规使用。

选择适当的强度对运动治疗效果非常重要，在提供运动强度时，常会给出一个运动范围（如最大心率的60%～70%），而不是告诉患者把心率保持在最大心率的65%。改善健康可以在运动强度较低情况下实现，而强度较高的运动处方作用多为健身。

（3）运动持续时间或总时间：运动处方中运动时间的长短为运动持续时间，最佳有氧运动持续时间为每次 20 ~ 60 分钟，对不能连续运动 20 分钟的患者，可制订间隙性运动处方，如分为几组 5 ~ 10 分钟的运动，直到患者能连续完成 20 ~ 30 分钟的运动。

运动时间还包括有氧运动前的热身运动阶段（5 ~ 15 分钟）和恢复运动阶段（5 ~ 12 分钟）两个阶段。热身运动应选择柔和的伸展运动和低强度训练，可缓慢增加心率、呼吸频率和软组织灌注，可调节身体的生理、生物力学和能量供应，以适应有氧运动的需要。热身运动还可增加关节活动度，降低运动损伤的风险。合理的恢复运动是逐渐降低运动强度，在减低强度的状态下运动一段时间，在恢复运动后也应进行至少10 分钟柔和的伸展运动。

（4）运动方式或类型：运动方式是指以哪种运动方法完成运动训练。要实现有氧能力的最大改善，通常采用大肌肉群有节奏的运动，如步行、跑步、骑自行车、划船和游泳等。虽然很多运动方式可提高心肺耐力，但是运动初期建议采用强度恒定的运动方式，如骑自行车和运动平板，然后过渡到不同强度的运动方式。

制订个性化运动处方时，应考虑不同运动模式生物力学因素。比如肥胖患者采用不负重（如自行车，游泳等）运动比承重运动（步行，跑步等）风险低，同时还应根据患者的兴趣爱好、客观环境选择运动方式。

（5）运动总量：指南推荐运动总量为每周至少 500 ~ 1000 MET，可降低缺血性心肌病的发生率和死亡率。对于心脏康复的患者，没有最佳推荐量，应根据 FIT 3 个要素共同考虑。

（6）进度：心脏运动康复一般分为 3 个阶段，包括初始、改进和维持。

1）初始阶段：心脏康复初始阶段旨在使个体能缓慢适应训练计划，一般持续 1 ~ 6 周，运动处方的参数为：运动强度为恢复心率或 VO_{2max} 的 30% ~ 60%（自我疲劳评价分值 11 ~ 12）；每次运动持续时间或总时间为 15 ~ 30 分，频率为每周 3 ~ 5 次。有氧能力低下的患者，也可在更低的运动水平开始（如恢复心率的 30%，每次 15 分钟，每周 3 次），有运动经验或有氧能力较高的患者也可在更高运动水平开始。

2）改进阶段：一般指患者能独立完成每周 5 ~ 6 次，每次 30 ~ 40 分钟的运动处方，并且完成这种运动处方超过 2 周，同时不伴有骨骼肌过度使用或运动疲劳症状。改进阶段的心肺耐力改善会比初期更快。这个阶段一般持续 4 ~ 8 个月，运动强度会提高（50% ~ 85% 恢复心率或 VO_{2max}），每周 5 ~ 6 次，每次连续运动 20 ~ 30 分钟。

运动持续时间应每周增加 20%，直到能连续完成 20 ~ 30 分钟的中/高强度运动。频率逐渐增加至目标频率。强度可以在每 6 次运动后增加不超过恢复心率的 5%。在这个阶段，每周一次高强度运动或更长运动时间对提高有氧能力有帮助。

3）维持阶段：运动训练在维持阶段对有氧能力的改善是最小的，主要是鼓励患者多元化运动方式，培养运动习惯并维持终身。如果不坚持运动训练，有氧能力在 4 ~ 12 周会下降 50%，因此，维持阶段应提供多元化运动方式，并减少潜在的损伤。同时在维持阶段应继续运动测试，以确认是否达到训练目标，并修正运动处方，培养运动习惯，达到保持和改善心肺耐力的目的。

二、老年慢性心衰肺功能障碍

（一）康复评估

呼吸功能检查一般包括通气功能检查、呼吸力学检查和小气道功能检查等。它目前不仅用于康复治疗中，还用于职业评定中。在进行上述检查时必须考虑两个重要影响因素。①精神因素：呼吸功能检查需要患者高度配合，而合作程度的好坏直接影响检测结果。因此，必须重复多次进行，取其比较恒定的值，通常均以 ±20% 为其正常范围。②呼吸系统状态：在不同的呼吸系统状态，呼吸功能改变较为明显。例如一次是在有呼吸道炎症情况下进行，一次是在消除呼吸道炎症后的情况下进行，两次的结果往往有较大差别。此时不能认为是呼吸功能的改善，这仅仅是消除炎症对呼吸功能影响的结果。又如一次在排痰前进行，一次在排痰后进行，则其结果也只能说明是消除痰液的影响。因此，必须注意前后动态检查中基本条件的一致性。

1. 呼吸困难分级　伯格测量表改良版（Borg 评分）是通过 0 ~ 10 分渐进描述呼吸困难强度的量表。其要求受试者对呼吸不适的总体感觉分级，0 分代表完全没有感觉，而 10 分代表想象得到的最严重感觉（表 5-4-1）。

表 5-4-1　气短指数（伯格测量表改良版）

指数	表现	
0	完全没有气短	
0.5	非常、非常轻微（刚发觉）	
1	非常轻微	
2	轻微	
3	中度	适宜运动训练
4	有点严重	适宜运动训练
5	严重	
6	严重	
7	非常严重	
8	非常严重	
9	非常、非常严重（几乎最大极限）	
10	最大极限	

2. 肺容积与肺通气功能测定

（1）肺容积：是指安静状态下，测定一次呼吸所出现的容积变化，其组成包括八项，其中潮气量、补吸气量、补呼气量和残气量称为基础肺容积；深吸气量、功能残气量、肺活量和肺总量称为基础肺活量。除残气量和肺总量需先测定功能残气量后求得外，其余指标均可用肺量计直接测定。

健康成人的肺活量，因性别、年龄、体型和运动锻炼的情况不同而有较大差异。一般男性高于女性，身材高大、体型肥胖者高于身材较矮、体型瘦小者；运动锻炼可使肺活量增加，但成年人随着年龄增加，肺活量逐渐减少。

1）潮气量（tidal volume，TV）：为 1 次平静呼吸，进出肺内的气量。正常成人约 500 ml。

2）深吸气量（inspiratory capacity，IC）：为平静呼气末尽力吸气所吸入的最大气量，即潮气量加补吸气量。正常男性约 2600 ml，女性约 1900 ml。

3）补呼气量（expiratory reserve volume，ERV）：为平静呼气末再用力呼气所呼出的气量。正常男性约 910 ml，女性约 560 ml。

4）肺活量（vital capacity，VC）：为潮气量、补吸气量和补呼气量之和。有以下两种测定方法。

①一期肺活量：为深吸气末尽力呼出的全部气量。正常男性约 3470 ml，女性约 2440 ml。

②分期肺活量：在慢性阻塞性肺病患者中，做一期肺活量测定时，常由于胸膜腔内压增高使小气道陷闭，致肺泡呼气不尽而使 ERV 减少，故欲准确测定，应测分期肺活量，即将相隔若干次平静呼吸所分别测得的深吸气量加补呼气量即是。

5）功能残气量（functional residual capacity，FRC）及残气量（residual volume，RV）测定：功能残气量及残气量分别是平静呼气后和最大深呼气后残留于肺内的气量。正常 FRC 在男性约 2270 ± 809 ml，女性约 1858 ± 552 ml；RV 在男性约 1380 ± 631 ml，女性约 1301 ± 486 ml。增加见于肺气肿，减少见于弥漫性肺间质纤维化等病。

（2）通气功能：是指在单位时间内随呼吸运动进出肺的气量和流速，又称动态肺容积。凡能影响呼吸频率和呼吸幅度的生理、病理因素，均可影响通气量。进入肺的气量，部分存留在气道内不参与气体交换，称无效腔通气量（dead space ventilation，VD）；部分进入肺泡参与气体交换，称为肺泡通气量（alveolar ventilation，VA）。

1）静息每分钟通气量（minute ventilation at rest，VE）：是指每分钟出入肺的气量，等于潮气量 × 呼吸频率 / 分钟。正常每分钟静息通气量男性约 6663 ± 200 ml，女性约 4217 ± 160 ml。

2）最大通气量（maximal voluntary ventilation，MVV）：是以最快呼吸频率和最大呼吸幅度呼吸 1 分钟的通气量。实际测定时，测定时间一般取 15 秒，将测得的通气量乘 4 即为 MVV。正常男性约 104 ± 2.71 L，女性约 82.5 ± 2.17 L，实测值占预计值的百分比低于 70% 为异常。MVV 是临床上常用的通气功能障碍判定指标，受呼吸肌肌力和体力强弱，以及胸廓、气道和肺组织病变的影响。判定通气功能储备能力多以通气储量百分比表示，正常值应大于 95%，低于 86% 提示通气功能储备不佳。其可用于胸部手术前肺功能评价及职业病劳动能力鉴定等。

3）用力肺活量（forced vital capacity，FVC）：又称时间肺活量，是深吸气后以最大用力、最快速度所能呼出的气量。正常人 FVC 约等于 VC，有通气阻塞时 FVC > VC。根据用力呼气肺活量描记曲线可计算出第 1、2、3 秒所呼出的气量及其各占 FVC 的百分率。正常值分别为 83%、96%、99%，正常人在 3 秒内可将肺气量几乎全部呼出。对于阻塞性通气障碍者，其每秒呼出气量及其占 FVC 百分率减少；对于限制性通气障碍者，其百分率增加。临床也常采用 1 秒率，即第 1 秒末所呼出的气体量占用力肺活量的百分比 $FEV_1\%$ 作为判定指标，其正常值应大于 80%。

4）肺泡通气量：是指单位时间每分钟进入呼吸性细支气管及肺泡的气量，只有这部分气量才能参与气体交换。正常人潮气量为 500 ml，其中在呼吸性细支气管以上气道中的气量不参与气体交换，称为解剖无效腔气即死腔气，约 150 ml。进入肺泡中的气体，若无相应肺泡毛细血管血流与其进行气体交换，也会产生死腔效应，称为肺泡死腔，其与解剖死腔合称生理无效腔。呼吸越浅，无效腔占潮气量的比率越大，故浅快呼吸的通气效率较深慢呼吸差。临床上主要根据 VC 或 MVV 实测值占预计值的百分比和 $FEV_1\%$ 判断肺功能情况和通气功能障碍类型（表 5-4-2，表 5-4-3）。

表 5-4-2　肺功能不全分级

分级	（VC 或 MVV）实 / 预 %	$FEV_1\%$
基本正常	> 80	> 70
轻度减退	80 ~ 71	70 ~ 61
显著减退	70 ~ 51	60 ~ 41
严重减退	50 ~ 21	≤ 40
呼吸衰竭	≤ 20	

表 5-4-3　肺通气功能障碍分型

肺通气功能		阻塞性	限制性	混合性
肺容量	肺活量	正常或减少	明显减少	减少
	功能残气量	明显增加	明显减少	不一定
	肺总容量	正常或增加	明显减少	不一定
	残气量 / 肺总容量	增加	不一定	不一定
肺通气量	用力肺活量	正常或减少	明显减少	明显减少
	第一秒用力呼气量	明显减少	减少	明显减少
	第一秒用力呼气率	明显减少	正常或增加	正常或减少
	最大通气量	明显减少	减少	明显减少
	最大呼气中期流速	明显减少	减少	明显减少
	气速指数	< 1	> 1	不一定

（3）运动气体代谢测定：是通过呼吸气分析，推算体内气体代谢情况的一种检测方法，因为无创、可反复、动态观察，在康复医学功能评定中应用价值较大。

1）摄氧量（oxygen uptake，VO_2）：又称耗氧量、吸氧量，是指机体所摄取或消耗的氧量，是反映机体能量消耗和运动强度的指标，也反映机体摄取、利用氧的能力。摄氧量为 20 ~ 30 ml/（kg·min）者可从事重体力劳动，15 ml/（kg·min）者可从事中等体力劳动，而 5 ~ 7 ml/（kg·min）者仅能从事轻体力劳动。

2）最大摄氧量（maximal oxygen uptake，VO_{2max}）：又称最大耗氧量、最大吸氧量或最大有氧能力，是指运动强度达到最大时机体所摄取并供组织细胞消耗的最大氧量，是综合反映心肺功能状况和最大有氧运动能力的最好生理指标。正常人最大摄氧量取决于心排出量和动静脉氧分压差，即 VO_{2max} = 心排出量 ×（动脉氧分压 – 静脉氧分压），受心肺功能、血管功能、血液携氧能力和肌肉细胞有氧代谢能力的影响，如果氧的摄入、弥散、运输和利用能力下降则最大摄氧量降低，反之则提高。运动训练（尤其是耐力训练）可通过中心效应（心肺功能改善）和外周效应（骨骼肌代谢能力改善）提高最大摄氧量。按每千克体重计算的最大摄氧量（相对最大摄氧量）有明显的性别和年龄差异，女性约为男性的 70% ~ 80%，男性在 13 ~ 16 岁最高，女性在 12 岁左右最高（表 5-4-4）。

表 5-4-4　正常人的最大摄氧量

年龄（岁）	最大摄氧量	
	L/min（男性 / 女性）	ml/（kg·min）（男性 / 女性）
20 ~ 29	3.10 ~ 3.69/2.00 ~ 2.49	44 ~ 51/35 ~ 43
30 ~ 39	2.80 ~ 3.39/1.90 ~ 2.39	40 ~ 47/34 ~ 41
40 ~ 49	2.50 ~ 3.09/1.80 ~ 2.29	36 ~ 43/32 ~ 40
50 ~ 59	2.20 ~ 2.79/1.60 ~ 2.09	32 ~ 39/29 ~ 36

最大摄氧量可通过极量运动试验（以平板运动试验最为准确）直接测定，运动达到极量时呼吸气分析仪所测定的摄氧量即为最大摄氧量。判定达到最大摄氧量的标准为：①分级运动中两级负荷的摄氧量差值小于 5% 或小于 2 ml（kg·min）；②呼吸商大于 1.1（成人）或 1.0（儿童）；③继续运动时摄氧量开始降低；④受试者精疲力竭或出现其他停止运动试验的指征。

经常有锻炼习惯的正常人的最大摄氧量的参考值见（表 5-4-4）。最大摄氧量可作为确定运动强度的参考指标，与运动强度的对应关系（表 5-4-5）。也可根据运动时的心率推测该运动强度相当的最大摄氧量的百分比，即 VO_{2max}% =（实测心率－安静心率）/（最大心率－安静心率）× %。

表 5-4-5　不同运动强度指标的对应关系

VO_{2max}（%）	最大心率（%）	自觉疲劳分级	强度分类
< 20%	< 35%	< 10	很轻松
20% ~ 39%	35% ~ 54%	10 ~ 11	轻松
40% ~ 59%	55% ~ 69%	12 ~ 13	稍费力
60% ~ 84%	70% ~ 89%	14 ~ 16	费力
> 85%	> 90%	17 ~ 18	很费力
100%	100%	19	最费力

3）代谢当量（metabolic equivalent，MET）：是以安静坐位时的能量消耗为基础，表达各种活动时相对能量代谢水平的常用指标，是评估心肺功能的重要指标。1 MET 相当

于耗氧量 3.5 ml/（kg·min）或相当于 1 kcal/（kg·h）（1 kcal=4.184 kJ）的代谢率。

4）无氧阈（anaerobic threshold，AT）：是指人体在逐级递增负荷运动中，有氧代谢已不能满足运动肌肉的能量需求，开始大量动用无氧代谢供能的临界点。此时，血乳酸含量、肺通气量、二氧化碳排出量急剧增加。AT 是测定有氧代谢能力的重要指标，AT 值越高，机体的有氧供能能力越强。AT 相当于一般人心率在 140 ~ 150 次/分或最大摄氧量的 50% ~ 60% 时的运动强度。如主要训练有氧耐力，则运动强度应在 AT 以下，此时内环境稳定，循环系统负荷较轻，对中老年人及心血管疾病患者较安全；如主要训练机体的无氧耐力，则运动强度应在 AT 以上。无氧阈测定通常采用有创的乳酸无氧阈（乳酸阈）和无创的通气无氧阈（通气阈）测定法。

5）氧脉搏：氧摄取量和心率之比值称为氧脉搏（O_2-Pulse），其代表体内氧运输效率，即每次心搏所能输送的氧量，在一定意义上反映了每搏心排出量的大小，氧脉搏减小表明心脏储备功能下降，心排出量的增加主要靠心率代偿。

6）氧通气当量（VE/VO_2）：又称氧通气比量，是指消耗 1 L 摄氧量所需要的通气量，是确定无氧阈的最敏感指标。

7）呼吸储备（breathing reserve，BR）：为最大通气量与最大运动通气量差（MVV-VEmax）的绝对值，或以最大运动通气量占最大通气量的百分比表示。正常呼吸储备功能值＞15 L/min。阻塞性肺疾病患者的 BR 减小。

8）呼吸商（respiratory quotient，RQ）：为每分钟二氧化碳排出量（carbon dioxide discharge，VCO_2）与每分钟耗氧量（VO_2）之比，其反映体内能量产生的来源（有氧供能或无氧供能）和酸碱平衡状况，有氧供能为主转为无氧供能为主时，以及代谢性酸中毒时 RQ 明显增高。

（4）动脉血气分析：呼吸运动的生理意义在于气体交换，在高效、顺利地进行肺通气的前提下，保证静脉血的动脉化，保持肺泡气动脉血氧分压和二氧化碳分压的相对稳定。血气分析是对呼吸生理功能的综合评定。因静脉血的气体随身体各组织成分、代谢率、血流灌注量的不同有所不同，全身动脉血的气体及其他成分都相同，故多以动脉血为分析对象评定肺功能。动脉血气分析的基本方法是抽取动脉血，测定血液中的气体分压及其含量，并以此推算全身的气体代谢和酸碱平衡状况。动脉血气分析常用指标及其临床意义见表 5-4-6。

表 5-4-6　动脉血气分析常用指标及其临床意义

指标	含义	正常参考值	临床意义
pH	体液内氢离子浓度的负对数	7.35 ~ 7.45	反映体液总酸度，受呼吸和代谢双重因素影响
$PaCO_2$	血浆中物理溶解的 CO_2 分子所产生的压力	35 ~ 45 mmHg	基本上反映肺泡中 CO_2 情况，是酸碱平衡呼吸因素的唯一指标，反映呼吸性酸碱平衡的重要指标：增多表示通气不足，为呼吸性酸中毒；降低表示过度换气，为呼气性碱中毒

指标	含义	正常参考值	临床意义
PaO_2	血浆中物理溶解的 O_2 分子所产生的压力	80 ~ 100 mmHg	正常值随着年龄增加而下降
SaO_2	单位血红蛋白的含氧百分数	97%	当 PaO_2 < 60 mmHg，血红蛋白氧解离曲线处于陡直段时，SaO_2 才反映出缺氧状态
HCO_3^-	即实际碳酸氢盐，是指隔绝空气的血液标本在试验条件下所测得的血浆 HCO_3^- 值	22 ~ 27 mmol/L，平均值 24 mmol/L	反映酸碱平衡代谢因素的指标。在代偿性呼吸性酸中毒时，HCO_3^- 继发性升高
碱剩余	表示血浆碱储量增加或减少的量	± 3 mmol/L	反映酸碱平衡代谢性因素的指标。正值时表示缓冲碱增加；负值时表示缓冲碱减少或缺失

动脉血气分析虽然可以测定人体气体代谢，但由于此方法只能反映采血瞬间的情况，不能做运动试验及长时间观察，且动脉血气分析为创伤性检查，若行多次重复检查不宜被患者接受，因此在康复功能评定中受到一定的限制。

（5）呼吸气分析：通过测定通气量及呼出气体中氧气和二氧化碳的含量，据此推算吸氧量、二氧化碳排出量等各项气体代谢的参数。较之动脉血气分析而言，有较大优势：①呼吸气分析无创、无痛、可多次重复及长时间观察；②可以进行运动试验和动态观察；③可用于测定基础代谢率、运动能力等。故其在康复功能评定中具有较大的实用价值。呼吸气分析的方法一般分为化学法和物理法两种。

通过呼吸气分析仪可直接测得以下参数：①每分通气量；②氧吸收率（呼气与吸气氧含量的差值，或呼气与空气中氧含量的差值）；③二氧化碳排出率（呼气与吸气二氧化碳含量的差值，或呼出气中二氧化碳含量与空气中二氧化碳含量的差值）。根据公式可进一步推算出吸氧量、二氧化碳排出量等相关推算参数，具体推算方法及参数意义见表 5-4-7。

表 5-4-7　呼吸气分析推算参数

参数	含义	计算公式	临床意义
吸氧量（耗氧量、摄氧量）	人体吸收或消耗氧的数量。一般表达为每分钟容量，也可进行体重校正，采用 ml/（kg·min）作为单位	吸氧量 = 每分通气量 × 氧吸收率	反映人体能量消耗的情况，也可反映人体摄取、利用氧的能力
二氧化碳排出量	通过肺排出的代谢产物——二氧化碳的数量	二氧化碳排出量 = 每分通气量 × 二氧化碳排出率	绝对数值代表人体能量代谢的强度，与有氧代谢状态有关
氧当量	代表通气与换气效率的代偿关系	氧当量 = 每分通气量 ÷ 氧吸收率	数值越大，说明气体交换的效率越低

续表

参数	含义	计算公式	临床意义
二氧化碳当量	代表通气与换气效率的代偿关系	二氧化碳当量 = 每分通气量 ÷ 二氧化碳排出率	数值变化反映的是无氧代谢所占的比重与通气反应关系
氧脉搏	每次心搏所能携带的氧量，代表体内氧运输效率	氧脉搏 = 吸氧量 ÷ 心率	数值降低说明心血管功能不良，心率代偿性增加太明显
呼吸商	二氧化碳排出量与摄氧量之比。标志体内能量产生的来源和体内酸碱平衡状况	呼吸商 = 二氧化碳排出率 / 氧吸收率 = 二氧化碳排出量 / 吸氧量	代谢性酸中毒时，或体内代谢的主要方式由有氧代谢转化为无氧代谢时，呼吸商可明显升高
恢复商	运动中吸氧量增值和运动后氧债的商	恢复商 = （运动中吸氧量 – 安静吸氧量）÷（运动后吸氧量 – 安静吸氧量）	作为体力评定的重要指标，恢复商升高说明运动后氧债增大，可能为氧运动系统功能不良或细胞内呼吸功能障碍

（6）呼吸肌力测定：包括最大吸气压力，吸气峰流速（peak of inspiratory flow，PIF），吸气肌的时间张力指数（tension time index of inspiratory muscle，TTMUS），口腔阻断压等。

（二）康复治疗

1. 吸气肌训练　吸气肌训练（inspiratory muscle training，IMT）是以锻炼膈肌、肋间外肌、斜角肌为主的具有吸气功能的肌肉，以增强其肌力和耐力，增加胸廓活动度，增加潮气量，矫正异常呼吸模式，改善心肺功能，促进运动能力恢复的训练方法。在正常吸气中，膈肌所起的作用占全部吸气肌的 60% ~ 80%，因此，膈肌是最主要的呼吸肌，临床上大部分呼吸肌功能的测定及吸气肌的锻炼都是针对膈肌进行训练。吸气肌训练方法包括阈值压力负荷训练法、体外膈肌起搏技术等。老年慢性心衰患者大部分会存在吸气肌力量和耐力的减弱，吸气肌功能障碍可能导致患者出现呼吸困难，专门针对吸气肌的训练可能会减轻呼吸困难，同时，经研究发现全身运动训练并不能改善呼吸肌肌力和耐力。吸气肌训练建议采用：力量训练使用 80% ~ 90% 最大吸气压，力量—耐力训练建议使用 60 ~ 80 最大吸气压，耐力训练建议采用 60% 最大吸气压。训练频率建议每天 1 ~ 2 次，每天总时间为 20 ~ 30 分钟，每周训练 3 ~ 5 次，持续超过 4 周，为维持已取得的疗效建议继续每周 1 ~ 2 次训练。

2. 运动干预　体位改变指利用摆放身体位置来优化氧的转运，主要是利用重力对呼吸和循环系统功能产生效应以达到效果，主要针对卧床、机械通气患者。氧的供需主要是氧传输和氧耗量，健康人群静息时氧传输约是氧耗量的 4 倍，由于储备强大，氧耗量一般不依赖于氧传输，当氧传输严重下降时，氧耗量会依赖于氧传输，直到氧传输达到阈值，在这个阈值下，表现出患者对无氧代谢依赖增加，每分通气量增加。当对心衰合并卧床患者进行体位改变时，一些体位如坐位、直立位等，在重力等作用下增加氧耗，机体自身调节氧转运系统，以增加氧运输来满足增加的氧耗，达到刺激激发氧转运系统的目的。体位改变可增加其他交换能力和心肺效能，同时避免褥疮、尿路感染等卧床带来的并发症。

（1）活动：是指针对急性或严重做功能力缺陷患者低强度的运动。活动时需氧量和氧耗量都增加，同时每分通气量也升高。活动还会改善低通气和低灌注的肺叶膨胀和复原，以改善通气/血流（$\dot{V}/\dot{Q}$）比。潮气量增加即活动时出现深吸气，会诱发更高速的呼吸气流，所以活动也有助于分泌物的活动。建议活动都在直立位下进行，以此恢复身体的生理性结构，如膈肌更容易移动，有利于产生有效的咳嗽。

（2）运动：机体代谢需求大幅超过静息状态，是一种结构化和可重复的身体活动形式，此时呼吸频率和心率会明显加快。运动测试多用 6 分钟步行试验和心肺运动试验，运动测试前建议气道高反应者使用支气管扩张剂，以监测出最大心肺耐力，当运动中 SpO_2 低于 80%，应终止运动测试。对于老年慢性心衰患者，运动处方的频率建议为每周 3 ~ 5 次；60% ~ 80% 的 VO_{2max} 高强度运动、30% ~ 40% 的 VO_{2max} 低强度运动或呼吸困难指数达到改良 Borg 评分 4 ~ 6 分；方式为大肌群的有氧运动，如步行、慢跑、骑自行车、运动平板；进度建议为每月评估一次以增加运动强度；时间建议 4 ~ 6 周，并维持终身。

3. 呼吸训练　呼吸训练主要针对患者的呼吸模式和呼吸频率。健康人群呼吸肌做功的氧耗约为总耗氧量的 5% 和肺活量的 10%，在安静状态下，呼吸是毫不费力的。当患者因呼吸困难或肺活量下降而使用辅助呼吸肌时，呼吸的氧耗明显增加，此时合理的、相对氧耗较少的呼吸模式更适合患者。

（1）膈肌呼吸：因其在耗能最小的同时会产生更多的潮气量，因而适用于大多数非膈肌功能障碍患者。训练膈肌呼吸的体位应为仰卧位，嘱患者肩部和上胸部放松，如果患者是膈肌呼吸，但较弱时，可让患者将手置于肚脐部感受，然后指示患者腹部动作范围适当更大一点，此时可在患者肚脐处稍微挤压以提供本体感觉刺激，而患者不存在或感受不到膈肌呼吸时，可感受治疗师或其他人正常的膈肌呼吸。

（2）缩唇呼吸：常出现在阻塞性肺疾病患者，这种呼吸模式有助于减少阻塞性肺疾病患者呼吸困难。缩唇呼吸延长了呼气时间，从而减少呼气末肺容积，使呼吸周期延长，降低呼吸频率。

（3）局部肺扩张：在气道廓清技术提到，对于气道分泌物，除纤毛的单向移动帮助排出外，有分泌物的部位若有气体流过并充盈该部位肺泡，也可有利于排出分泌物。在治疗部位，当患者吸气时，施加较小的阻力以促进本体感受，使需治疗的部位有更多的气体流过，从而达到治疗的目的。

4. 主动呼吸循环技术（ACBT）　ACBT 可有效改善肺功能和排出分泌物，包括 3 个阶段，分别是呼吸控制（breathing control，BC）、胸廓扩张（thoracic expansion exercises，TEE）、用力呼气技术（forced expiration technique，FET）。

（1）呼吸控制：患者按自己的呼吸频率和幅度进行潮式呼吸，鼓励患者放松，特别是上胸部和肩部，尽可能利用膈肌呼吸模式。

（2）胸廓扩张：指患者进行深吸气，吸气末通常闭气，然后被动呼气。吸气末闭气可使气流经过旁系通气系统，使分泌物由小气道向大气道移动，同时相邻肺泡扩张，也可移动分泌物。一般建议 3 次胸廓扩张后进行呼吸控制，因为深吸气可引起过度通气和患者疲劳，使用力呼气次数减少，呼吸困难的患者可减少胸廓扩张次数。也可将治疗师的手置于需治疗部位的胸壁上，通过本次感觉刺激促进胸廓扩张。胸廓扩张时，也可结合叩拍或振动等其他气道廓清技术。

（3）用力呼气技术：是由进行 1 ～ 2 次用力呼气（呵气）组成，一般为胸廓扩张 - 呼吸控制 - 呵气，呵气使低肺容积位的外周分泌物移出，但分泌物到更大、近段的上呼吸道时，深吸气后哈气或咳嗽可排出分泌物。呵气使分泌物更好地移动到上呼吸道，可减少无效的咳嗽。

三、老年慢性心衰运动功能障碍

1. 康复评估　由于老年慢性心衰患者的运动功能障碍是因心脏的动力不足而引起的运动功能下降，评定心功能的临床及康复评定方法均可用于间接预测运动功能。

（1）心肺运动试验（cardiopulmonary exercise testing，CPET）：CPET 是运动试验的一种形式，综合应用呼吸气体监测技术、计算机技术和活动平板或踏车技术，实时检测在不同负荷条件下，机体氧耗量和二氧化碳排出量的动态变化。客观定量评价心脏储备功能和运动耐力，是评定心力衰竭患者心脏功能的金标准，也是制订患者运动处方的依据。临床常选用踏车及运动平板为运动模式。对于心力衰竭患者，CPET 可用于判断心力衰竭的严重程度和治疗效果，帮助判断预后，有利于运动耐力测试以及运动处方的制订。

（2）Borg 自觉疲劳程度量表（rating of perceived exertion，RPE）：RPE 是一种利用主观感觉来推算运动负荷强度的有效方法，治疗师可参照 RPE 来控制运动强度。

（3）修订的 Borg 呼吸困难分级表：Borg 呼吸困难指数评分在 6 分钟步行试验结束时进行。其评分反映了在 6 分钟步行试验过程中的任何时间，受试者经历的最大程度呼吸困难。

（4）日常生活活动能力评估：患者常常由于整体的运动功能下降导致日常生活活动能力下降，在进行老年慢性心衰患者的评估时，应纳入日常生活活动能力评估。

（5）6 分钟步行试验：是一种简单、方便的试验，用以评定慢性心衰患者的运动耐力方法。若 6 分钟步行距离 < 150 m，表明为重度心功能不全；150 ～ 425 m 为中度心功能不全，426 ～ 550 m 为轻度心功能不全。

2. 康复治疗　首先，改善心功能的药物在运动功能方面会产生相应的间接作用；其次，运动是老年慢性心衰患者的有效治疗手段，老年慢性心力衰竭患者的康复治疗主要围绕运动处方的制订展开，并可结合多种运动康复治疗方法。运动处方的制订，需要根据慢性心力衰竭患者的实际情况进行，设置个体化的方案。几十年的研究已经证明了体育活动在生理、肌肉骨骼和心理社会方面的诸多益处，包括每日总能量消耗和与运动相关的能量消耗，这些益处可以转化为心力衰竭患者运动能力、生活质量和预后的改善。在心衰患者中，低水平的体力活动与预后不良、较高的死亡率和较低的 11 个月无事件生存率相关[1]。

运动处方制订的关键要素主要包括运动的种类、运动强度、运动时间和频率，其中运动强度是制订运动处方的重要内容，其直接关系到运动的安全性和效果。老年慢性心力衰竭患者进行运动具有较高的危险性，掌握合适的运动强度更是制订及执行运动处方的关键。

有氧运动是慢性心力衰竭患者主要的运动康复治疗方法，可包括步行、脚踏车、游泳、骑自行车、爬楼梯、打太极拳等。有关慢性心衰的专家共识建议，有氧运动时间为 30 ~ 60 min，包括热身运动、真正运动及整理运动的时间。针对体力衰弱的慢性心力衰竭患者，建议延长热身运动时间，通常为 10 ~ 15 min，真正运动时间为 20 ~ 30 min。运动频率为每周 3 ~ 5 次。运动强度可参照心率、峰值摄氧量（peak VO_2）、无氧阈（anaerobic threshold，AT）、Borg 自感劳累分级评分等确定。而对于老年患者，则需要更加全面的考量，尽可能降低运动的风险，制订老年个性化方案。

（1）有氧耐力训练

1）连续性训练：连续的有氧训练通常在有氧能量产出的稳定状态下以中到高的运动强度进行，这允许患者进行长时间的训练（45 ~ 60 分钟的持续时间）。它是指南最为推荐的训练形式，其有效性和安全性得到了很好的证明。它很容易被接受，患者容易执行，通常在跑步机上进行。

在更多的失适应的患者当中，建议从低强度开始，慢慢进行（即低强度，每周 2 次，每次 10 分钟）。如果患者有良好的耐受性，首先增加每次训练的时间，然后增加每天的训练次数，最后到达每周 3 ~ 5 天，每次 20 ~ 60 分钟的中等至高强度的训练方式。

2）间歇性训练：在提高运动能力方面，间歇性训练被认为比连续性训练更为有效。与连续性训练方案相比，间歇性训练要求患者交替地进行短时间（10 ~ 30 秒）中等强度或高强度（50% ~ 100% 的峰值运动能力）运动，以及较长的恢复期（80 ~ 60 秒），并在低负荷或无负荷下进行。

典型的高强度和低强度间歇训练方案是根据患者的能力来提供的。高强度的间歇训练可在跑步机上以宽带速度行走完成。每组包括 4 次 4 分钟的高强度运动（相当于最大运动能力的 90% ~ 95%），中间穿插 3 分钟的低强度恢复期，加上 5 次 10 分钟的热身和冷却（warm-up and cool-down）。低强度的间歇训练可以在一个电动制动的循环测力仪上进行，最大限度地控制患者的运动负荷。强训练时段和恢复时段的持续时间分别为 30 秒和 60 秒，强训练时段的完成功率为斜坡试验或增加 10 W 每分钟的自行车试验时输出功率的 50%。如果患者在 15 分钟的训练中不能忍受这个训练 / 恢复比，那么这些时间段的持续时间可以分别调整到 20 秒和 70 秒，如果需要甚至可以调整到 10 秒和 80 秒。通常，前三个强训练时段的强度会降低，以便进行热身。随着患者病情好转，强训练时段的强度应相应增加。根据所选择的工作 / 恢复间隔，每 15 个 30 分钟的训练可以执行 10 ~ 12 个强训练时段。

（2）抗阻 / 力量训练（resistance/strength training，RST）：RST 是针对特定的反作用力进行的肌肉收缩，从而产生阻力，如举重。它可逐渐地使肌肉骨骼系统负荷过重，由此增强和调节肌肉、增加骨量。同时，RST 被建议作为一种合成代谢干预来帮助预防消瘦综合征（wasting syndrome）。

骨骼肌功能的改变被认为是慢性心力衰竭患者运动耐受不良的重要决定因素。此外，老化与骨骼肌质量的持续下降有关，老年心衰患者具有肌肉萎缩的较高风险。对于老年患者应考虑进行抗阻/力量训练。

四、老年慢性心衰认知功能障碍

1. 康复评估

（1）意识模糊评估（confusion assessment method，CAM）[72]：CAM 可评估 9 种谵妄特征的存在：急性发作，注意力不集中，思维混乱，意识水平改变，迷失方向，记忆力减退，知觉障碍，精神运动性躁动或智力低下，以及睡眠 - 觉醒周期改变。CAM 诊断算法基于谵妄的 4 个基本特征：急性发作和波动过程，注意力不集中，思维混乱和意识水平改变。

（2）简易精神状态检查（MMSE）[55]：MMSE 是国内外应用最广泛的认知筛查量表，内容覆盖定向力、记忆力、注意力、计算力、语言能力和视空间能力。缺点是对识别正常老人和轻度认知功能障碍（mild cognitive impairment，MCI）以及区别 MCI 和痴呆作用有限。在过去三十年中，MMSE 一直被用作认知障碍的全球筛选工具。然而，细微的认知缺陷经常被医疗服务提供者忽略，像 MMSE 这样的普通认知筛查工具对心衰患者的细微认知缺陷不够敏感。

（3）蒙特利尔认知评估量表（MoCA）[73]：MoCA 覆盖注意力、执行功能、记忆、语言、视空间结构技能、抽象思维、计算力和定向力等认知域，其在筛查 MCI 患者敏感性和特异性中明显优于简易精神状态检查（MMSE），更加适合于慢性心衰患者轻微认知的评估。

（4）加利福尼亚语言学习测试量表（California verbal learning test，CVLT）[74]：CVLT 量表常用于工作记忆能力的评估，而工作记忆能力是认知功能的一个非常重要的组成部分，包括即时信息的储存与控制，是逻辑、语言与判断等高级认知功能的基础。

2. 康复治疗　心脏移植、临床药物治疗、左心室辅助装置植入等的患者经过康复治疗后，认知方面有改善。相反，自然过程中的心衰患者的认知功能有可能出现下降的改变。这些证据为通过对心脏或整体健康的变化改善认知带来了希望。但是目前尚没有明确的治疗作为心衰患者改善认知的手段[53]。

（1）运动治疗：研究表明，心脏康复、有氧运动可以缓解认知功能下降，甚至可以逆转已下降的老年人的认知功能[52]。运动康复可增强心衰患者的心力储备、活动耐量，调节神经内分泌紊乱，改善血管内皮功能等，对于心衰患者是有效的二级预防措施，可改善患者生活质量，提高平均寿命，减少再住院率，对预后产生正面效应[74]。

（2）认知功能训练：通过数字按序排列、物品分类等方式训练患者的执行能力；采用写字板或日历等训练患者定向力；采取传统刺激—反应方法训练患者注意力；训练患者数字计算能力；利用语音记忆法训练患者记忆力；通过划消字母或数字训练患者视空间能力；与患者进行谈话训练语言功能。根据患者疾病情况与耐受程度，每日认知功能训练 10 ～ 30 min[75]。

（3）VR 技术训练：在传统认知功能训练支持下，配合 VR 技术训练日常生活[75]。

五、老年慢性心衰精神心理功能障碍

1. 康复评估

（1）老年抑郁量表（geriatric depression scale，GDS）：GDS 是由 Brank 等人在 1982 年制订，专用于老年人抑郁的筛查。主要针对老年人一周以来最切合的感受进行测评。由于老年人躯体主诉多，所以原本许多老年人在这个年龄阶段属于正常范围，却易被误诊为抑郁症。设计 GDS 是为了更敏感地检查老年抑郁患者所特有的躯体症状。另外，其"是"与"否"的定式回答较其他分级量表也更容易掌握。其 30 个条目代表了老年抑郁的核心，包含以下症状：情绪低落、活动减少、易激惹、退缩痛苦的想法，以及对过去、现在与将来的消极评价。每个条目都是一句问话，要求受试者回答"是"或"否"。30 个条目中的 10 条用反序计分（回答"否"表示抑郁存在），20 条用正序计分（回答"是"表示抑郁存在）。每项表示抑郁的回答得 1 分。

（2）医院焦虑抑郁量表（hospital anxiety and depression scale，HADS）：HADS 由 Zigmond AS 与 Snaith RP 于 1983 年制订，主要应用于综合医院患者中焦虑和抑郁情绪的筛查。HADS 共由 14 个条目组成，其中 7 个条目评定抑郁，7 个条目评定焦虑。共有 6 条反向提问条目，5 条在抑郁分量表，1 条在焦虑分量表。采用 HADS 的主要目的是对老年患者进行焦虑、抑郁的筛选检查。

（3）汉密尔顿焦虑量表（Hamilton anxiety scale，HAMA）：HAMA 由 Hamilton 于 1959 年编制，最早是精神科临床中常用的量表之一，包括 14 个项目。《CCMD-3 中国精神疾病诊断标准》将其列为焦虑症的重要诊断工具，临床上常将其用于焦虑症的诊断及程度划分的依据。HAMA 主要用于评定神经症及其他患者的焦虑症状的严重程度，但不大适宜于评估各种精神病时的焦虑状态。

2. 康复治疗

（1）放松训练：行为治疗是一大类心理治疗方法，包括：放松训练（又分为渐进式肌肉放松训练、自主训练）、系统脱敏疗法、冲击疗法、厌恶疗法、生物反馈疗法、自信训练、模仿与角色扮演、行为技能训练。

渐进式肌肉放松训练（progressive muscle relaxation training）是一种公认的缓解慢性疾病患者精神压力（如焦虑、抑郁）的行为疗法，能够减少心血管变量（如血压）的交感相关表现，减少心脏事件的发生。多项研究表明渐进式肌肉放松训练能够改善老年慢性心力衰竭患者的精神压力、疲劳和呼吸困难，可以作为心力衰竭精神心理功能障碍的非药物治疗方法[60, 76]。

（2）运动疗法：有氧运动和散步能够改善老年慢性心衰患者的呼吸困难症状、疲劳及情绪健康，但在运动过程中应监测患者心率和血压，使用 Borg 量表评估运动耐受性。运动疗法可作为一种单独的治疗方式，或疾病管理计划的护理组成部分[76, 77]。

（3）认知行为疗法：这是缓解心力衰竭患者抑郁的重要途径。系统评价表明认知行为治疗可显著改善慢性心衰患者的抑郁情绪，但对生活质量、自我照顾行为的提升没有实质性影响[78]。随着信息化远程技术的发展，基于网络/计算机的认知行为疗法（web-based cognitive behavioral therapy，wCBT）也应运而生，但研究表明 wCBT 在改善心衰患者的抑郁情绪存在一定的挑战，其疗效不稳定[79]。

（4）PRECEDE模型：这是一种综合性的、排他性的、以理论为基础的教育干预，适用于慢性疾病，能够降低患者的抑郁情绪和提高生活质量。教育的内容包括疾病的诱发/加重因素，如：某些行为的动机、对疾病的认识（如失代偿的迹象和症状）及治疗、熟练自我照顾的行为、自我保健技能、抑郁症及其症状、对自我照顾行为的态度。Qiong Wang等采用该模型对老年心衰患者进行9次教育干预，患者的抑郁症状与生活质量均有所改善[80]。

（5）动机性访谈：这是指通过独有的面谈原则和谈话技巧，协助人们认识到现有的或潜在的问题，从而提升其改变的动机。研究表明，动机性访谈对心力衰竭的抑郁症状有正向影响[81]。国内随机对照试验显示，这种心理护理干预可有效控制慢性心力衰竭患者的焦虑、抑郁情绪，促进心功能改善[82]。

（6）药物治疗：抗抑郁药可选用选择性5-羟色胺再摄取抑制剂（SSRI），如司他林、西酞普兰、依他普仑等，三环类抗抑郁药不推荐用于心衰患者[83]。

六、老年慢性心衰疼痛

1. 康复评估　对疼痛的评估应包括强度、频率、位置、持续时间、诱发因素和缓解因素等。

（1）视觉模拟评分法（visual analogue scale，VAS）：也称直观类比标度法，是最常用的疼痛评估工具。国内临床上通常采用中华医学会疼痛医学会监制的VAS卡，在卡中心刻有数字的10 cm长线上有可滑动的游标，两端分别表示"无痛"（0）和"最剧烈的疼痛"（10）。患者面对无刻度的一面，将游标放在当时最能代表疼痛程度的部位；医师面对有刻度的一面读取相应分值，直尺量出的疼痛强度数值即为疼痛强度评分。

（2）数字分级评分法（numeric rating scale，NRS）：此法是由0～10共11个数字组成，患者用数字描述疼痛强度，数字越大表示疼痛程度越严重，此法类似于VAS法。NRS具有较高的信度与效度，易于记录，适用于文化程度相对较高的患者。但NRS的刻度较为抽象，在临床工作中向患者解释NRS的使用方法比较困难，故不适合文化程度低或文盲患者。

（3）面部表情量表法（facial pain scale，FRS）：该方法在1990年开始用于临床评估，是用小儿易于理解的6种面部表情，从微笑、悲伤至痛苦得哭泣的图画来表达疼痛程度。疼痛评估时要求患者选择一张最能表达其疼痛的脸谱。此法最初用于儿童的疼痛评估，但实践证明此法适合于任何年龄，主要适用于7岁以上人群，没有特定的文化背景或性别要求。这种评估方法简单、直观、形象、易于掌握，不需要任何附加设备，特别适用于急性疼痛者、老人、小儿、文化程度较低者、表达能力丧失者及认知功能障碍者。

（4）口述分级评分法（verbal rating scale，VRS）：五点口述分级评分（VRS-5）是加拿大McGill疼痛调查表的一部分，是根据疼痛对生活质量的影响程度而对其程度做出了具体的分级，每个分级都有对疼痛的描述，客观地反映了患者疼痛的程度，也易于被医务人员和患者理解。具体分为0级、1级、2级、3级、4级、5级5个等级（表5-4-8）。该方法的词语易于理解，可随时口头表达，沟通方便，满足患者的心理需求，但是受主观因素影响大，也不适合语言表达障碍的患者。

表 5-4-8　口述分级评分（VRS-5）

级别	表现
0级	无痛
1级	轻度疼痛能忍受，能正常生活睡眠
2级	中度疼痛适当影响睡眠，需镇痛药
3级	重度疼痛影响睡眠，需用麻醉镇痛药
4级	剧烈疼痛影响睡眠较重，伴有其他症状
5级	无法忍受严重影响睡眠，伴有其他症状

四点口述分级评分（VRS-4）将疼痛分为0度、1度、2度、3度，分别代表无痛、轻度痛、中度痛、严重痛四种程度。VRS-4 与 NRS 相对应为：疼痛分数0分为无痛，1~4分为轻度痛，5~6分为中度痛，而7~10分为重度痛，此法最简便，但受患者文化水平的影响。

（5）压力测痛：向疼痛的区域施予外力，观察受试者的反应，根据压力的强度和患者的反应程度来判断疼痛的程度。压力的强度可以用压力测痛计来检测，给予一定量的压力直至受试者出现疼痛反应和不可耐受的疼痛时，测定的量值分别为痛阈和耐痛阈。此法适用于肌肉骨骼系统的疼痛评定。禁用于伴末梢神经炎的糖尿病患者、因凝血系统疾病易发生出血倾向的患者。

（6）45区体表面积评分法：这是将人体表面分成45个区域并编号，让患者用不同的颜色将疼痛的部位在相应的区域上标明的评定方法。主要用于评定疼痛的部位、程度及范围。

评分标准：用不同的颜色表示不同的疼痛强度，无色、黄色、红色和黑色分别表示无痛、轻度疼痛、中度疼痛、重度疼痛。每一个区域无论大小均定为1分，即使只涂盖一个区域一小部分也评为1分。总评分反映疼痛区域的数目。最后计算患者疼痛占体表面积的百分比（表5-4-9）。

表 5-4-9　疼痛区域体表面积百分比

疼痛区号	各占体表面积百分比（%）
5，26，27	0.50
4，5，16	1.00
3，8，9，10，11，30，31，32，33	1.50
1，2，21，22，23，24，44，45	1.75
6，7，12，13，28，29，36，37	2.00
38，39	2.50
14，15	3.00
19，20，42，43	3.50
34，35	4.00
17，18，40，41	4.75

例如：某位患者用红色笔涂盖了 36 区和 37 区。说明患者双侧腰部中度疼痛，疼痛评分为 2 分，疼痛范围为 4% 体表面积。

（7）疼痛问卷表（pain questionnaires）：此表是根据疼痛的生理感受、情感因素和认识成分等多方面因素设计而成，因此能较准确地评价疼痛的强度与性质。

1）McGill 问卷表（McGill pain questionnaire，MPQ）：1971 年 Melzack 和 Torgerson 首先建立的一种说明疼痛性质强度的评价方法。目前，MPQ 已被应用于众多的急、慢性疼痛实验研究之中，结果证实其方法具有实用性、可靠性、一致性和有效性，且适应证广泛。由于 MPQ 从不同的角度进行疼痛评估，所以在疼痛的鉴别诊断中也起着一定的作用，已成为广泛使用的临床工具和研究工具。

2）简化的 McGill 疼痛问卷表（Short-from of McGill pain questionnaire，SF-MPQ）：SF-MPQ 是在 MPQ 基础上简化而来，详细内容见表 5-4-10。疼痛分级指数（pain rating index PRI）的评定时，向患者逐项提问，根据患者回答的疼痛程度在相应级别作记号。视觉模拟定级（visual analogous scale，VAS）评定法时，图中线段长为 10 cm，并按 mm 定出刻度，让患者用笔根据自己的疼痛感受在线段上标明相应的点。现有疼痛强度（present pain intensity，PPI）评定时，根据患者主观感受在相应分值上作记号。最后对 PRI、VAS、PPI 进行总评，分数越高疼痛越严重。

3）简明疼痛问卷表（brief pain questionnaire，BPQ）又称简明疼痛调查表（brief pain inventory，BPI）：是将感觉、情感和评价这三个因素分别量化。此表包括了有关疼痛原因、疼痛性质、对生活的影响、疼痛的部位等描述词，以及上述 NRS（0 ~ 10 级）描述疼痛程度，从多方面进行评价。BPQ 是一种快速多维的测痛与评价方法。

表 5-4-10　简式 McGill 疼痛问卷

1. 疼痛分级指数的评定（PRI）

疼痛性质	疼痛程度			
A. 感觉项	无	轻	中	重
跳痛	0	1	2	3
刺痛	0	1	2	3
刀割痛	0	1	2	3
锐痛	0	1	2	3
痉挛牵扯痛	0	1	2	3
绞痛	0	1	2	3
热灼痛	0	1	2	3
持续固定痛	0	1	2	3
胀痛	0	1	2	3
触痛	0	1	2	3
撕裂痛	0	1	2	3
感觉项总分：				

续表

B. 情感项				
软弱无力	0	1	2	3
厌烦	0	1	2	3
害怕	0	1	2	3
受罪、惩罚感	0	1	2	3
情感项总分：				

2. 视觉模拟定级（VAS）评定法

无痛（0 mm）+ — — — — — — — — — — — — — +剧痛（100 mm）选择 0 到 100 之间的整数

3. 现有疼痛强度（PPI）评定

0—无痛　　1—轻度不适　　2—不适　　3—难受　　4—可怕的痛　　5—极为痛苦

现有疼痛强度评分：

2. 康复治疗

（1）药物治疗：首先应确定疼痛的位置、严重程度和频率，以及可能的原因和与其他问题的联系[84]。可分为针对心脏性疼痛及非心脏性疼痛的药物治疗[3]。

1）心脏性疼痛：在血压允许的情况下可使用硝酸盐类、β受体阻滞剂；非二氢吡啶类的钙离子拮抗剂没有影响肌肉收缩的副作用；增强型外反搏（enhanced external counterpulsation，EECP）可减少心绞痛发作，但对运动耐力和硝酸盐类的使用无明显益处。激光心肌血运重建术（transmyocardial laser revascularization，TMLR）可在复杂的冠状动脉疾病中打开慢性全闭塞冠脉，最后的方法是采用胸硬膜外镇痛。

2）非心脏性疼痛：是老年心力衰竭患者疼痛体验的重要组成部分，由于患者可能患有其他合并症，如关节炎或糖尿病，对于他们的心力衰竭和（或）相关的肾功能障碍，治疗选择有限。临床医生应该询问疼痛的频率、位置、持续时间、诱发因素以及缓解疼痛的方法。对于心衰患者，不宜使用非甾体类抗炎药，因为它与神经激素调节、肾功能障碍和体液潴留之间存在相互作用。

对于非心脏性疼痛可参考疼痛的新阶梯治疗原则。

第一步：非阿片类镇痛药。

第二步：弱阿片类。

第三步：强阿片类、美沙酮（口服或皮肤贴剂）。

第四步：硬膜外神经阻滞、患者自控镇痛泵（patient controlled analgesia，PCA）、脊髓内神经阻滞。

对于急性疼痛由第四步向第一步过渡，对于慢性非癌性疼痛由第一步向第四步发展。

（2）辅助治疗：类固醇和抗惊厥药可额外缓解神经病理性和慢性疼痛。

（3）基因疗法：由于上述药物在治疗慢性疼痛过程中存在多种相互作用和不良反

应，医务人员一直在努力寻找减轻这些患者疼痛的新方法。基因疗法[85]是治疗慢性疼痛的一种新方法，它利用含有病毒基因组的病毒载体，用编码启动子的核酸序列来取代病毒基因组，从而驱动镇痛相关基因表达，产生类似镇痛药的效果。

（4）运动疗法：运动对减轻患者的疼痛有很大帮助。运动形式为有氧运动、耐力训练和抗阻运动。有研究表明抗阻运动对伴肌肉萎缩的患者更有好处[86]。

（5）其他治疗方法还有牵伸、热疗、针灸、音乐疗法，但其疗效还需要进一步的研究[65, 87]。

七、老年慢性心衰二便功能障碍

1. 康复评估

（1）老年膀胱过度活动症（overactive bladder，OAB）评估问卷如下。

尿失禁模块化问卷国际参考（the international consultation on incontinence questionnaire，ICIQ）；

尿失禁生活质量问卷（incontinence quality of life instrument，I-QOL）；

King's 健康问卷（the King's health questionaire，KHQ）；

女性性功能指数（female sexual function index，FSFI）；

盆底功能影响问卷（pelvic floor impact questionnaire，PFIQ）；

盆腔器官脱垂 - 尿失禁患者性生活调查问卷（pelvic organ prolapse-urinary incontinence sexual function questionnaire，PISQ）；

36 项简明健康调查问卷（36-item short form health survey questionnaire，SF-36）；

膀胱活动过度问卷（overactive bladder questionnaire，OAB-Q）；

排尿影响问卷（urinary impact questionnaire，UIQ-7）；

流行病学研究中心抑郁量表（center for epidemiologic studies depression scale，CES-D）；

医学结果研究睡眠量表（medical outcomes study sleep scale，MOS sleep）；

尿失禁影响问卷（incontinence impact questionnaire，IIQ）；

国际前列腺症状评分（international prostate symptom score，IPSS）。

（2）老年尿失禁（UI）患者评估[88]

1）问卷评估：国际尿失禁咨询委员会问卷表简表（international consultation on incontinence questionnaire-short form，ICI-Q-SF）、简版老年抑郁量表（geriatric depression scale-15，GDS-15）、尿失禁生活质量问卷（incontinence quality of life questionnaire，I-QOL）等。

2）尿流量与残余尿测定。

3）尿动力学检查。

4）盆底器官检查。

2. 康复治疗

（1）老年患者 OAB 的治疗[89]

1）一线治疗方法：包括行为治疗、改变生活方式和患者教育。

①行为治疗包括膀胱训练（bladder training，BT）和盆底肌肉疗法（pelvic floor muscle therapy，PFMT）；②生活方式的改变包括控制液体和咖啡因摄入量、饮食管理和

减轻体质量；③患者教育包括指导患者控制体质量、管理液体摄入量、调整饮食、规律性排便、戒烟、计时性排尿和患者主动抑制急迫性排尿冲动。

2）二线治疗方法：包括抗毒草碱药物（antimuscarinic agents，AM）和β₃肾上腺素受体激动剂。

3）三线治疗方法：包括 A 型肉毒杆菌毒素注射，外周胫神经刺激（peripheral tibial nerve stimulation，PTNS）和骶神经调节（sacral neuro modulation，SNM）。

对一、二、三线治疗有禁忌证的患者，包括对药物不耐受、过敏，严重衰弱、无法行动、认知缺陷或预期的认知能力下降，可以尝试留置导尿管或间歇性导管插入术。只在非常罕见的情况下才选择手术作为治疗手段，手术方式包括扩大膀胱成形术或尿流改道。

（2）老年患者 UI 的治疗[90]：行为疗法包括盆底肌训练、膀胱功能再训练以及提示排尿等。骨盆肌训练、生物反馈技术及电刺激有助于加强盆底肌，增加尿道关闭的能力和反射性的抑制膀胱的收缩能力，常规如厕和促进排空主要用于伴有急性尿失禁的认知力受损患者，可以每隔 2 小时带患者上 1 次厕所避免尿失禁事件。

对于老年人来说，如果行为治疗无效，抗胆碱能抗痉挛药物应为首选，可降低尿失禁的发病率。这些药物可能有抗胆碱能样副作用，如便秘、口干、液体摄入量增加等。这些并发症可导致伴有收缩能力受损的逼尿肌活性过高的患者，对药物反应不敏感，因为这些患者更容易出现尿潴留。

八、老年慢性心衰其他功能障碍

目前文献检索情况来看，感觉、言语、吞咽功能障碍在老年慢性心衰患者中也会出现。关于感觉功能特点，临床研究较少。一项横断面研究中[91]显示，视力障碍在成人心力衰竭中有一定患病率，1/5 的成人心衰患者近距离看东西有困难，即使戴了隐形眼镜。心衰患者由于视力的原因会有更多的功能受限。另有文献[92]表明，高龄慢性心衰患者存在感觉剥夺，主要涉及听觉和视力障碍。在语言功能障碍方面，一项研究使用声学语音分析监测 10 例心力衰竭患者（失代偿期）[93]，其特征是心内充盈压力增加和周围水肿。患者因肺水肿影响发出高频声音和发音的持续性。给予利尿剂治疗后，患者自动识别的声音变脆的比例更高，基频增加，cepstral 峰显著性变异减少，提示语音生物标志物可以作为心衰的早期指标。其他方面未查到详细报道。老年慢性心衰患者也会出现吞咽功能障碍，只是发生率较低而已，具体相关机制也并不清楚。

第五节 老年慢性心力衰竭的康复护理衔接技术

一、"临床 - 康复 - 护理"无缝衔接模式

对于老年慢性心衰的患者，临床、康复、护理是有机的整体，互相协作、补充，只有无缝衔接才能全周期的管理患者。在整个疾病过程中，三者需根据患者疾病的发展阶段不断调整各自的管理策略，真正做到以患者为中心。

临床方面，应加强心衰的预防、药物管理、合并症的处理及随访工作。康复方面则在临床诊疗的基础上，由康复医师进行评估及制订康复治疗计划。康复治疗师根据康复方案对患者进行个体化康复治疗，并将治疗过程中存在的问题及时讨论，不断修订治疗计划；康复治疗师的干预包括健康教育、阻力运动、有氧运动、呼吸肌的训练、电刺激和行为纠正等。护理贯穿在临床和康复的整个过程，在协助诊疗、减轻痛苦、促进康复、提高医疗水平等方面发挥着重要作用。

二、住院期间康复护理

康复护理是老年慢性心衰患者全面康复的一部分，包括运动、心理、饮食或营养、教育，以及针对原发疾病的治疗，除一般临床护理，还包括心功能障碍的运动治疗及相关问题的护理。

1. **休息与体位**　为患者提供安静、舒适的环境，保持空气新鲜，定时通风换气，减少探视；协助患者取有利于呼吸的卧位，如高枕卧位、半卧位、坐位，减少回心血量，避免肺淤血，还可增加膈肌活动幅度，增加肺活量。

2. **饮食护理**　给予低盐且易消化饮食，少食多餐，避免过饱，禁食刺激性食物。按病情限盐限水，盐摄入量为：重度水肿 1 g/d，中度水肿 3 g/d，轻度水肿 5 g/d，每周称体重 2 次。

3. **呼吸道护理**　指导患者呼吸训练，根据患者缺氧程度给予合适的氧气吸入，一般患者 1 ~ 2 L/min，中度缺氧患者 3 ~ 4 L/min，严重缺氧及肺水肿患者 4 ~ 6 L/min，肺水肿患者可用 20% ~ 30% 酒精湿化氧气吸入。协助患者翻身、拍背，有利于痰液排除，教会患者正确的咳嗽与排痰方法。

4. **运动康复**　卧床患者定时更换体位，协助进行主、被动活动，预防静脉血栓和肺部感染。病情许可时，鼓励患者尽早下床活动，增加肺活量，改善心肺功能。通常运动频率、时间和强度可遵循"一、三、五、七"，即："一"是每天至少运动 1 次；"三"是每次要运动 30 分钟以上；"五"是每星期最少运动 5 次；"七"是每次运动达到的中等强度。鼓励患者参与康复训练计划，根据心功能决定活动量；在逐渐增加活动量时，应避免劳累，活动时注意监测患者心率、心律、呼吸、面色，避免使心脏负荷突然增加的因素，活动以不出现心悸、气促为度，若发现异常立即停止活动，报告医生。

5. **药物护理**　按医嘱严格控制输液量，速度不超过 30 滴 / 分，并限水钠摄入。准确记录 24 小时出入量，维持水、电解质平衡。观察药物疗效与不良反应，如应用洋地黄类制剂时，要注意患者有无食欲减退、恶心、呕吐、腹泻、黄视、心律失常等。

6. **心理康复护理**　患者从健康到住院的过渡期中，因疾病的影响、身体功能受限，其社会角色适应能力下降，部分中年患者从家庭的支持者变为被照护者，影响了患者的心理健康，易使患者产生焦虑、抑郁等心理问题，而心理行为因素是心血管病的重要病因。对于伴有抑郁的心衰患者，住院率、心脏事件发生率及死亡率明显增加。心理干预可使患者保持乐观情绪，有效缓解抑郁情绪，减轻负性心理。降低交感神经系统的兴奋性的同时，有助于患者心脏功能的改善。同时还要做好对患者的心理疏导。

7. **合并症的预防护理**　老年患者伴随多个脏器的退行性改变，常伴有冠心病、高血压、糖尿病、高脂血症、骨质疏松、肾功能不全等老年多发病。而对于合并症的预防护理，也是促进患者全面康复的重点。

（1）老年慢性心衰合并糖尿病：护理人员需要加强对患者血糖的关注，监测2/4点血糖。并且密切关注糖尿病造成的皮肤损害如糖尿病足、小血管损害，以及视网膜病变导致的视力下降，或糖尿病肾病导致的泡沫尿等，如发现异常，立即予以处理，并报告医生。患者卧床期间应每2～4小时给予翻身，并保持皮肤干燥、清洁，防止压疮。

（2）老年慢性心衰合并肺部疾病：护理人员应加强对患者的呼吸道的护理，密切观察气道阻塞症状，在早期发现心衰可能导致的胸闷、气促等肺淤血症状。同时，还应对患者的饮食情况密切观察，防止发生呛咳导致的肺部吸入性感染，加重肺功能障碍。

（3）老年慢性心衰合并高血压：护理人员应密切监测患者的血压波动，控制低盐低脂饮食，嘱患者多食新鲜瓜果蔬菜，并保证高蛋白的摄入，还要保持日常情绪平稳。

8. 康复宣教

（1）为患者及照护者讲解慢性心力衰竭的原因及诱因、治疗与病程，指导其如何预防感冒，减少发作次数。

（2）给予运动注意事项教育

1）从低强度运动开始，循序渐进。

2）患者应根据自己的年龄、病情、体力情况、个人爱好及锻炼基础来选择运动种类及强度。每次运动中可交替进行各种活动，如散步与慢跑交替。

3）严格按运动处方运动，当患病或外伤后应暂停运动，运动中适当延长准备及整理的时间。

（3）耐心回答患者提出的问题，通过给予健康指导，提供相关治疗信息，介绍成功病例，为患者引导正面效果，树立信心。指导患者了解所用药物剂量、用法、作用和可能出现的不良反应及防范措施。

（4）尽量减少外界压力刺激，创造轻松和谐的气氛，必要时寻找合适的支持系统，如单位领导和家属对患者进行安慰和关心。

三、家庭康复护理指导

患者在住院期间得到了医护人员的良好治疗与护理，如何有序过渡到患者的家庭护理中是医护人员需要重视的问题。患者在出院时，护理人员需要做好出院指导，包括健康教育、药物治疗、康复治疗等治疗手段，以维持心衰的稳定，以防心衰的急性发作。病情完全稳定的患者也应在社区卫生服务中心及居家管理慢性心衰，按照居家康复方案进行康复。

1. 饮食起居

（1）营造舒适和谐的生活环境，消除患者抑郁、焦虑、恐惧和悲观的心理问题，树立生活的信心，促进心脏康复。

（2）监测体重

1）液体潴留：每天定时自测体重，监测体重是否增加，观察踝部是否肿胀，如体重增加 ≥ 1.5 kg，持续 1 天（或体重增加 ≥ 2 kg，持续 2 天）即提示有液体潴留，应及时予以利尿等处理。

2）肥胖：慢性心力衰竭患者应减轻体重对心脏的额外负荷，将体重指数（BMI）控制在 18.5 ~ 23.9，腹围男性 ≤ 90 cm，女性 ≤ 85 cm 为宜。

3）体重下降：严重心衰患者约 50% 出现临床或亚临床营养不良，当体重 < 理想体重的 90%、BMI < 22，可考虑为异常体重下降，应积极予以干预和治疗，阻止其导致的生存质量下降，最好通过身体锻炼增加肌肉重量，达到正常体重。

（3）饮食调节：原则为低盐、低热量、清淡易消化，少量多餐。

1）食盐：根据心功能调节食盐摄入量。心功能 Ⅱ 级 5 g/d，心功能 Ⅲ 级 2.5 g/d，心功能 Ⅳ 级 1 g/d，盐替代物的使用务必慎重，因其可能含钾，患者大量使用或与 ACEI 合用时可致高钾，危及生命。

2）液体摄入量：对重度心衰患者，不论有无低钠血症均应控制液体摄入量，以 1.5 ~ 2.0 L/d 为宜。

3）酒精：有饮酒习惯者原则上应戒酒或严格限制饮酒量。建议成年男性饮用酒精量 < 25 g/d（相当于啤酒 750 ml，或葡萄酒 250 ml，或高度白酒 50 g，或 38 度白酒 75 g）；女性饮用酒精量 < 15 g/d（相当于啤酒 450 ml，或葡萄酒 150 ml，或 38 度白酒 50 g）。对可疑酒精性心肌病患者必须要求其戒酒。

（4）戒烟：由于吸烟可加重心衰，故应告知患者并劝其戒烟，必要时可使用戒烟辅助品协助戒烟。

（5）旅行：避免到高温、高湿、高海拔地区旅行，严重心衰患者应避免长途飞行，以免加重肢体水肿、导致深静脉血栓形成或发生脱水；短途飞行优于其他交通工具。在旅途中，应注意饮食结构的合理，教会患者对急性胃肠炎以及胃肠功能紊乱的处理方法。在湿热气候下，应告知患者适当增加盐和水的摄入量，并调整利尿药和血管扩张剂的使用，防止水电解质的紊乱。

2. 自我锻炼　嘱患者根据自身情况，选择适当的有氧运动，如走路、气功、太极拳、医疗体操等。教会患者在运动中监测心率，以心率不超过静息时 5 ~ 10 次 / 分、RPE 不超过 12 为宜。

3. 休闲性作业　嘱患者根据个人爱好，进行各种娱乐活动，如玩扑克、游戏、下棋、缝纫、球类等，作业治疗师可就此进行娱乐功能评定，并指导患者在娱乐活动中达到治疗疾病、促进康复的目的。

4. 药物预防　劳累和感染是诱发心衰的常见原因，尤其是呼吸道感染，因此，应告知患者预防感冒，并且无论何种感染，只要发现，即应早期、足量使用抗菌药物。同时也推荐患者使用中医中药，调节身体气血，增强免疫力。

参考文献

［1］SHOEMAKER MJ, DIAS KJ, LEFEBVRE KM, et al. Physical Therapist Clinical Practice Guideline for the Management of Individuals With Heart Failure［J］. Physical therapy, 2020, 100（1）: 14-43.

［2］中华医学会心血管病学分会心力衰竭学组. 中国心力衰竭诊断和治疗指南 2018［J］. 中华心血管病杂志，2018，10（46）：760-789.

［3］PFEFFER MA，CIAGGETT B，ASSMANN SF，et al. RegionaI variation in patients and outcomes in the treatment of preserved cardiac function heart failure with an aldostemne antagonist（TOPCAT）trial［J］. Circulation，2015，13l（1）：34-42.

［4］COLVIN M，SWEITZER NK，ALBERT NM，et al. Heart Failure in Non-Caucasians，Women，and Older Adults：A White Paper on Special Populations from the Heart Failure Society of America Guideline Committee［J］. Journal of Cardiac Failure，2015，21（8）：674-693.

［5］王华，方芳. 80 岁及以上老年冠心病患者临床病理特点分析［J］. 中华心血管病杂志，2015，11（43）：948-953.

［6］李莹莹，朱婉榕. 85 岁及以上射血分数保留的心力衰竭患者心肌淀粉样物质沉积分析［J］. 中华心血管病杂，2018，6（46）：438-443.

［7］MANT J，DOUST J，ROALFE A，et al. Systematic review and individual patient data meta-analysis of diagnosis of heartfailure，with modelling of implications of different diagnostic strategies in primary care［J］. Health Technol Assess，2009，32（13）：1-207.

［8］BOOTH RA，HILL SA，DON-WAUCHOPE A，et al. Performance of BNP and NT·proBNP for diagnosis of heart failure in primary care patients：a systematic review［J］. Heart Fail Rev，2014，4（19）：439-451.

［9］BETTENCOURT P，AZEVEDO A，PIMENTA J，et al. N-terminal-pro-brain natriuretic peptide predicts outcome after hospital discharge in heart failure patients［J］. Circulation，2004，110（15）：2168-2174.

［10］WANG H，CHEN Q，LI Y，et al. Prognostic value of growth differentiation factor-15 in Chinese patients with heart failure：a prospective observational study［J］. Cardiol J，2018，2（25）：245-253.

［11］LANG RM，BADANO LP，MOR-AVI V，et al. Recommendations for cardiac chamber quantification by echocardiography in adults：an update from the American Society of Echocardiography and the European Association of Cardiovascular Imaging［J］. Eur Heart J Cardiovasc Imaging，2015，16（3）：233-270.

［12］VOIGT JU，PEDRIZZETTI G，LYSYANSKY P，et al. Definitions for a common standard for 2D speckle tracking echocardiography：consensus document of the EACVI/ASE，Industry Task Force to standardize deformation imaging［J］. Eur Heart J Cardiovasc，2015，16（1）：1-11.

［13］WINDECKER S，KOLH P，ALFONSO F，et al. 2014 ESC/EACTS Guidelines on myocardial revascularization：The Task Force on Myocardial Revascularization of the European Society of Cardiology（ESC）and the European Association for Cardio-Thoracic Surgery（EACTS）Developed with the special contribution of the European Association of Percutaneous Cardiovascular Interventions（EAPCI）［J］. Eur Heart J，2014，37（35）：2541-2619.

［14］JOLICOEUR EM，DUNNING A，CASTELVECCHIO S，et al. Importance of angina in patients with coronary disease，heart failure，and left ventricular systolic dysfunction：insights from STICH［J］. J Am Coil Cardiol，2015，66（19）：2092-2100.

［15］GAMIER F，EICHER JC，JAZAYERI S，et al. Usefulness and limitations of contractile reserve evaluation in patients with low-flow，low-gradient aortic stenosis eligible for cardiac resynchronization therapy［J］. Eur J Heart Fail，2014，16（6）：648-654.

［16］DONAL E，LUND LH，OGER E，et al. Value of exercise echocardiography in heart failure with preserved ejection fraction：a substudy from the KaRen study［J］. Eur Heart J Cardiovasc Imaging，2016，17（1）：106-113.

［17］LING LF，MARWICK TH，FLORES DR，et al. Identification of therapeutic benefit from revascularization in patients with left ventricular systolic dysfunction：inducible ischemia versus hibernating myocardium［J］. Circ Cardiovasc Imaging, 2013, 6（3）: 363-372.

［18］CORRAL UP, PIEPOLI MF, ADAMOPOULOS S, et al. Cardiopulmonary exercise testing in systolic heart failure in 2014: the evolving prognostic role: a position paper from the committee on exercise physiology and training of the heart failure association of the ESC［J］. Eur J Heart Fail, 2014, 16（9）: 929-941.

［19］JIN M, WEI S, GAO R, et al. Predictors of Long-Term Mortality in Patients With Acute Heart Failure［J］. Int Heart J, 2017, 58（3）: 409-415.

［20］HOFFMAN TM. Chronic Heart Failure［J］. Pediatr Crit Care Med, 2016, 17（8）: s119-123.

［21］WHEHON, PAUL K, CAREY, et al. 2017 ACC/AHA/AAPA/ABC/ACPM/AGS/APhA/ASH/ASPC/N MA/PCNA Guideline for the Prevention, Detection, Evaluation, and Management of High Blood Pressure in Adults A Report of the American College of Cardiology/American Heart Association Task Force on Clinical Practice Guidelines［J］. J Am Coil Cardiol, 2017, 71（19）: e127-e248.

［22］WRIGHT JT JR, WILLIAMSON JD, WHELTON PK, et al. A randomized trial of intensive versus standard blood-pressure control［J］. N Engl J Med, 2015, 22（373）: 2106-2116.

［23］PREISS D, CAMPBELL RT, MURRAY HM, et al. The effeet of statin therapy on heart failure events: a collaborative meta-analysis of unpublished data from major randomized trials［J］. Eur Heart J, 2015, 36（24）: 1536-1546.

［24］SEFEROVIĆ PM, PETRIE MC, FILIPPATOS GS, et al. Type 2 diabetes mellitus and heart failure: a position statement from the Hcart Failure Association of the European Society of Cardiology［J］. Eur J Heart Fail, 2018, 20（5）: 853-872.

［25］NEAL B, PERKOVIC V, MATTHEWS DR. Canagliflozin and cardiovascular and renal events in type 2 diabetes［J］. N Engl J Med, 2017, 377（21）: 2099.

［26］HELD C, GERSTEIN HC, YUSUF S, et al. Glucose levels predict hospitalization for congestive heart failure in patients at high cardiovascular risk［J］. Circulation, 2007, 115（11）: 1371-1375.

［27］LARSSON SC, ORSINI N, WOLK A. Alcohol consumption and risk of heart failure: a dose-response meta-analysis of prospective studies［J］. Eur J Heart Fail, 2015, 17（4）: 367-373.

［28］GUO WQ, LI L. Angiotensin converting enzyme inhibitors for heart failure with reduced ejection fraction or left ventricular dysfunction: a complementary network meta-analyses［J］. International Journal of Cardiology, 2016, 214: 10-12.

［29］KONSTAM MA, NEATON JD, DICKSTEIN K, et al. Effects of high-dose versus low-dose losartan on clinical outcomes in patients with heart failure（HEAAL study）: a randomised, double-blind trial［J］. Lancet, 2009, 374（9704）: 1840-1848.

［30］PACKER M, COATS AJ, FOWLER MB, et al. Effect of carvedilol on survival in severe chronic heart failure［J］. N Engl J Med, 2001, 344（22）: 1651-1658.

［31］HERNANDEZ AF, MI X, HAMMILL BG, et al. Associations between aldosterone antagonist therapy and risks of mortality and readmission among patients with heart failure and reduced ejection fraction［J］. JAMA, 2012, 308（20）: 2097-2107.

［32］SWEDBERG K, KOMAJDA M, BÖHM M, et al. Ivabradine and outcomes in chronic heart failure（SHIFT）: a randomised placebo-controlled study［J］. Lancet, 2010, 376（9744）: 875-885.

［33］胡大一, 黄德嘉, 袁祖贻, 等. 盐酸伊伐布雷定治疗中国慢性心力衰竭患者的有效性及安全性评价: SHIFT研究中国亚组数据分析［J］. 中华心血管病杂志, 2017, 45（3）: 190-197.

［34］LOPES RD, RORDORF R. Digoxin and Mortality in Patients With Atrial Fibrillation［J］. J Am Coll Cardiol, 2018, 71（10）: 1063-1074.

［35］LI X, ZHANG J, HUANG J, et al. A multicenter, randomized, double-blind, parallel-group, placebo-controlled study of the effects of qili qiangxin capsules in patients with chronic heart failure［J］. J Am Coil Cardiol, 2013, 62（12）: 1065-1072.

［36］WALKER MA, TIAN R. Raising NAD in Heart Failure: Time to Translate?［J］. Circulation, 2018, 137（21）: 2274-2277.

［37］JANUARY CT, WANN LS, ALPERT JS, et al. 2014 AHA/ACC/HRS guideline for the management of patients with atrial fibrillation: a report of the American College of Cardiology/American Heart Association Task Force on Practice Guidelines and the Heart Rhythm Society［J］. Circulation, 2014, 130（23）: e199-e267.

［38］AMERICAM DIABETES ASSOCIATION. Cardiovascular Disease and Risk Management: Standards of Medical Care in Diabetes—2018［J］. Diabetes Care, 2018, 41（Suppl 1）: S86-S104.

［39］GWAG HB, LEE GY, CHOI JO, et al. Fate of Acute Heart Failure Patients With Mid-Range Ejection Fraction［J］. Circ J, 2018, 82（8）: 2071-2078.

［40］BRAUNSTEIN JB, ANDERSON GF, GERSTENBLITH G. Noncardiac comorbidity increases preventable hospitalizations and mortality among Medicare beneficiaries with chronic heart failure［J］. J Am Coll Cardiol, 2003, 42（7）: 1226-1233.

［41］DOUGLAS P. Zipes MD JB. Braunwald's Heart Disease: A Textbook of Cardiovascular Medicine［M］. Philadelphia: Elsevier, 2011.

［42］FRAGASSO G, ROSANO G, BAEK SH, et al. Effect of partial fatty acid oxidation inhibition with trimetazidine on mortality and morbidity in heart failure: results from an international multicentre retrospective cohort study［J］. Int J cardiol, 2013, 163（3）: 320-325.

［43］GÜDER G, BRENNER S, STÖRK S, et al. Chronic obstructive pulmonary disease in heart failure: accurate diagnosis and treatment［J］. Eur J Heart Fai, 2014, 16（12）: 1273-1282.

［44］NATIONAL GUIDELINE CENTRE（UK）. Chronic heart failure in adults: diagnosis and management［M］. London: National Institute for Health and Care Excellence（NICE）, 2018.

［45］CRISTIANA V, JANKOWSKA E, HILL L, et al. Heart Failure Association/European Society of Cardiology position paper on frailty in patients with heart failure［J］. European Journal of Heart Failure, 2019, 21（11）: 1299-1305.

［46］MAGNUSSEN H, CANEPA M, ZAMBITO PE, et al. What can we learn from pulmonary function testing in heart failure?［J］. European Journal of Heart Failure, 2017, 19（10）: 1222-1229.

［47］KEE K, NAUGHTON MT. Heart failure and the lung［J］. Circulation Journal, 2010, 74（12）: 2507-2516.

［48］TZANI P, LONGO F, AIELLO M, et al. Resting lung function in the assessment of the exercise capacity in patients with chronic heart failure［J］. American Journal of the Medical Sciences, 2010, 339（3）: 210-215.

［49］MINASIAN AG, VAN DEN ELSHOUT FJ, DEKHUIJZEN PN, et al. Pulmonary function impairment in patients with chronic heart failure: lower limit of normal versus conventional cutoff values［J］. Heart Lung, 2014, 43（4）: 311-316.

［50］MINASIAN AG, VAN DEN ELSHOUT FJ, DEKHUIJZEN PR, et al. Serial pulmonary function tests to diagnose COPD in chronic heart failure［J］. Transl Respir Med, 2014, 2（1）: 12.

［51］PRESSLER SJ, JUNG M. Chronic Heart Failure With Memory and Attention Dysfunction: Old Problem, Thinking Anew［J］. JACC Heart Fail, 2018, 6（7）: 593-595.

［52］ALAGIAKRISHNAN K, MAH D, GYENES G. Cardiac rehabilitation and its effects on cognition in patients with coronary artery disease and heart failure［J］. Expert Rev Cardiovasc Ther, 2018, 16（9）: 645-652.

［53］HAJDUK AM, KIEFE CI, PERSON SD, et al. Cognitive Change in Heart Failure ［J］. Circulation：Cardiovascular Quality and Outcomes, 2013, 6（4）：451-460.

［54］MYSERLIS PG, MALLI A, KALAITZOGLOU DK, et al. Atrial fibrillation and cognitive function in patients with heart failure：a systematic review and meta-analysis ［J］. Heart Failure Reviews, 2017, 22（1）：1-11.

［55］ALAGIAKRISHNAN K, MAH D, AHMED A, et al. Cognitive decline in heart failure ［J］. Heart Failure Reviews, 2016, 21（6）：661-673.

［56］罗本燕. 心血管疾病与认知功能障碍 ［J］. 中华医学信息导报, 2016, 31（19）：11.

［57］李云霞. 慢性心力衰竭患者的心理分析及护理干预 ［J］. 河北医学, 2016, 22（05）：863-865.

［58］KOENIG HG. Depression in hospitalized older patients with congestive heart failure ［J］. General Hospital Psychiatry, 1998, 20（1）：29-43.

［59］和渊. 精神症状为主要表现的左心衰病例分析并文献复习 ［J］. 中国现代医药杂志, 2009, 11（08）：52-54.

［60］YU DS, LEE DT, WOO J. Effects of relaxation therapy on psychologic distress and symptom status in older Chinese patients with heart failure ［J］. Journal of Psychosomatic Research, 2007, 62（4）：427-437.

［61］FRIEDMANN E, SON H, THOMAS SA, et al. Poor social support is associated with increases in depression but not anxiety over 2 years in heart failure outpatients ［J］. The Journal of Cardiovascular Nursing, 2014, 29（1）：20-28.

［62］TSUCHIHASHI-MAKAYA M, KATO N, CHISHAKI A, et al. Anxiety and poor social support are independently associated with adverse outcomes in patients with mild heart failure ［J］. Circ J, 2009, 73（2）：280‐287.

［63］BHATTARAI P, HICKMAN L, PHILLIPS JL. Pain among hospitalized older people with heart failure and their preparation to manage this symptom on discharge：a descriptive-observational study ［J］. Contemporary Nurse, 2016, 52（2-3）：204-215.

［64］CHEN J, WALSH S, DELANEY C, et al. Pain Management in Patients with Heart Failure：A Survey of Nurses' Perception ［J］. Pain Manag Nurs, 2020, 21（4）：365-370.

［65］ALPERT CM, SMITH MA, HUMMEL SL, et al. Symptom burden in heart failure：assessment, impact on outcomes, and management ［J］. Heart Failure Reviews, 2017, 22（1）：25-39.

［66］LIGHT-MCGROARY K, GOODLIN SJ. The challenges of understanding and managing pain in the heart failure patient ［J］. Current Opinion in Supportive and Palliative Care, 2013, 7（1）：14-20.

［67］SON YJ, KWON BE. Overactive Bladder is a Distress Symptom in Heart Failure ［J］. Int Neurourol J, 2018, 22（2）：77-82.

［68］CHIU AF, CHLIAO, WANG CC. High classification of chronic heart failure increases risk of overactive bladder syndrome and lower urinary tract symptoms ［J］. Urology, 2012, 79（2）：260-265.

［69］TANNENBAUM C, JOHNELL K. Managing therapeutic competition in patients with heart failure, lower urinary tract symptoms and incontinence ［J］. Drugs Aging, 2014, 31（2）：93-101.

［70］HWANG R, CHUAN F, PETERS R, et al. Frequency of urinary incontinence in people with chronic heart failure ［J］. Heart Lung, 2013, 42（1）：26-31.

［71］张云, 胡秋利. 临床路径指导辨证施护在心衰患者便秘治疗中的疗效观察 ［J］. 中国中医药现代远程教育, 2015, 13（03）：133-135.

［72］WEI LA, FEARING MA, STERNBERG, et al. The Confusion Assessment Method：A Systematic Review of Current Usage ［J］. Journal of the American Geriatrics Society, 2008, 56（5）：823-830.

［73］PORTET F, OUSSET PJ, VISSER PJ, et al. Mild cognitive impairment（MCI）in medical practice：a critical review of the concept and new diagnostic procedure [J]. Journal of Neurology, Neurosurgery & Psychiatry, 2006, 77 (6): 714-718.

[74] 金娟韩, 宇博, 邹国良, 等. 运动康复对慢性心力衰竭患者认知功能的影响 [J]. 山东医药, 2014, 54 (37): 11-12.

[75] 杨秀艳, 李爱伟, 郝正玮. 虚拟现实技术支持下分级运动康复与认知功能训练对慢性心力衰竭并认知障碍患者的影响研究 [J]. 实用心脑肺血管病杂志, 2019, 27 (1): 14-18.

[76] YU DS, LEE DT, WOO J, et al. Non-Pharmacological Interventions in Older People with Heart Failure: Effects of Exercise Training and Relaxation Therapy [J]. Gerontology, 2007, 53 (2): 74-81.

[77] EVANGELISTA LS, CACCIATA M, STROMBERG A, et al. Dose-Response Relationship Between Exercise Intensity, Mood States, and Quality of Life in Patients With Heart Failure [J]. The Journal of Cardiovascular Nursing, 2017, 32 (6): 530-537.

[78] JEYANANTHAM K, KOTECHA D, THANKI D, et al. Effects of cognitive behavioural therapy for depression in heart failure patients: a systematic review and meta-analysis [J]. Heart Failure Reviews, 2017, 22 (6): 731-741.

[79] LUNDGREN J, JOHANSSON P, JAARSMA T, et al. Patient Experiences of Web-Based Cognitive Behavioral Therapy for Heart Failure and Depression: Qualitative Study [J]. J Med Internet Res, 2018, 20 (9): e10302.

[80] WANG QIONG, DONG LINI, JIAN ZAIJIN, et al. Effectiveness of a PRECEDE-based education intervention on quality of life in elderly patients with chronic heart failure [J]. BMC Cardiovascular Disorders, 2017, 17 (1): 262.

[81] NAVIDIAN A, MOBARAKI H, SHAKIBA M.The effect of education through motivational interviewing compared with conventional education on self-care behaviors in heart failure patients with depression [J]. Patient Education and Counseling, 2017, 100 (8): 1499-1504.

[82] 刘芳, 方淑华, 赵强, 等. 心理护理干预对老年慢性心力衰竭病人情绪及心功能影响的研究 [J]. 护理研究, 2009, 23 (32): 2952-2953.

[83] 王一波, 曾军, 秦晓云, 等. 充血性心力衰竭伴发情绪障碍 103 例 [J]. 中国老年学杂志, 2013, 33 (06): 1391-1393.

[84] ALEMZADEH-ANSARI MJ, ANSARI-RAMANDI MM, NADERI N. Chronic Pain in Chronic Heart Failure: A Review Article [J]. J Tehran Heart Cent, 2017, 12 (2): 49-56.

[85] WHEELER M, WINGATE S. Managing noncardiac pain in heart failure patients [J]. J Cardiovasc Nurs, 2004, 19 (6 Suppl): S75-S83.

[86] FLEG-J L. Exercise Therapy for Older Heart Failure Patients [J]. Heart Failure Clinics, 2017, 13 (3): 607-617.

[87] ALEMZADEH-ANSARI MJ, ANSARI-RAMANDI MM, NADERI N. Chronic Pain in Chronic Heart Failure: A Review Article [J]. J Tehran Heart Cent, 2017, 12 (2): 49-56.

[88] 杨勇. 老年女性压力性尿失禁的评估和治疗进展 [J]. 上海交通大学学报 (医学版), 2008, 28 (7): 767-770.

[89] CORCOS J, PRZYDACZ M, CAMPEAU L, et al. CUA guideline on adult overactive bladder [J]. Can Urol Assoc J, 2017, 11 (5): E142-E173.

[90] 蒋莉, 祁欣. 老年尿失禁的诊断及康复训练方法介绍 [J]. 中国临床康复, 2002, 6 (5): 691.

[91] STERLING MR, JANNAT-KHAH D, VITALE S, et al. Can your patients with heart failure see? The prevalence of visual impairment among adults with heart failure [J]. J Gen Intern Med, 2018, 33 (5): 605-607.

[92] RICH MW. Heart failure in the oldest patients: the impact of comorbid conditions [J]. Am J Geriatr

Cardiol，2005，14（3）：134-141.

［93］MURTON OM，HILLMAN RE，MEHTA DD，et al. Acoustic speech analysis of patients with decompensated heart failure：A pilot study［J］. The Journal of the Acoustical Society of America，2017，142（4）：EL401-EL407.